苏佳灿 著

刀尖舞者

伤痕

一名创伤骨科医生讲述的故事

文匯出版社

沉重的时刻

此刻有谁在世上某处哭，
无缘无故在世上哭，
在哭我。

此刻有谁夜间在某处笑，
无缘无故在夜间笑，
在笑我。

此刻有谁在世上某处走，
无缘无故在世上走，
走向我。

此刻有谁在世上某处死，
无缘无故在世上死。
望着我。

——里尔克

目录

代序　站在医学门槛上张望

目录

站在医学门槛上张望

海阔凭鱼跃，可任五洋捉鳖；天高任鸟飞，可任九天揽月。

——题记

医学启蒙：被动传承的中医梦想

每个人选择一种职业理想都不会是心血来潮随意选择的，都是有许多的因缘巧合，最终让他走上了理想的职业道路。选择从医，不能说是我最初的梦想，但我从小在医院家属院子里长大，耳濡目染许多人生悲欢离合，对于医学的神圣比起一般人要了解得深刻多了。有时候也经常在思索，我能够走上医学这条路非常必然也非常偶然，必然之中却潜藏着很多的偶然性。

我的父亲是闽南当地小有名气的中医，在他还比较年轻时就已经有不少粉丝来找他看病了，有的甚至从很遥远的新马泰千里迢迢飞来找他看病，有些是病入膏肓的重病人，他们希望能够求得父亲的一个方子以改善生命质量。对于我来说，从小亲眼目睹父亲悬壶济世，救死扶伤，不能说对我选择从医之路没有任何影响。父亲从小生活在并不富裕的家庭，兄弟姐妹很多，爷爷曾经也是一个行走四方的商人，年轻时候似乎还赚了一些钱，跟亲戚一起建了一栋大房子，后来家道中落了。锦衣不夜行的习俗在闽南表现得较为明显，出门在外就算赚再多钱也得不到乡人的认可，而房产则是自身价值的最直接体现，爷爷也未能免俗。其实当年爷爷家经济条件还不错，有一大片龙眼树林，收入非常稳定，只可惜新中国成立后某个时期被作为资本主义尾巴收割了，收归国有了。爷爷奶奶都很伤心，一直希望能够要回这份产业，不断去找政府要，我也曾经幻想着那片龙眼树能要回来，这样到季节就可以有龙眼吃了，但这童年时的梦想终是落空了，因为各级部门说它们已经重新分配到户了。

父亲很早就承担起家庭的重任，因为大姑、二姑和小姑早早出嫁，有各自的家庭要负担，父亲和叔叔就必须要分担家庭的责任。父亲生于1949年，书念到初中就遇上"文革"，中途辍学，后经人引荐去给当地一位很著名的老中医做学徒，跟班学习。父亲说起当年的学习经历总是很骄傲，说冬天大清早师兄弟都要起床生火做饭，白天要跟着老师抄方，抽空还要自己背汤方歌，学中医理论，所以父亲的中医技艺是非常纯正的，是老师手把手教出来的，可以说是真正师承而来，跟现在很多正规中医院校开设的中医专业学生培养方式似乎有很多不同之处，尤其在对中医理论的理解程度上差别很大。父亲的字一直是我练习的帖子，他的字写得非常标准，很有气势。我从小最喜欢看他写中药方，挥洒自如，遒劲有力，即使现在，我感觉自己的字还是差他很多，这可能是他当学徒抄方打下的良好基础吧。

父亲学徒结束后参加了20世纪70年代的全国赤脚医生考试，当时全国范围内选拔考试成绩前一万名的赤脚医生，父亲很幸运地成为其中之一，获得了去福建医科大学学习深造的机会，从此走上了正规军的道路（这是父亲自己说的，从杂牌军走向正规军），每提及此，父亲都会异常骄傲，教育我们三个小孩的时候，往往开头就是，"想当年我考入全国一万名的时候，那是何等厉害……"现在想来，确实感到父亲的不易，在当时的条件下已经做到了他所能做到的极致，值得敬佩。毕竟同一师门所有学徒中，父亲是唯一一名通过考试进入正规医科大学学习的。

印象中父亲非常擅长两种疾病，一种是小孩疳积，一种是各种慢性疾病调理。说到小孩疳积，我印象非常深刻，当时经常有家长带着面黄肌瘦的孩子来我家看病（闽南地区民风淳朴，老百姓经常拿着一把青菜带着病人就上门了）。疳积说起来很复杂，用中医理论可能解释半天也不见得能够说清楚，其实最简单的表象就是小孩不爱吃饭，既不长个，也不长肉，家长往往是发现自己小孩跟其他同龄孩子差距明显之后才开始想到要就医的，而绝大多数都是遍访西医，尝试各种药物无效后，百般无奈之下才想到向老中医求诊（中医似乎很多时候都是扮演这样的角色，很无奈）。

疳积治疗过程很神奇，父亲会用一根消毒后的银针在小孩每个手指的二、三指间关节扎针，挤出一些液体，我在学医后才知道那些其实就是关节液。扎针过程很恐怖，小孩一般都会哭得死去活来，我却在旁边很不厚道地发笑，心想你们要是知道后面要吃的东西估计会哭得更大声。父亲会指着这些关节液对家长和小孩说这就是疳积，是坏东西，挤出来就好了，小孩一听到坏东西被挤出来之后，就破涕为笑。扎完针后，父亲会再三叮嘱家长回去后抓只蟾蜍（是的，就是那种面目可憎的东西），剥皮洗净后熬稀饭给小孩吃，当然这个稀饭一定要用童子尿来熬，家长很多时候都会面露难色，表示很难找到童子尿，一般这个时候就该我粉墨登场了（我参与医疗救治活动的优秀事迹始见于我的孩提时代）。没错，我的主要任务就是提供童子尿，这是真事，没有一点演绎的成分。基本上三个月左右，那些孩子再来复诊时，个个都变得白白胖胖了。

我后来学了很多医学知识，再复盘父亲如何治疗疳积的时候，就很虚心地向父亲请教，希望能够讨教一点关于整个治疗的科学解释，而讨教的结果往往是会演变成中西医的激烈碰撞，争论半天却毫无定论——他说服不了我，我似乎也很难驳倒他。当然我觉得可能心理是不可忽略的重要因素，小孩子疳积一般是挑食引起，扎针是一种惩罚行为，让小孩心生畏惧，对挑食的坏习惯给予必要的心理冲击，而后辅之以童子尿熬的蟾蜍稀饭则是一种心理威慑，让小孩主动改掉挑三拣四的坏习惯，谁愿意一直吃尿稀饭啊，蟾蜍看着又太恶心，毕竟跟这些极其恶心的东西比起来，家里的饭菜不仅香甜而且可口。所以，心病还须心药医，中医的作用显而易见。虽然我如此分析中医，并非对中医有所不敬，纯属个人观点，完全基于个人的浅薄理解，各位中医大师别介意，毕竟从小到大，我对中医都怀有敬意。

父亲一直希望我和哥哥能够传承他的衣钵，让我们家能够世世代代传承下去，成就一个中医世家。小时候父亲给我和哥哥规定学习之前要先背汤方歌，始作俑者是医院同事李大夫的仨儿子，从小跟李大夫学中医，天天背汤方歌，时不时在我父亲面前嘚瑟一下，搞得我父亲很没有面子。为了跟李大夫比，闽南话说输人不输阵，别人能学我们也要学，就跟现在父母逼着孩子念各种素质提升班、补习班差不多。父亲内心觉得不能对我们太放纵，凭什么别人家孩子可以一边学习一边背汤方歌，自己家的儿子就不行呢。因此开始逼着我们天天背汤方歌，时至今日我还能够背不少汤方歌呢，这个也算是小时候的学习成果吧。汤方歌朗读起来确实朗朗上口，韵律感强。但当时却觉得压力颇大，一方面学习日重，一方面父亲经常检验背诵效果，对学习还是有不少影响的。这种日子持续了两三年就中止了，缘于李大夫的三个孩子连续参加高考都失利了（写到这里我感觉很惋惜，其实李家三个孩子都很优秀和能干，业余学中医耽误了他们）。这个让父亲很警醒，觉得学习和背汤方歌之间还是有冲突的。万般皆下品，唯有读书高，思来想去，还是学习更重要。他决定不再用他的方式来指导我们成长了，就不再要求我们背汤方歌了。

很幸运因为父亲的改变，我们可以有更多时间投入到学习中去，我隐隐约约觉得他似乎很有些难过，毕竟中医传承梦似乎要破灭了。当然父亲的遗憾没有持续多久，很快我高考结束，被顺利录取到第二军医大学。此处之所以用"被"，后面我会有详细介绍。反正不管怎么样，父亲的中医传承梦醒了，我的医学路开始了。

医学启碇：意外维系的医学梦想

高考，是一场决定许多人命运的考试，高考可能是很多寒门学子改变人生的唯一途径，对我来说，同样如此。在我们那时候，高考和填报志愿的顺序，一般都是先填志愿再高考，一卷定终身其实也就是这么来的。打个不那么恰当的比方，就如同古代的媒妁之言、父母之命，两个年轻人被命运捆绑到一起，新婚之夜掀开红盖头才能知晓对方模样，彼时高考亦如此，成绩揭晓时已经填完志愿，没有反悔机会，盖头揭开无论美丑，都要接受。生活很有趣，高考很残酷！不经意间总会跟你开个玩笑，中学时不时有人发挥失常，照平常成绩本该上重点大学，却一路跌落到专科也大有人在。

高考志愿填报有时候就像一场投标竞赛，互相不知底细，只有靠自己去猜测未来到底能在那场考试中发挥如何。从这个角度来说，每个高考考生及其家长就是一个联合攻关团队，所要攻克的课题就是如何匹配个人愿望与高考发挥之间的关联度。考前填报志愿的时候老师千叮咛万嘱咐，一定要把所有志愿都填上。当时有个提前批录取志愿，大都是军校提前录取的。当年军校相当热门，分数非常高，说个不是开玩笑的话，90年代的五角场，虽然汇聚着复旦、同济、财大等全国一流名校，但是军校的地位不可撼动，有兴趣的可以去查询一下90年代，尤其是1999年之前军大的录取分数线。

彼时的我，对军队怀着非常美好的向往。小时候闽南经常有军队到地方拉练，拉练间隙会借用学校操场或者野外空地生火做饭。印象中有一次部队拉练时，我们几个小伙伴去看训练，临近中午，解放军叔叔开始做饭，香气扑鼻，看得我们口水直流，炊事班战士很有爱心，给我们每人发了一个馒头。香甜软糯的馒头，吃在嘴里，甜到心里，可以毫不夸张地说，那个馒头是我吃过的最好吃的馒头，没有之一，而这个馒头也温暖了我整个

刀尖舞者·喜秋·伤痕

童年的记忆。

军人是无比神圣的，保家卫国，所以，我经常希望未来有一天，能够穿上帅气的军装，成为一名解放军。在这个意念驱使下，我在提前批里连续填了三所军医大学，依次是第二军医大学、第一军医大学、第三军医大学，之所以这样填报，原因很简单，大上海是经济中心、十里洋场，值得去看看。第二选择是广州，气候跟泉州接近，物理距离也比较近，回家方便。当然如若第一、第二志愿都未能如愿的话，重庆也不错，毕竟属于天府之国，可以天天麻辣火锅走起。君住长江头，我住长江尾，日日思君不见君，重庆与上海在长江首尾相望，居然无意中在我的高考志愿里遥相辉映，煞是有趣！

高考分数揭晓的时候，很幸运，比重点线高出一百多分，发挥过于超常！我还记得放榜那天是我哥去学校问的分数，路上打电话告诉爸爸要稳住我。后来才知道是怕我知道分数后要发疯。据传农村有一种说法，叫失心疯，就是突然遇到太开心的事情容易发疯，想想范进可能也是失心疯受害者吧。其实我的心理素质没有他们想的那么差，还是很淡定的，毕竟这不过是人生众多考试中的一场而已，未来要迎接的考试多了去了。当时唯一确定的一件事，就是我知道必须要慎重考虑提前录取的事情了，本来一本我报的是复旦和厦大，忘了专业是金融还是计算机。复旦在我们心中地位还是比较高的，毕竟那时候北大、清华考前根本不敢想，觉得高不可攀，考后有些许后悔，觉得原来完全可以想，似乎也并没有想象中那般遥不可及。

果然不出所料，不出几天，我就接到了第二军医大学让我去泉州180医院体检的通知。体检时候，遇到了两位后来成为我同学兼好友的同乡黄标通与连小峰，大家一起说说笑笑，很快走完了大部分项目。前面的常规体检都很顺利，但是做心电图的时候，一直提示我心脏有问题，一开始医生以为是昨晚没有休息好，让我稍事休息后再复查，但复查还是提示有问题。陪同我一起体检的父亲很着急，估计他也有些许专业人员的茫然无措。

医生建议我们做心脏彩超看看，父亲二话没说就带着我去做了。做完心脏彩超，并没有发现任何问题，悬着的心才放了下来，在这之前，我从来没有过任何心脏不适。

心电图异常这件事在我和父亲心里埋下了很重的阴影，我们想当然认为军检肯定不会通过，军校不可能录取我，军医梦大约就此破灭了。父亲和我反而觉得有些轻松了，军校需要面试的，面试地点在福州，对于从小晕车的我来说，免去舟车劳顿去福州，似乎是非常不错的结果。虽然接到了去福州参加军校面试的通知，但是和父亲商量后决定不去参加了，担心即使侥幸通过面试被录取了，万一到了军校复检时候依然查出心脏问题而遭遇退学的话，对我来说将是非常巨大的损失，而这个风险是我和家人都不愿意接受的。而且 1994 年 7 月底，正好有一个强台风即将登陆福建沿海，我们放弃了去福州的机会，开始在家安心等待，笃笃定定等着被复旦或者厦大录取。

生活，为什么称为生活，就是因为只要生着活着就会有许多不期而至的意外与惊喜发生，一成不变的那不是生活，而是故事！在我们全家都以为我跟二军大彻底无缘的时候，突然接到了一封来自上海的挂号信，信里是一张来自第二军医大学临床医学本科（军医系）的录取通知书。

而我，就这样在毫无准备的情况下被第二军医大学意外录取了！这张录取通知书，直接或者间接地改变了我全部的学习、生活、工作轨迹！让我的医学梦想一下子变成了现实。

收到录取通知书，我们全家一脸懵逼，本来以为军校录取是一件相当严肃认真的事情，谁知道最后录取完全不按套路出牌啊，打了我们一个措手不及。我跟很多人说了要去复旦大学读某某专业了，再说不是说好不参加面试就视同主动放弃录取吗，为何又把我给录取了呢？虽然两所高校，一所在翔殷路，一所在邯郸路，同在五角场，但是风格还是截然不同啊，到底是谁替我做了这个人生最大的决定呢？

谜底很快揭晓。收到录取通知书不到三天时间，我又收到了一封来自上海的平信，在收到这两封信之前，我从来没有收到过来自上海的任何信件，因为我们家既无上海亲戚，更无上海朋友，打开信的瞬间我才知道了世上真的有活雷锋。信是学校赴福建招生组组长写给我的，组长姓谭。他在信中给我解释了为什么我没有参加面试却依然录取了我，归根到底就一个原因，分数太高了，所以让他们舍不得放弃。真的要感谢谭老师不放弃之恩，让我从一个可能行走商界的精英突然转换成救死扶伤的医学专家。多年之后，每当我诊治好一个病患，都会想起1994年七八月间，谭老师在福州斟酌着衡量着是否要录取我的场景。

所以，无论如何，谢谢您，谭老师！

人生貌似很复杂，但真正改变你个人的一些重大决策，往往只是在一瞬间而已。载着我医学梦想的船，沉在水下的重锚就这么被谭老师举重若轻地提出水面，虽然还未开动，却已经做好了启程前的准备。

二军大，远在黄浦江边的医学圣殿，等着我，我来啦！

医学启程：黄浦江畔的医学圣殿

1994年8月28日，一个非常闷热的夏天，早上7点，我从泉州老家出发，前往厦门，从老家到厦门汽车要开五个多小时，路程真的很遥远，对于晕车的我来说实在是痛苦，半道上把早上妈妈烧的鸡蛋加面线糊吐了个精光。闽南风俗出远门前，妈妈一定会煮一碗面线糊，外加两个水煮蛋。儿行千里母担忧，一点也没有错，这个习惯妈妈保持到今天。到了厦门火车站已是下午两三点了，腹中空空，很是难受。好不容易在火车站广场边上找到一家卖卤面的，赶紧来上一碗，瞬间感觉人舒服了很多。食物是治愈许多疾病的神丹妙药一点也没有错，至少，不吃饭人估计活不长久。厦门火车站斜对角的这家卤面馆，成了我每次路过厦门都一定会去光顾的地方，其实最主要的是：便宜，而且量很足。毕竟对于当时每个月只有45元津贴加165元伙食费的我来说，8元钱的卤面还是有点贵。

90 年代从厦门开往上海的绿皮火车是 175 次，这趟绿皮火车下午 5 点从厦门出发，沿着九龙江，穿山越岭，过鹰潭和上饶入浙江，差不多经过将近 26 个小时的漫长旅行才会到达上海。8 月 29 日黄昏，晚上六七点钟，绿皮火车缓缓开进了上海站。那时上海远没有现在繁华，看着火车站外昏黄的灯光，一点也没有想象中十里洋场的繁华气派。一出火车站立即看到接站的师兄们，跟许多学校比起来，军校还是有它的可贵之处的，比如接站，我不知道其他高校是否有，反正对于一个刚刚经历 26 个小时漫长旅程的学生来说，一下火车就能找到组织是一件多么快乐的事情。

新学员经过常规登记，再被引导到一辆大巴车上，待车坐满之后，便发车，往梦想中的五角场出发了。当时没有内环高架，上海也没有真正发展起来，车沿着 817 小巴士（后来每次回家和回校，都是坐这趟汽车）路线一直往东北方向走，越往北走越荒凉，最后驶入了一个有些破旧的校门，接站师兄说到了。下车一看，心凉了半截，学校破烂不堪，几栋砖瓦房，有群英楼、聚英楼、精英楼等等，名字看着很威武，其实都是一些三层小楼房。我入住的是群英楼，里面住着 92、93 级以及我们 94 级，聚英楼是更高年级的本科生，精英楼是研究生住的。

报到之后便是紧张的军训。对于 94 级同学来说，有一件事是大家都不会忘记的。我们集体作为《红十字方队》的群众演员，参与了该片很多场景的拍摄，包括军训画面等。那时候江珊很火，刚刚演完《过把瘾》，知名度很高，她经常来探班高曙光同志，作为 18 岁的少男少女，追星似乎是必然的，大家都去找她签名，我亦如此，不过后来签名也不知道扔哪去了。这种签名确实没太多意义，因为没有什么收藏价值。《红十字方队》播出后非常火爆，影响了一代又一代学弟学妹报考军医大学，1999 年之前军医大学录取分数非常高，多多少少是受这部片子的影响。而其对 94 级学生最直接的影响，就是无论毕业晚会还是同学聚餐，都必唱《相逢是首歌》。大家开玩笑说这首歌是 94 队歌，其实并不夸张。

刀尖舞春秋·伤痕

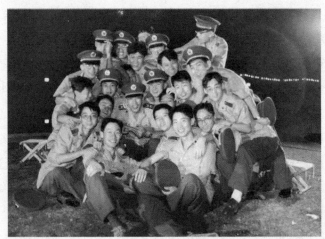

图1 参加《红十字方队》拍摄时与主演合影

军校学生要经历三个转变，即从未成年人向成年人转变，从地方老百姓到军人的转变，从高中生到大学生的转变。我们大队长是盐城人，作军训动员时我愣是一句话都没有听懂。我遇到了到沪后的第一个难题，就是语言问题。我的很多闽南发音迅速成了同学们的笑料，对我来说却始终无法接受。军训后第一堂政治辩论赛，我们教学班和护理系一起上课，我是政治课代表，发言时候把撒切尔夫人的"撒"一声读成了三声，当时课堂上一下子哄堂大笑，使我一夜成名。大家都知道了我这个撒（sa三声）切尔的名头，凡是见到我的同学，不论是军医系还是护理系，都会拿这个跟我开玩笑。甚至很多很多年之后，偶尔还有护理系的同学提起此事。我当时其实是很在意这样的一个外号，却又无法阻止，因为这是他人的自由。

我知道同学们都是善意的，但是内心的郁闷是显而易见的，"撒切尔"只是我糟糕普通话的开始，我后面接连出现的不卷舌，不发F发H，慢慢成为常态。毫不夸张地说，那时候我心态还算不错，否则可能就抑郁了，但是夜深人静时候一个人难受是肯定的。鲁迅先生说过，不在沉默中灭亡，就在沉默中爆发，我暗下决心，我要改变。当时给自己立下一个目标：一年内攻克普通话。理由有三：普通话不标准，将来无法上讲台，无法出门诊看病，无法进行学术交流，而我将来想要上讲台给学生上课，想要出门诊给病人看病，想要登上学术讲台跟同行交流。

我从此开始了普通话的自我练习，没有老师，自己就是老师，每天强迫自己抽一刻钟到二十分钟，找个没有人的角落，高声朗读金庸小说，飞雪连天射白鹿，笑书神侠倚碧鸳。大学报到时带的这套书终于派上用场。经历苦练，我的普通话水平突飞猛进，不到一年就已经可以自如交流，五年本科毕业时候很多人说已经听不出我的福建口音了。而当时同来上海的许多同乡同学，五年毕业依然一口福建腔普通话，几乎看不出上海求学经历对他们语言上的改变。所以说，被人嘲笑未必是坏事，关键是如何对待。

说句心里话，五年医学本科一点也不好玩，大多数人觉得医学本科生很悲催，从地板叠到天花板的专业书没有那么好背，而且这些书只是我们的专业教材，还不包括各种教辅。有哲人曾胡说，大部分专业学生高考完就是幸福假期开始了，但对于医学本科生来说，每一门课的期末考试活脱脱就是一次高考。你想要持续享受高考快乐吗？医学本科了解一下！记得读书时候，每到期末考试，我们都会有师生答疑解惑这个环节，当我们集体要求老师划重点的时候，老师都会断然拒绝，还半带玩笑地嘲讽说："难道你的病人会按照重点来生病吗？"这个回答让我们无可辩驳，大家只能苦笑着接受，继续回去啃书本。

军大之所以会培养出一代又一代的优秀医生，原因在于军大有一批非常优秀的老师在坚守。他们学识渊博，严谨治学，将自己的毕生绝学倾囊相授，绝无保留。军大的老师与学生之间关系非常密切，学生可以随时去找老师做第二课堂，老师基本上都会热情接待，真心带教。即使是四位要求极为严格、被许多学生尊称为"四大杀手"、令学生谈之而色变、堪称历届医学生"梦魇"的教授，多年之后当学生们再回母校参加各种形式的活动时，最优先邀请的也是这四位名师。说明学生心里都有一本账，对你严格的老师是对你好，没有人天生对你好，我们应该记住那些对我们好的人。

刀尖舞春秋·伤痕

解剖，是医学生步入医学殿堂的第一课，是了解人体的最直接课程。解剖室在虹江边一栋砖木结构房子里，晚上去那边温习功课的时候，总感觉非常阴森恐怖。说句不夸张的话，比起恐怖电影还要恐怖多了。犹记得第一堂课，女生们一摸到骨头，好多人惊恐万分。当天中午，平时紧俏难买的大排小排这两个菜，好多女生突然之间都不吃了，白白便宜了我们这些嗜肉如命的男生。不过好景不长，医学生的心脏是逐渐练大的，学期末女同学们已经可以一边摸着骨头，一边啃着面包侃侃而谈了。最让我感动的是解剖教研室的老师们，上海冬天很冷，老师们为了给我们讲局部解剖，从福尔马林池中捞出尸体给我们讲解。当看着面容清秀的女老师，双手因为接触过冰冷福尔马林液体而长满冻疮，我就理解了医学教师的伟大与神圣，也正是从他们身上，看到了一代代军大人薪火相传的精神。

五年本科，可讲的人和事很多很多，同学们都很可爱，也很友好，时间会过滤许多杂质，留下珍珠一样的珍贵情感。临近毕业时我很幸运地保研了，而选择导师对我而言也是很特殊的经历。比较遗憾的是有三个同学因为各种各样的原因没有陪伴我们走完五年。当 1999 年 6 月，大家互道珍重，转身各奔东西时，面对的都是未知的将来。再次相见，则是十年之后。而那时候，注定将是物是人非。

医学启航：劈波斩浪的长海航母

保研后首要任务是选择导师。当时医院教务科给了我几名导师人选，都是医院如日中天的牛人。综合分析后，我选择了创伤骨科，最主要原因是觉得未来如果打仗，可以上战场用得上。我的导师张教授治学非常严谨，专业水平很高。他身上没有任何缺点，如果说有的话，就是脾气比较火爆，我们几乎每个学生都要经历他暴风骤雨般的淬炼才能成熟。不过他对学生是真的好，这一点也是我感同身受的。

相比医学本科生，医学研究生的苦逼之处在于，你如果要"德艺双馨"

（既能做临床又会做科研），就要付出比同龄人更多的代价。我算是幸运的，在医院没有做过一天的住院医生，就直接当了代理主治医生。因为在我完成硕士课程将要下临床时，正逢科里用人荒，导师一拍板（其实也可能是拍桌子），就让我当了骨科副协理医生。

副协理医生就是给协理医生做副手。很多人可能搞不清楚协理医生是个啥官。说真的，还真是一个官，负责科里大部分事务管理，包括排班、会诊、带教等等。这个官在地方医院称为住院总医生，顾名思义，就是总住在医院的医生，24小时吃喝拉撒睡在医院，以院为家，所有需要急诊手术的病人都归他管，工作量相当巨大。说实在话这段经历对我帮助真的很大，几乎是在我完全没有任何临床经验储备时，直接把我推到了临床最前线，既是一种信任，也意味着巨大的挑战。毕竟临床来不得半点玩笑，时至今日我都还能回想起第一次站在手术台前，做第一个清创缝合手术时激动的心和颤抖的手。

协理医生每天的工作时间基本都是固定的：早上6:45起床，跑到老门急诊大楼（从病房楼到急诊大楼电梯加正常行走十分钟，走楼梯加跑步五分钟，有时候为了赶时间，跑楼梯比较快），把昨天手术病人术前术后片子整理一番之后全部带上，这个过程不能跟病人和家属交流太多时间，因为如果不能在8点之前赶到科里准时开始交班的话，将会挨主任劈头盖脸一顿臭骂。这种骂的轻重要根据主任当天心情，从而决定你会怀疑几次人生；交班时要把每一个病人术前诊断、术中情况、术后片子逐一展示给各位专家教授看，教授们会根据每个人自己的临床处理习惯和经验评点一番，W教授觉得A方案最佳，Z教授说B方案最佳，K教授说C方案最佳，很有可能你还在庆幸教授们已经开始互相争论的时候，他们又会突然很集中统一地调转枪头对准你，抛开方案开始批评你片子洗得不清楚、角度不精确云云。教授们都是智慧的，为了怕你翘尾巴，百分之九十以上都是批评，很少有表扬手术做得好的，最多一句"还不错"，已经是最佳表扬了。大家都很专注学术，没有人会在意话是否说得重了你能否承受，病人手术效果才是第一位的。

交班结束后赶到急诊，给手术病人换药、开药等，交代相关注意事项，对于已经满足出院标准的就安排转院或者回家。处理完事务差不多已经中午11点了，匆忙赶到科里，参加一些对进修生的培训。12点左右可以很舒服地到病房楼十六楼营养科吃午餐。十六楼午餐的地方有两个房间，一个是主治医师和住院医生云集的"大通铺"，一个是专家教授的"小雅间"，没有本质区别，前者人多，后者人少。当然专家教授餐厅偶尔有些硬菜，这也是我当研究生和主治医生时候，一直给自己鼓劲加油要赶紧提副高的源动力，希望有一天能到"小雅间"去用餐，就如同美国加州大学伯克利分校的学者拿到诺贝尔奖就可以有专属车位一样骄傲。当然不可同日而语，打个比方而已。

午餐一结束就开始不断在病房楼与急诊之间做折返跑，急诊一线医生遇到这些情形会通过寻呼机呼叫你：第一类，病人需要手术。谈话，安排床位，办理入院，等待急诊手术；第二类，病人不需要手术。需要找个地方去休养，赶紧联系下级医院，搞定床位，转院；第三类，病人既不需要手术也不需要休养。病人或家属坚决认为需要手术或者需要休养的，往往会耗费很多精力，跟病人及家属反复做思想工作。前两类病人都比较好做工作，最难的是第三类病人与家属，医疗纠纷发生最多的也是第三类，我们需要更加耐心地做好解释说明，有时去治愈，常常去帮助，总是去安慰。安慰嘛，就是心理抚慰，特别重要。

手术病人累积到四五个左右，基本上各种工作都已准备就绪。根据工作惯例，下午3点会把急诊手术通知单送到手术室，等待接病人。手术室会在4点开始接病人，差不多4点半就要进手术室开启一整晚的忙碌。那时候很快乐，手术台上经常能听到来自各地的进修医生讲一些有意思的荤段子，尤其是凌晨时分，讲荤段子或者笑话的确有助于大家提神，避免犯困。有时候还会差遣小医生去五角场永和豆浆买早点，2000年前后五角场刚刚开了第一家永和豆浆店。手术差不多要到凌晨5点半左右结束，穿着洗手衣就直接到协理医生办公室睡大觉。协理医生办公室有个好处，里面有床，用不着跟其他值班医生抢铺位。睡到 6:45 左右爬起来。周而复始。这种每天睡眠极少的日子一直持续到担任副协理医生结束。

副协理医生做了半年，大大小小手术主刀和一助加起来近 1 000 例，这种历练是超乎想象的，如同游戏练级，很多人还在按部就班一招一式训练，你直接入手一套顶级装备，一出手就可以打一套降龙十八掌，所以还是挺值得骄傲的。副协理结束时，科里正好缺主治医师，我就一直代理主治医师直至博士毕业。

说句心里话，医学博士既是一个好东西，也不是啥好东西，多少人为了它操心操肺，追求半生，最终依然无可奈何花落去。许多同道中人，为了得到这个玩意儿，硬生生把自己从长发飘飘熬成了"绝顶"聪明。想想也算公平，每一个与大鼠小鼠大白兔小细胞微细菌甚至 DNA/RNA 作斗争的深夜，揪的都是自己的头发，难道说实验结果不满意，揪一揪头发图片就能上 Nature? 难道你的头发们没有帮你据理力争每一个不那么漂亮的数据吗？所以当我毕业答辩结束那一刻，做的第一件事情，反复摸了摸自己的头发，确认大部分还在，发际线也还凑合，心情瞬间好了很多，开心地跑到长海餐厅，给自己加了两块大排，舒畅！

2004 年 6 月是一个很特殊的时间节点，当时举国欢腾庆祝抗击"非典"胜利 ·周年，对我来说，也是一个特别值得庆祝和纪念的时间。因为从 1994 年到 2004 年，经历五年本科加五年硕士博士的连番冲击，度过十年"惨绝人寰"与"炼狱般"的医学生生涯后，我终于顺利毕业，拿到医学博士学位。承蒙单位厚爱，给了我留在附属医院工作的机会。

医学启发：同济校园的力学仿真

同济大学，曾经是我高中时期的一个梦想，坐落在五角场的四平路上。写这本书的时候一开始很犹豫要不要把同济求学时光写进去，转而一想，如果不提这段经历的话，我的求学生涯缺少了科研这个环节。

2000 年前后骨科生物力学研究方兴未艾，经常有许多大师讲骨科生物力学，运动系统与力学密不可分。我那时候经常问自己，应该到哪里完成课题，即夺命三连问——做什么、怎么做、上哪做？那时医院的骨科没有科研氛围，没有实验室，没有科研团队，大家基本上没有太多科研想法。经历了无数个不眠之夜的辗转反侧后，我突然想到了不远处的同济大学，那里有国内顶尖的力学专业。但遗憾的是，我不认识同济力学系的人。我除了本科时候陪宿舍同学一起去找过他青梅竹马的女同学，蹭过一次午饭、打过一次羽毛球之外，再未涉足过同济大学。

2000 年 8 月底的一个中午，我在心里给自己一百次的加油鼓劲，外加无数次走廊外的反复徘徊后，大胆敲开了丁祖泉老师的门。丁老师是国内力学界的顶级专家，当时正在午休，一看门口站着一个毛头小伙，以为我是上门推销东西勤工俭学的大学生，便很客气地对我说："同学，我不买东西，你到别的地方试试。"我赶紧自报家门，说我是长海医院骨科研究生，希望来同济大学生物力学系旁听课程，并想在他们实验室做课题。丁老师半信半疑地把我带去找吴建国老师。吴老师刚刚从日本留学回来，是生物力学研究高手。他身上有很多优点，比如帅、儒雅、学术水平高，最主要是人好。我遇到的每一个同济大学力学系老师，都如丁老师、吴老师那般好，包括美女教授冷晔老师，他们对我都特别真诚，特别用心，至于力学系的研究生更不要说了，四海之内皆兄弟！

多年之后才知道，当时丁老师笃定地以为我就是来玩玩的，肯定坚持不了多久就会打退堂鼓。而我却用实际行动向他证明，我不是来玩票的，我是认真的。当时从长海医院到同济大学有两种交通工具可以选择，一是坐 817 路公交车，每天往返要两元钱，这对我来说太贵了。我那时候一个月工资 770 元，租了一间 13 平方米小房子，租金 260 元。租房主要是图安静，便于休息和学习，当时学校研究生宿舍每间房间住 6 人，好多老大哥喜欢抽烟，我实在受不了烟味。生活费扣去房租剩下 510 元，要支付包括拷机月租费、生活费、交通费等等，所以只能选择另一种办法——骑自行车，路上大概需要 40 分钟。我每天下班后骑车去同济大学听力学课程、做课题。自行车是大统路买的，直把的，很酷，花了我 50 元大洋。大统路自行车大部分来历不明，有些甚至是偷盗转卖的，据说后来因为不合规被取缔了。

　　跨界是一件很难的事情，虽然我一直努力在跨界。医学—力学—材料学的交叉融合似乎顺应了现代骨科发展潮流。但设想很美好，现实很骨感，对我来说，从医学学习突然跨越到另一个领域，尤其是力学这个全新领域实在是太难了。刚开始感觉非常痛苦和困难。我要感谢三位好兄弟，一位是丁老师的硕士生薛召军，另两位是吴老师的硕士生王保华和陈学强。召军和学强二位对我迅速熟悉同济大学、熟悉力学知识有着非常大的帮助，保华基本上陪伴我到博士毕业，我们朝夕相处，结下了兄弟般的友情。

　　我导师很善于从新材料着手去研究内固定器械，在形状记忆合金内固定器械研制领域是国内最顶尖的专家，而能师从于他也有颇多意外。1999年二军大对保研学生条件非常优厚，允许我们在学校范围内自由选择导师。当时医院给了我几个建议：一个是胸心外科，研究心脏，感觉成长期太漫长，放弃了；一个是肛肠外科，感觉不够直观再加上心理有些阴影，放弃了；另一个是放射介入，当时还没有结婚，对射线有恐惧，也放弃了。所以排除掉以上三个科室后，最终选择了我导师。1999 年 4 月，我在济南军区总医院实习时，学校通知我回上海选导师，导师那时候在上海外国语大学学习英语。我跟济南军区总院就请了两天假，他不回医院给我签字我就无法交差，不能回济南。我印象很深刻，医院急诊门口有个电话岗亭，我在那个岗亭斗胆给张教授打了人生第一个电话，便从此结缘。我跟他说我是他今年的研究生，请他回来给我签字，否则我就不能及时赶回外地实习医院，云云。前面说过我导师脾气非常火爆（这当然是我正儿八经投入他门下以后才知道的，之前有点胆大包天呢），他当时很耐心听完我叙述，说第二天早上 8 点他在办公室等我，给我签字。如今想来，导师对我还是非常包容的，而且给了我很多机会。后来我很想问他对我第一次给他打电话有啥想法，但是觉得还不如好好学习。多年之后，等我招了第一个、第二个、第三个以及很多个研究生之后，我才明白一个道理，老师对学生的爱护从来是无私的，是不求回报的。

在同济跟班的学习开始了。我慢慢摸到些许力学的门道，却依然没有解决"做什么"的问题。一开始吴老师带着我们做传统力学，效果不错，取得一些令人满意的实验结果，发表了一两篇质量不错的文章，却依然没有解决根本性问题。传统力学要使用大量尸体标本，使用之后标本就作废了，你要获得一个满意的实验结果，可能一次就要消耗几十个标本，价格很昂贵，且极浪费。当时所有研究骨科生物力学的人都是这么做的，缺少研究手段上的创新。

我一边学习一边做课题，心里的哲学三连问依然存在——为啥做、做什么、怎么做？每天都在思索，就连晚上 11 点多骑车回长海的 40 分钟路程上都没有停息。大约是在一年以后，一次很偶然的机会，吴老师谈起计算机仿真概念，我豁然开朗。传统骨科生物力学研究最大的瓶颈就是标本问题，结果可重复性太差，若把计算机仿真模拟引入骨科力学研究，就可以完美解决这个问题。方向找到了，我浑身是劲，正好学强和保华也有意研究这个方向，那时召军已经硕士毕业，分配到了天津航空航天研究院工作。我们说干就干，买了三维有限元软件从头研究，从头琢磨。保华脑子很好使，自己研发了一套建模软件，建模获得的模型导入计算软件，成功解决了重复性问题。如果说研究生阶段对骨科领域研究有所贡献的话，那就是开创了计算机仿真模拟在骨科领域的应用。我们迅速确立了国内该领域地位，在仿真模拟力学基本上是开路先锋，许多部位研究都是由我们开创的，文章一投一个准，全新处女地开垦，我们是最早吃螃蟹的。

我觉得不能满足于发文章，就跟保华说，我们要做一件更有意义的事情，把更多知识介绍给同行，尝试构建全身骨骼的数字化模型数据库，未来别人要做相关力学研究就有目标了。从 2003 年上半年开始，加班加点干了半年多，边做博士课题边建数字化模型数据库，边写博士论文，边写专著，白天临床不能耽误，所有的工作全部利用晚上开展。印象中同济大学南门有一家安徽炒饭摊，是我们最喜欢光顾的地方，老板很憨厚，老板娘很大方，我尤其中意那种加了一点雪菜的炒饭，就着刷锅水做成的汤，每天晚上加班到很晚的时候，我们都会一起光顾炒饭摊，边吃着炒饭，边憧憬着不远的未来，畅谈人生，快意也哉。

2004年春节前，我把两本书放到导师面前，一本是博士论文，一本是《人体骨骼数字模型仿真学》。导师对论文很满意，对专著有些将信将疑，建议找国内专家看看。于是我带着书稿，坐着绿皮火车一路颠簸到了重庆。重庆有很多值得游览的景点，有许多值得品尝的美味，比如火锅。我读本科时候没有机会到重庆，研究生阶段先后数次到过重庆。在大坪医院交通医学研究所，我终于等到王正国院士，王院士是国内最顶尖的创伤专家。他看了我的书稿后，很开心地写了一段话，我后来把这段话放到了全书第一页。王院士语重心长地说，你们采用的这个方法很新颖，未来可能大有用场。王院士的评价犹如一针强心剂，给了我极大信心，对我之后能够在科研道路上继续前行产生了重要影响。时隔十多年后，有一次在上海国际会议中心，我和王院士一起参加一个学术研讨会，我当面对他表达了无限的崇敬和感激。

道别王院士，我继续坐着绿皮火车，一路飞奔往北京。抵达北京后第一站先去了积水潭王亦璁教授家里。王教授是中国所有骨科医生的老师，他的经典著作《骨与关节损伤》伴随着一代又一代骨科医生成长，是大家案头必备书籍。到王教授家里已经是晚上7点，王教授在很多会议上听过我讲解三维有限元分析，对我非常熟悉和关爱。当他得知我没有吃晚饭后马上交代夫人给我煮了一碗水饺。他边看书稿，我边吃水饺，心里暖意涌动。之后我吃过水饺无数，但都抵不上2004年初春在王教授家里吃到的水饺美味。王教授花了两个小时浏览了书稿，问了一句话，苏博士啊，你这本书有人写序吗？我回答说没有。王教授说，那我帮你写序吧，我觉得你这个书很有价值。临走前，王教授又问我，苏博士啊，你今年啥时候毕业答辩啊？

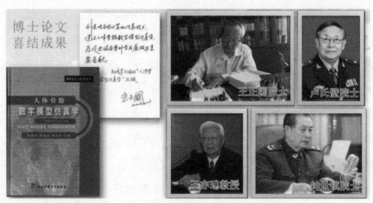

图 2 多位前辈为我的专著出版鼎力扶持

我回答 5 月份毕业答辩。他又说，你回去跟你导师说一下，如果答辩委员会主席没有请的话，我来。王教授真的兑现诺言，当年 5 月份飞抵上海，担任了我的毕业答辩主席。要知道，当时他已经 80 岁高龄了，很少轻易出北京，却能够为了一个还未毕业的博士生，专程飞往上海，带给我满满的感动。

北京之行第二站，是前往 301 医院找卢世璧院士指点一下。卢院士是全军骨科专家委员会主任委员，军内骨科"大咖"。去之前我跟卢院士秘书提前预约，秘书说卢院士很忙，没有时间接待。我只能软磨硬泡。卢院士秘书要么是被我感动了，要么是受不了我，很客气（也有可能是无奈）地说：明天早上 7:50 到 8:00 之间，卢院士可以接见你五分钟。五分钟已经足够了。为了第二天早上的五分钟，我用已经练得比较标准的福建普通话（感谢本科五年的普通话练习，终于有用处啦）准备了简短汇报。第二天早上 7 点，我提前到达卢院士办公室外面，我想万一卢院士来早了，岂不是可以多点时间交流。7:53，我准时进入卢院士办公室。他听了我介绍，看了书稿之后，很开心地带我参观了全军骨科研究所，帮我引荐了好多著名专家，勉励我好好继续做下去，还欣然动笔给我写了一段话。原本预备的五分钟接见时间被延长到了三十分钟。之后我带着卢院士的题字心满意足回到了上海。

《人体骨骼数字模型仿真学》在我博士毕业前如期出版。第二军医大学出版社的编辑团队提供了高效率和高质量的服务，使这本书能在最快的时间内出版。我把王院士和卢院士的题词放到了专著最前面，王亦璁教授亲笔撰序。专著出版后受到许多骨科研究生追捧。因为它犹如打开了一扇门，里面有许多有趣的科研思路。好多我导师的朋友都把学生送来学习骨科仿真力学，我也很早就开始指导研究生课题。这本书获得了当年度华东地区学术专著评比一等奖。更幸运的是，第二年第一军医大学钟世镇院士主编《虚拟人》一书，把专著列为物理人计划代表作，这无疑是对我五年研究生生涯的最高肯定。四年之后，经过反复思考，我暂时放下了仿真模拟力学研究，到华东理工大学找刘昌胜老师学习生物材料，跟他做了三年多生物材料博士后，那又是另一段很值得回忆的学习经历。

本硕博十年，从二军大到同济大学，从基础研究到临床治疗，慢慢从一个懵懂无知的少年，蜕变成一个在临床可以独当一面、科研有鲜明特色的主治医师。长海医院为我敞开怀抱，拥抱这个怀揣医学梦想的医学博士，迎接我的是更加广阔的天地。

初稿：2020 - 01 - 22　周三　22:00
修改：2020 - 02 - 13　周四　15:00
校对：2020 - 02 - 24　周一　14:26

“穿身”而过的钢筋

意外，不会因你求饶而绕过你，更不会因你卑微而同情你！

——迦钰小语

一、老岳父五十大寿

刘西军，盐城人，2004 年 8 月，29 岁，已婚，老婆怀孕七个月。刘西军大约身高一米七，体重 150 斤，小伙子长得很敦实。初中毕业后，赶上征兵，父母让他去当兵锻炼。参军两年半就退伍了，乡里给安排的大多是又脏又累的工作，小刘不愿意，就自己出去闯。闯来闯去也没有闯出啥名堂，父母就把他叫回来先成家。他便在家务农，妻子是小学同学，小时候因为家穷，很早就辍学干活了。虽然岳父家后来情况好转，但念书是落下了。夫妻俩平常伺候一亩田地，收入基本维持日常开销。小刘比较勤快，农闲时兼顾帮别人送送货，偶尔摩托车拉客。小两口日子平平淡淡，波澜不惊。小刘平素为人豪爽，朋友多，晚上喜欢拉三五哥们喝上两杯，在当地有着不错的口碑。

小刘父亲承包了几个鱼塘，老刘根据时令季节以及各个品种的销量情况，适时选择饲养不同鱼类或小龙虾螃蟹等水产品。母亲跟父亲住在鱼塘边上，照顾父亲日常生活起居，空暇时弄弄鱼食，整理鱼塘边防护栏，顺带着在旁边养几只老母鸡。要不了几个月，儿媳妇要临产了，正好派上用场。乡下鱼塘，晚上总有不速之客光顾，半夜摸着夜色，偷偷钓上几小时，损失倒不是很多，但有些鱼还没长大，看着心疼，两口子每个小时都要轮流巡视一番才放心。

小刘岳父母在 10 公里外城郊，是个小包工头。包工头做的时间不长，规模不大，收入却很好。岳父母很喜欢小刘，小伙子经常来家里帮忙，厚道又上进，感觉将女儿交给他很放心。小刘有个小舅子，聪明肯干，很早就去深圳闯荡，在那边娶妻生子，很少回老家。岳父母对女儿很疼爱，经常叫小两口到家里来拉拉家常，吃吃饭，喝喝酒，享受相聚之乐。

8 月 5 日是岳父 49 岁生日，中国传统过九不过十，农村习俗认为 50 岁生日大操大办会引起阎王爷注意。人生不过百年，到 50 岁，已过半百，所谓 50 知天命，在乡下这个生日属于大生日，一定要好好过，大都会张灯结彩，邀请亲朋好友热热闹闹、痛痛快快大吃一顿。有钱人家还会出钱请乡亲看一场社戏或电影才更显隆重。岳父这几年工程做得不错，钱也赚了一些，日子比起以前好了很多，乡里乡亲也没少帮忙，于是决定花血本办一场宴会来回报他们。

岳父过生日那天，小两口早早回去帮忙。乡下本来也没有太多事，小刘跟父母交代一下，就开开心心回去帮忙张罗宴请了。他是个不可多得的人才，杀猪宰羊，购买食材，送烟递茶，待人接物，每样事都做得妥妥帖帖，特别能干，俨然主人一般，帮老丈人操持着大事小情。

宴请时亲戚朋友邻居来了好多，近三十桌，高朋满座，人来人往。岳父接受着最真诚的祝福，体会着最朴素的快乐。小刘更是兴奋异常，本来就喜欢喝两杯，再遇到几个爱斗酒的朋友，立马情绪高涨，肾上腺素分泌加速，不服输的劲头展露无遗，一直到桌上个个抱拳求饶他才开心地停住。酒过一巡的过瘾与快感，贯通全身血脉，若不是顾及要帮老丈人接待客人，他依然有种人生得意须尽欢的冲动。午餐后大家陆续散去，关系好的留下来继续喝茶、打牌。

　　5点三刻，岳父母召集大家吃晚饭，晚上有一场电影要请乡亲们看，早点吃完就可以早点去。席间，小舅子说难得遇见多少喝一点。小刘起初不想喝，中午喝的总量不少，下午又一直打牌，没休息好已露疲态。但架不住小舅子一个劲地劝，硬撑着喝了三四两，平常这么点酒压根不在话下，但现在小刘自觉有些多了，说话声慢慢大起来，夹菜的筷子也不听使唤。小刘妻子属于谨小慎微、沉默寡言的性格，看到老公喝多了，便骂了弟弟几句，让他少喝点，要喝下次喝。看到姐姐不高兴，小舅子才消停下来，安安静静把饭吃完。吃完时已近电影开场，一家人赶忙往戏坪子赶。

　　电影开场时，小刘酒略微醒了点，毕竟是夏天，跑了几步路出了点汗，略微舒服了些。7点30分左右，父亲打来电话，说鱼塘边上堆草料的房子倒了，鸡四处逃窜，问喜酒喝完没有，如果没啥事，就回来帮忙弄草料屋，天气预报说马上来台风雨，害怕后面不好弄。小刘一听酒醒了一大半，大晚上黑漆漆，让父母亲弄房子肯定不行，就赶忙跟老岳父说明情况，马上要赶回去。岳父一听也急了，让小刘赶紧回去帮忙，小刘老婆看天色已晚，说回去乡下土路有半个多小时的车程，怕不安全。小刘却拍拍胸脯说，路熟得很，没事。看着老婆为难的神情，小刘说，你在这里多待两天，家里那边也没啥事，我把草料屋弄好了再来接你。岳父母一听这样安排很好，就嘱咐小刘路上开慢点，不要着急，注意安全。

　　刘西军带着父母的期盼，岳父母的嘱托，身怀六甲妻子的担心，开着摩托车，往父亲的鱼塘疾驶而去。

二、钢筋穿透大腿根部

　　从岳父家到父亲的鱼塘并不难走，大约四十多分钟，路途大都是有人家的村庄。用小刘的话说，这条路闭着眼睛也不会走错。小刘骑着摩托车欢快地奔驰着，城郊路两边尚有昏黄的路灯。路过交叉路口，偶尔传出几声狗吠，估计是受了摩托车声的惊吓。狗叫声伴随着自娱自乐的口哨声，安静而祥和。小刘心里想着这几天的经历，内心很骄傲，再想想即将临产的妻子，开心之情溢于言表。

2004 年的盐城乡下，村间小路没有路灯，晚关门的小卖部偶尔透出一些微光。出了城郊转入乡间小道，都是很窄的路面，只能容纳一辆小轿车。遇到车辆交汇，有一辆车得在临时停车小岛暂停。乡下有很多临时停车小岛，就是每隔一两公里，车道会鼓出一个小肚子的地方，能够容纳两辆车交汇通行，既节省空间，降低成本，也提高了道路利用率。小刘需要穿越三个小村庄才能到达父母的鱼塘。第一个小村庄穿行很顺利，天色还早，大人小孩还在外面乘凉，灯光充足。到第二个村庄时，人渐渐少了，已经将近 8 点 20 分了。当抵达第三个村庄李家庄的时候，接近 8 点 35 分，村民大多开始收拾准备睡觉了。乡下的晚上没有什么夜生活，早睡早起，是最原始的生活节奏。

李家庄村口有一个工地，准备盖一栋老年活动中心，算是老龄化社会大趋势下的产物。建设工地在傍晚时分刚刚运来一批钢筋，都是长度 10 米，直径 22 毫米的螺纹钢，又粗又重准备造房子用的。村长好不容易组织了一批劳动力，花了两个小时帮忙卸完货。村民们累了个半死，干完活村长请大家到农家小饭店聚餐去了，一是表示感谢，二是让大家放松一下。

小刘前几天路过李家庄看到过工地，当时路边并没有钢筋。乡下很多地方，十多年样子都不会有啥变化，变化缓慢也是农村的特点，跟城市一日千里的发展完全不同。临近工地时，正前方驶来一辆大卡车，卡车开着远光灯。这是很多大卡车司机都有的坏习惯，远光灯会引发很多意外事件，因为对面人的眼睛无法适应强光的突然照射，导致一过性视力盲区，从而引发危险。

提醒一下：路上行车，尽量避免开远光灯，很危险！

突然的强光照射，让小刘一下子进入视力盲区，类似于短暂性失明，疲劳加之下午和晚上的酒精作用，他本能反应要避让大卡车，但动作协调性明显失去控制，车头一偏，冲着工地飞速奔去。工地前散落着一些砖块，高速的摩托车前轮碰上一块石头，立马失去控制。小刘想刹车，却导致摩托车侧滑，惯性将他直接从车上甩了出去，冲向了堆放钢筋的方向。很不巧，有一根钢筋摆放时没有叠放整齐，翘在上面，小刘的身体从翘起的钢筋上直接穿了过去。一切动作都在瞬间完成，电光火石之间，小刘已经挂在钢筋上面了。

钢筋从小刘的右腹股沟中部戳入，自右臀部肛门旁穿出。他被固定在10米长的螺纹钢筋中部，差不多5米的地方，完全无法动弹。起初他还想爬起来自救，努力挣扎着，一次、两次、三次，数次无功而返之后他彻底放弃了。钢筋给他带来的疼痛，让他每一次尝试都几乎要晕厥过去。司机不知道有没有意识到是他的远光灯造成了一名无辜路人的车祸。乡下道路没有监控设备，卡车一刻没有停，继续奔向下一站。我们无法得知司机当时的心理活动，究竟是有意还是无意的逃逸，反正小刘只能可怜地躺在钢筋堆里，痛苦地惨叫。那时已是晚上8点50分，大声的呼叫惊动了一个路过的村民，他跑过来一看，吓了一跳，赶紧打110报警。

村长听说钢筋堆里躺了一个人，立即带着几个工人跑了过来。村长赶到的时候警察也到了。他们一起围着小刘左看右看，想不出解决方案。好在有村民也打过120了，120医护人员9点05分到达现场，马上开通静脉通道，维持生命体征。但如何把小刘送到医院呢？110和120都束手无策。这么长一根钢筋，无法抬上救护车，只好又拨通了119。从医者的角度，我们不可以拿任何一个病人病症开玩笑，但为了准确描述小刘在钢筋上面的尴尬位置，请容许我打一个不恰当的比方：如果把钢筋比喻成一根羊肉串的钎子，小刘就如同羊肉串上最中间的那块肉，这是整个救援最最麻烦之处。

119到来之前，等待是漫长的。小刘父母得知消息，马不停蹄地从鱼塘赶了过来，什么草料屋不草料屋的，就是鱼塘所有鱼死光了，老刘也不会在乎了。岳父母带着一大家子也来了，看着小刘的惨状，一家人都傻了，他们不知道意外为何在这个时候找上他们。对小刘岳父来说，这个不同寻常的大寿，因为乐极生悲而记忆深刻。小刘妻子紧紧抓着小刘，希望给他传递勇气和信心，腹中的孩子又时刻提醒着她不能太悲伤，要坚强。

119 的消防官兵带来了一堆装备，希望能让小刘脱离险境，只有把小刘从钢筋上切割下来才谈得上后续救治。盐城消防的应急装备肯定不如上海，他们费尽全力找到了一把高温切割钳，曾经用于切割居民家的铝合金窗，效果还不错，原理是通过高温产热切割钢筋。当然切割铝合金门窗跟切割钢筋的区别在于，铝合金门窗上面没有人，而钢筋上串着一个活人。

时间就是生命，没有太多时间再思考，也没有太多时间再犹豫。消防战士选择从前后各一米的位置开始切割。为了避免更多热量传递到伤口部位，消防战士非常巧妙地将小刘靠近切割的身体部位用湿毛巾包裹，边切割边浇水，极大减少了热量对伤口的影响。不能说这是最好的方式，但不能用现在或者当时上海的水平去要求盐城的应急抢险，他们已经做得相当完美，因地制宜，抓紧时间，用相对简单而有效的方式把小刘从钢筋上切割下来。盐城 120 急救人员也体现了较高水准，给予他适度镇静镇痛，为消防官兵顺利切割做好辅助工作。

一旁焦急等待的家人，看到刘西军终于从 10 米长的钢筋上被解救下来，相拥而泣。白天的喜悦还没有来得及细细品味，老天爷这么快就跟他们开了这么大的玩笑。小刘妻子全程都在哭泣，双方父母满满都是愧疚，心中有太多的悔恨：为什么晚上还让他喝酒？为什么大晚上要叫他回家？为什么晚上要修草料屋？为什么没有人护送他回家？

这些问题不会有答案，我们只能把一切都归咎于意外！许许多多未知的创伤都来自意外，而意外很多时候是无法预知的。

三、三进三出手术室

从晚上 9 点 20 分到 10 点 20 分，盐城消防官兵与 120 医护人员花了一个多小时，通力配合，完美施救，让刘西军终于从 10 米长钢筋上获得了解放，120 急救车闪着车灯，拉着警笛，往当地最大医院一路疾驶。

急诊医生已经收到通知提前到位，严阵以待。刘西军一到，马上送进抢救室，生命体征监测，打开生命通道，暂时不会危及生命。钢筋前后各有一米，加上体内 50 厘米，他身上的钢筋长度接近 2.5 米，在抢救床上无法平卧，只能侧躺着。经历了两个多小时惊心动魄的抢救，小刘心里既恐惧又无奈。

当天的值班医生姓陈，36 岁，是经验丰富的青年才俊，硕士毕业。陈医生一看到小刘，心里潜藏着的医者对于特殊案例的渴望与热爱之情被瞬间点燃，便开始琢磨手术方案。他太想做这个手术了。这种心情可以理解，我博士毕业之后疯狂迷恋手术，甚至到痴迷地步，每天不到手术室走几步，不到手术台上动几下，总觉得浑身不得劲，这是一种隐藏在体内的职业因子，对于复杂又特殊的病例，尤其渴望，总希望能够碰到一些稀奇古怪的案例，好充实自己的经历。很多时候，我们要提醒自己始终要保持对未知手术的渴望。但是我与他的不同之处在于，我既保持渴望，也保持敬畏，我感觉当地医院的技术能力以及保障措施不足以支撑这台手术的开展。这些是后话。

医生的好奇心战胜了对未知手术的恐惧感。陈医生快速安排住院医生开始术前准备。备血时医院没有血库，联系血液中心，只有各 400 毫升的全血和血浆。再问如果有大出血，还有没有血可以提供？回复说很困难。至于麻醉，医院有一个刚提主治的麻醉医生，徐州某医院刚进修回来，听说这个案例也跃跃欲试，感觉可以大展身手。陈医生很负责，手术前邀请了麻醉科、重症医学科、普外科一起会诊，大家觉得手术风险很大，万一大出血，当地并没有血管外科，会非常危险。

怎么办？做还是不做？陈医生把会诊意见跟家属进行了交流。老刘六神无主，岳父母终究不能代替老刘做决定。至于小刘夫人，家人怕对她的刺激太大，并不想让她参与治疗决策。全部压力都在老刘身上。刘西军此刻就躺在抢救室，治疗是必须的，没啥好犹豫，但是血管问题始终困扰着老刘，他知道拖得越久越不利，无论如何不能坐以待毙。不如放手一搏吧，也许会转危为安呢！遇到疾病，大多数家属的态度都是如此，无论怎样总想着放手一搏。我的观点不同，只有准备周全时，放手一搏才有意义，才有可能收获好的结果。如果打的是无准备之仗，无异于把病人生命置于一艘小船上随风漂荡，极其危险。

从医生角度来看陈医生的行为并没有错，他是一个好医生，为拯救患者生命，敢于勇闯禁区，挑战自我，是一种可贵的品质。做完谈话工作，检验手术准备，感觉已经万事俱备。进手术室前，陈医生突然觉得不放心，思忖半天，他拨通了科室王主任电话。王主任听了汇报后，沉默良久，问了句"病人接了吗"，陈医生说刚接进手术室，还没有麻醉。主任说先不要麻醉，等他过来看看。之所以说陈医生是好医生，还在于他对于拿不准的手术，没有一味自说自话，而是及时向上级医生汇报，积极寻求帮助。医生有三个原则：可请示可不请示的一定要请示，可会诊可不会诊的一定要会诊，可汇报可不汇报的一定要汇报。在我看来，这三原则不仅可以使年轻医生少犯错，同样可降低很多患者接受错误诊断和治疗的风险。

陈医生接到王主任指示后，赶紧换好洗手衣，跑进手术室，跟麻醉医生说暂缓麻醉。刘西军躺在手术室床上，看着忙忙碌碌进进出出的医生突然都停下了手中的活，静静地坐在地上或凳子上。他疑惑地看着医生们，心里想问又怕医生不高兴。三十多分钟后，将近半夜 12 点，王主任来了。他一换好洗手衣，就快步走进手术室，看了一下片子，钢筋从髋臼上沿穿过去，再看看小刘前后钢筋位置，越看眉头锁得越紧。太棘手了，这个部位非常可怕，拔出钢筋时一旦导致大出血，这个病人几乎没有从手术台上生还的可能。

王主任把陈医生和麻醉医师叫到手术间外问道："术中大出血，怎么办？有预案吗？"陈医生回答说："备了800毫升血。"王主任说，800毫升够抢救大出血吗？陈医生摇了摇头。王主任转而问麻醉医生，侧卧位全麻插管你以前做过吗？把握有多大？麻醉医师说，没有独立做过，不敢说把握有多大，只能尽力而为。王主任说，那如果失败了呢？怎么办？陈医生和麻醉医生看着王主任凝重的表情，马上意识到问题的严重性，怪自己之前想得太简单，有可能会给病人带来生命危险。我真心要为王主任点赞，因为这两个问题，也是我后来手术前重点考虑的重要问题。"手术暂停吧，我去跟家属谈个话，我们做不了。"王主任扔下一句话，走出了手术室，陈医生赶紧小跑跟上。

王主任把小刘家属全叫到了办公室，详细分析小刘的病情，重点谈了麻醉方式和术中大出血的风险，这两个无法回避的难题，是他们医院根本无法克服的，术中危险非常大，建议手术暂停，转上级医院治疗。老刘本来看到主任来了，满怀喜悦和希望，心想高水平医生连夜过来，意味着小刘有救了！谁曾想迎来的却是暂停手术的消息。老刘瞬间懵了，无法接受这个残酷的现实。既然这里不能做，上哪里做呢？

小刘第一次被推出了手术室，老刘甚至都来不及跟他解释这突然的变故。他们没做任何停留，喊上救护车，一路朝南方奔去。老刘认为南边的医院总归要比这里的医院好。第一站到了东台，东台的经济、城建等都要好于盐城。老刘想象中，东台的医疗水平肯定也比盐城好。在车上迟疑了片刻，就下了东台高速口，找到东台最大医院。值班医生看到这么典型病例，同样很兴奋，同样赶紧办理住院，做术前准备、备血等。所有之前盐城医生做过的事情，他们都重复做了一遍。结局也是相同的，值班医生很兴奋，主任很担心。在东台，小刘第二次被推进手术室后又被无奈地推了出来。根据刘西军后来自己的说法，从东台医院推出来时，他内心非常失望，肉体的痛苦加上没有希望地四处乱撞，换作谁都会失望的，没有绝望说明刘西军的心理素质还是很强大的。

　　小刘被推出手术室时已是凌晨两点了。老刘指挥着救护车继续朝南飞驶，他不信邪也不愿相信，难道偌大的中国找不出一家医院可以救他儿子的命？老刘边赶路边联系，有个盐城老乡在南通市医院工作，说能够做这个手术。凌晨4点半，老刘一家人终于抵达熟人联系的医院。老乡帮忙联系了医生，经过详尽询问和准备，小刘再次被推入了手术室。同样的故事再次上演，这一次叫停手术的是麻醉科主任，他认为医院术中管理能力无法达到手术要求，建议另寻他路。

　　第三次被推出手术室时，小刘全家已接近崩溃，身体极度疲惫，精神也备受煎熬。尤其是小刘本人，被三次推进手术室又被推出来，已经让他基本达到崩溃边缘。他后来说，从南通医院出来的那一刻，他预感到自己快死了，要不是看着妻子隆起的肚子，他真想一死了之。短短五六个小时，心情犹如不断地坐过山车，希望—失望、希望—失望、再希望—再失望，周而复始，最终带来的是巨大的绝望。

四、与时间赛跑

　　看着痛苦无比的小刘，看着一旁极度憔悴的儿媳妇，老刘做出了当天晚上最后一个决定：哪都不去了，直接去上海。老刘没有来过上海，更不知道医院在哪里，他只知道在盐城乡里村里，很多人跑到上海看过病，都看好了。他隐隐约约觉得，也许上海的医生能够救小刘一命。想到这里，老刘有些埋怨自己，为啥一开始没有想到这个地方呢？为啥要折腾这么久，浪费这么多时间呢？每个人在自身或亲友身患疾病时，总是希望身边的医院能够尽快治好，若治不好，最好不要跑太远，尽量少折腾，这也是大多数人朴素而真实的想法。如果没有之前的三次折腾，他又如何知道之后会遇到更好的呢？又如何能够体会到此行的重要呢？没有对比，永远不知道好或者不好。

　　救护车载着一家人的疲惫与希望朝着上海疾驰而去。老刘一家在南通做出前往上海的决定时，我刚经历了本硕博十年煎熬，最终留在长海工作。到科室报到后，作为科室里最年轻的主治医生，让我直接上任协理医生。这是我第二次担任协理医生，副协理我自己选的——同门师弟张鹏博士。之所以选择他，一个是毕业前我带过他，小伙子踏实、肯干、能吃苦，临床能力也很不错，入学后一直跟着我，我算是代师授艺。因为我导师后期忙着整理自己的临床手术技巧，没有太多时间管师弟们，好多师弟都是跟我一起学习的，相当亲近。一直到今天，即使张鹏博士已经在山东省立医院骨科当专家了，依然是我最亲密的师弟之一。

　　第二次做协理医生，我已经很淡定了，有第一次的经验以及前几年的临床磨砺，对协理医生的理解也透彻许多。张鹏师弟很给力，特别能跑，很多不是很复杂的问题都可以轻松解决，给我节省了不少时间。唯一不变的是手术依然要亲自去做，节奏跟第一次协理差不多。小刘送到医院的那个凌晨，我刚刚做了一个很复杂的急诊手术，手术持续到凌晨 5 点多才结束，留下张鹏关闭伤口和送病人，自己则回协理医生办公室休息了。此时，刘西军的救护车已经从苏通大桥过沪嘉高速，即将抵达急诊。我后来查阅挂号记录时，才知道他们抵达医院老急诊楼的确切时间是早上 6 点 40 分，挂号台第一时间打拷机给张鹏，张鹏看完病人随即拨通了协理办电话。

　　我本来睡得迷迷糊糊的，并不踏实，突然之间电话铃声大作，接电话时抬头看了看墙上的时钟，就知道一定是张鹏，只有他才会不分白天黑夜给我打电话。有病啊，大清早打电话，才 6 点 50 分呢。我心里嘟囔着，有点不高兴地冲张鹏喊道："你搞啥，才几点？"电话里传来张鹏略微紧张的声音："苏师兄（他从见我第一面就这么称呼我，至今没有改口），快来急诊，不得了了，不得了！""慌什么慌，急诊着火啦，慌啥！"我很不高兴地批评了他。"急诊来了一个奇怪病人，苏师兄快来！"我一听有病人，立马就醒了。病人就是命令，我从床上一跃而起，披上白大褂就出门了。协理医生一直频繁进出手术室，基本上除了换内裤，就一直穿着洗手衣裤，省去了不断换衣服的麻烦。万一碰上急诊手术，可以节省换衣服时间，经济又实惠。

我一路小跑，冲进了抢救室。看到小刘躺在抢救床上，身上插着一根钢筋，前后贯通，嘴里不断呻吟。当我走到他身边时，他一把抓住我的手，使劲地晃着，嘴里念叨着，医生，救救我，医生，救救我。翻来覆去就是这么一句话，以前只有电影里才有的画面，真实重现。我轻轻拍了拍他的肩膀说，放心吧，既然到了长海，我们一定治好你。我说完这句话，小刘立马安静下来。我带着张鹏仔细检查伤情，小刘面色苍白，腹部敷料、衣物覆盖。打开敷料发现一根钢筋插在了大腿根部，血迹浸透了裤子以及覆盖在身上的衣物，前方钢筋从腹股沟三角位置插进去，结合片子，应该是斜向上，穿过髋臼上沿，后方从肛门右侧穿出，全程经过的血管、神经、可能的脏器、肠腔，如放电影一般在我脑海里来回闪烁，想起入学时局部解剖的每一个画面，越想越有些后怕，这个人从受伤至现在已经十多个小时了，还活着，算是奇迹了。

体内插钢筋画面不要说非医务人员不敢看，即便年轻医生看到这种场景也会因惊吓而感到束手无策，以往倒背如流的治疗原则一瞬间都会抛之脑后。面对人世间关乎生死的伤情，就算我本人也会有些畏惧。看到钢筋的位置从右侧大腿根斜向插入，后侧从肛门旁穿出——骨盆贯通伤——凶险、棘手、复杂！从医多年的本能经验告诉我，此刻我面对的是一位在鬼门关游离的病人，众多复杂环节上任何一个细节处理不善，小刘可能就"被牛头马面带去见阎王爷"。

小刘重新打了吊针后，静脉通道已经建立，绿色通道备血，降低失血性休克风险。急救处理必须准确及时妥当！在我思考对策的时候，突然小刘妈妈哭了起来，她大声控诉着当地医院不救治，转到了盐城大医院还是不救治，觉得他们是见死不救！面对家属的这种状态，在确保患者安全、做足急诊处理、稳定患者生命体征之后，我需要让家属明白患者的情况到底是怎么样的，在此基础上将治疗方案充分告知。这一点非常重要！充分、到位的沟通是医疗成功的开始，先让患者及家属"胸有成竹"，我们才能顺畅地完成"诊疗套路"，哪怕最后没有看到奇迹，对医生来说也是了无遗憾了，对患者家属来说也是没有什么可以怨恨的了。

小刘伤情明确：钢筋贯通伤，需要评估可能伤及的脏器以及带来的影响，对于患者表现出来的每一个生命体征不稳定都要找到原因，对于每一种损伤因素都要不厌其烦地重现、模拟还原。留在小刘体内的是一根长约2.4米，直径22毫米的钢筋，留在身体里面的部分大概45厘米，钢筋贯穿伤所涉及体内的组织包括重要的血管、神经、小肠、肾脏等，"牵一发动全身"。明确诊断之后，剩下的就是医疗"组合拳"：专业复苏，专业评估，快速手术准备，充分清创，盆腹腔脏器探查，骨折治疗，合理抗生素及引流、敷料更换等。

经过处理，小刘的生命体征暂时稳住了。我整理了掌握的所有资料，找到家属，准备进行术前谈话。进入谈话间，小刘妻子递了一瓶冷饮给我，说我跑前跑后，又治疗又电话联系会诊，看着就很辛苦，天气炎热，让我喝点水缓解一下。这让我非常意外，本来泾渭分明的医患双方好像已经站到了一起，诊疗过程中的专注让患者家属明白了医务工作者对待患者的责任与承担。本次术前谈话，成了一次有温度的谈话——非常顺利！当我们把焦点放在一名患者、一个家庭的层面来探讨的话，我们需要面对的是患者和家庭对生命的珍视，心情是极其复杂的，所有想法都需要勇气支撑。看着小刘努力在鬼门关作斗争，再看他的家人没有放弃，始终陪伴他一起努力，不放过任何一线生机，我的内心也是感慨万千。

复杂钢筋贯通伤，对很多医生的职业生涯而言都是极为罕见的。我在长海学习五年，没有遇到过如此复杂的案例，也没有任何经验可借鉴。术中操作需要平卧位，必须将原来2.4米的钢筋剪短。联系119后，很幸运，他们有高压液压钳，可以采用高液压剪短钢筋。他们非常给力，半小时之内将前后钢筋剪短到各剩20厘米左右，极大提升了手术安全性。不论从前方还是后方出钢筋，钢筋长度越短，对周围组织的干扰和伤害会越低。谢谢上海消防，我们朝着成功迈出了坚实的一步。

小刘被顺利接进手术室，我邀请了血管外科梅博士和泌尿外科、普通外科等各科医生，长海各个学科的坚实实力给了我极大信心。为了防止术中出血，我请梅博士帮忙做了一个右侧髂内动脉预扎手术，目的是一旦术中出现大出血，立即实施结扎。（写到此处不由得为自己当年的周密考虑点赞！）

血管控制之后，我底气十足，可以不必惧怕大出血，之后完全按照手术方案稳步进行。取钢筋的过程很复杂，其中钢筋的有效固定是贯穿取钢筋的所有流程：选择合适体位，指派专人负责稳定持握外露钢筋。手术从清创开始：创面清洗消毒、扩创、失活组织和异物清除。清创后进行盆腹腔探查，最后的手术处理是关闭伤口。考虑用一期闭合伤口可有效地减少院内感染。

术中配合良好，进展顺利，钢筋被顺利取了出来，在场每一个人都长舒了一口气。当时刚开播不久的东方卫视对整个救治过程进行了全程跟踪直播。这次处理钢筋贯通伤是我第一次"大放异彩"，当然我没有把这个当作骄傲的资本。即使术后各种新闻采访纷至沓来，各种媒体争相报道，但我内心依然很平静。医生本就是以救死扶伤为天职。

五、见 证 奇 迹

手术结束了，当我抬起头伸懒腰时，发觉看前面 5 米左右挂钟的视线模糊了，稍微眯了会眼睛，指针才慢慢看清晰，已经是当天晚上 10 点了，经过 5 秒钟的思考，我才意识到已经在这里"埋头伏案"十个小时了。为了确保小刘生命体征稳定，决定将他送至 ICU 观察。如果是在拍电影，此时此景意味着已接近尾声了。但真正的医疗工作没有这么简单。

手术前，老刘和小刘妻子到协理医生办公室找我，扭扭捏捏半天，掏出一个手帕包裹着的东西给我，我当时毫不犹豫收下来，没有半点回绝，我知道他们的想法，希望通过送点东西让自己内心得到暂时的安宁。我当时预估手术需要近十个小时，我所能做的是让他们可以安心等待度过这十个小时。当他们看到我收下了东西时，一家人脸上都笑了。为了他们的笑容，值得！当我拖着疲惫身躯走出手术室，站在走廊里，看着已经焦急等待十几个小时，遭受了连续两天高强度的精神折磨，身心已处于极限的一家人，我把老刘给的东西轻轻递到他手上，用略显疲惫的声音说，手术非常成功，感谢信任，放心吧！

我相信，主刀医生一句肯定的话对他们来说就是一剂强心剂，就是一种解脱与宽慰。

与家属简单交流后，我进入了 ICU，关注小刘术后各项指标。如果没有医生在身边守候，很可能会错过关键的纠正时期，这对术后本已脆弱的患者来说是一种致命打击。小刘仿佛非洲草原上刚出生的小斑马，面临着生存挑战，需要格外呵护。回想术中场景，外科医生如同在手术刀尖上跳舞。小刘大腿根部钢筋几乎与股动静脉背靠背紧密接触，最近距离不到 5 毫米，稍有闪失，大血管破裂就会导致患者死在手术台上，想想觉得后怕。在这个世界上，有着很多很努力但却又不幸的人，经常会接诊到一些外卖小哥，急忙送货路上左碰右撞，每天都行走在刀刃上，一不小心轻则皮外伤，重则搭上性命。现在的外卖小哥仿佛是 2006 年的小刘，承担着社会日新月异沉重的脚步，默默无闻但又不可或缺，辛勤劳作但却又不能盆满钵满。

小刘在 ICU 两天后，生命体征平稳，病情渐渐好转，我去查房时还会主动跟我聊天，经过评估恢复良好转入普通病房。病房里家属围在身边，爱人脸上已经露出笑容。

经过几天治疗后，小刘出院回家了。从生死未卜到安全出院，看上去只是从一个点到另一个点的转变，但患者、家属、医生都经历了千山万水，就像一首歌词里面唱到的"跨越山河大海，穿越人山人海"。对于患者及家属来说，可能一无所有，也可能拥有一切——只要家人在一切就都在！小刘术后第一年复查，每次都是由他的家属陪同着一起来看我的门诊，每次来都带着大包小包的特产。我并没有年长他几岁，但他爱人跟我讲在小刘眼里已经把我当成了他的长辈。

受到医疗资源的限制，不是所有医院都有能力、有条件来处理这种复杂情况，因为其中涉及的不仅仅是某一位医生某一个科室的实力。此类病情的成功处理往往是整个团队、整个综合医疗力量救治的结果。当地医院已经做到了尽自己最大努力来救治，至于结果如何，医生也是无能为力的。急救世界里，也许是没有奇迹发生的，每一个医生都是抱着等待奇迹出现的态度去治疗每一个病人，并且相信每一个奇迹的发生。利用自己的技能与知识解除他人病痛、挽救病人生命成了一种下意识的反应。奇迹接踵而至，但始终乐此不疲，总是贪婪地渴望着多付出一些以便在接诊病患身上等到见证奇迹出现的时刻。每个人都不是一个独立的个体，背后都是一个家庭，一个不可或缺的感情纽带，可以是子女、父母，也可以是上有老下有小的家庭脊梁。

写到这里，小刘坚定的脸庞便浮现在我的脑海里，现在他已经升级为一名标准"中年油腻男"，每次来上海出差非得到我门诊"逛一圈"。每一个医生在工作当中都在成长，从开始的胆小懦弱，到后来的沉着冷静，完全可以独当一面。当你成为一名医生，你就有了对病人的责任。医者，始终铭记的是"健康所系，性命相托"之殷嘱，履行的是"悬壶济世，救死扶伤"之道义。

初稿：2020 - 01 - 25 周六 20:50
修改：2020 - 02 - 17 周一 21:02
校对：2020 - 02 - 24 周一 23:45

命运独奏曲

好医生，有时候就是一个优秀的侦探，能发现许多被他人忽略的细节。

——迦钰小语

一、喜爱篮球的工程师

人是脆弱的，人性也是脆弱的，意外和明天，你永远不知道哪一个会先来！在写小春故事时，大洋彼岸传来消息，NBA 巨星科比乘坐直升机去曼巴训练场途中，直升机坠毁，包括他和他女儿在内的九名机上人员，无一生还。

科比是我钟爱的一个球员，看过洛杉矶凌晨 4 点街头的名言，让很多人记住了这个天赋异禀而又非凡刻苦的篮球巨星。聪明人容易懈怠，反而资质平平之人会奋发向上。对于又聪明又努力的人，大家都会由衷敬佩，明明可以靠天赋，却非要自己去努力。我很喜欢看篮球，90 年代初 NBA 刚传入中国，我喜欢上了迈克尔·乔丹，公牛队永远的 23 号。十年前去芝加哥访学时，还特意去公牛主场门口跟乔丹雕像来了一次亲密接触——合了张影。我虽然不打篮球，却是十足的篮球迷。很多年轻一代不清楚科比球衣为什么从 8 号换成 24 号，我知道这是因为他想给自己定了一个目标，乔丹是 23 号，他要比乔丹强一点。朴素的动力，执着的奋斗，值得尊敬。

今天案例的主人公小春，和我有着相同的兴趣爱好。2008 年春节刚过，有个特殊病人住进了 22 号床位。有人可能觉得奇怪，十多年过去了，你为啥还能记得病人住几床呢？我要是说我还能记得当天哪几个人一起把他抬到病床上，会不会更让人觉得奇怪？其实并无特别之处，只是长年接触病人让很多医生都会有记住病人的独特方式，完全是职业训练所致。我有一项自己独家记忆的诀窍，对特殊病人我会像电影镜头一样把他床位等重要信息，储存在脑子里，画面定格式记忆法让我能够轻松说出自己经手病人的流转床位。当时，我带着小曹去查房，28 岁的小春瘦得像一根麻秆，身高一米七五，体重不足 90 斤。他一开始拒绝与我交流，显得有些自闭，回答问题时简明扼要。通常是问一句回一句，有时甚至问三句才回一句。你还可以从他眼神中读到些许警惕，一个人被疾病缠身未能及时解脱都是如此。护士都很惧怕去给小春做治疗，他眼镜背后深邃的眼神会看得你心里发怵。

入院诊断似乎很清楚，双侧髋臼粉碎性骨折术后，双侧股骨头半脱位伴股骨头坏死，导尿管留置，中度营养不良。做查体并结合他术前术后片子，我发现一个非常奇怪而又无法解释的现象，该类型髋臼骨折手术后，半年不到就出现双侧髋关节半脱位并合并如此之快的股骨头坏死，不应该！双下肢肌力亢进，双足巴宾斯基征居然是阳性的，不应该！髋臼骨折手术患者早期留置导尿管，术后半年多，早就可以自行排便，居然还留置导尿管，不应该！

若狄仁杰在世，肯定会将将胡须说：这里一定有蹊跷。元芳，你怎么看呢？是啊，元芳，怎么看？

我急切需要小春家人详细告知小春受伤及后续诊疗经过。小春夫人是公司财务人员，财会人员挺会精打细算，描述病情断断续续说了很多，毫无意义。小春父母平时跟他不住一起，问起治疗过程，老两口只会老泪纵横，却提供不了有价值的信息。病例资料虽然都有，对我了解病情有一定帮助，但不够准确。我心里打了好几个大问号，隐隐约约感觉这里肯定有一些错漏，需要尽快打开小春心扉，找到真相。

　　小春入院第二天，我去病房转转。多年养成的习惯，早晚两次查房外，只要不手术不出差不开会，我都会在办公室看文献，写文章，跟学生讨论课题，间或去病房跟患者或家属闲聊。一来有助于发现病人病情变化，二来可以回答病人及家属一些疑问。这个好习惯让我无意中救过好几个患者。有一次下午 6 点多钟，我下班前又去转了一下病房，看到 24 床老太太半卧着在喘粗气，家属不在，老太太面色急促，无法言语，我问隔壁床家属病人刚刚干啥了，隔壁床家属说，刚刚 24 床家属给老太太喂饭，不小心呛了两口吐了，家属去洗碗了。我一听，坏了，老太太可能呛咳误吸了！马上喊护士拿心电监护仪过来，接上后显示血氧饱和度 80 多。于是赶紧嘱咐护士给老太太高浓度吸氧，再拨通监护病房电话，谢天谢地，正好有床位。监护病房医生快速从 8 楼带着插管设备跑到 11 楼，在床边给老太太插管，再快速转运到监护室。24 床家属回来发现一大堆医生围着他妈妈在抢救，一下子就蒙了，我跟他简洁明了讲解刚刚吃饭呛咳后导致吐出的东西被老太太吸到肺里去了，是非常致命的。误吸老太太在监护病房待了半个多月，肺部反复感染，在大家齐心努力下，得以康复。生命，有时候在电光火石之间就会有千变万化，医生，就是在关键时候拉他一把的人。

　　好医生不一定需要高智商，好医生只需要好习惯。时常转转病房无意间发现了小春的爱好。有一次偶然看到他抽屉里好多 NBA 书籍，我故作无聊拿起书说，你喜欢看 NBA？听到这句话，他眼睛冒出了不一样的光芒，有点像游戏爱好者，关了十天半个月不让玩游戏，而后突然递给他游戏手柄时的眼神。小春露出难得一见的笑容，回答说："嗯，特别喜欢，小学时候就开始看了，平时也会打。""你这个子最多打后卫吧？"我开玩笑说。"是啊，我投篮很准，传球精准！"小春略带自豪地说。"那你喜欢哪个球星啊？""吉诺比利，阿根廷的。""哈哈，吉诺比利是不错，马刺的，跟邓肯配合默契！""医生，吉诺比利你都知道啊？""当然！你以为我是书呆子啊？

我看球比你早多了，我偶像是乔丹。国内球员我崇拜姚明，上海人。""姚明不错，我也喜欢，上海高度嘛！"

遇到复杂的病例，如果医生与患者交流沟通顺畅，治疗配合度会更高，成功率自然会随之增加。从篮球入手，我和小春聊了好久，逐渐打开了他的心扉，关于那场带给他如此重大教训的车祸，以及他曾经美好的生活。我也慢慢理解了，病榻上的小春曾经遭遇了怎样惨痛的经历。

一切，都是意外！

二、热衷泡吧的工程师

小春家住奉贤，高中毕业顺利考上某大学计算机系，毕业后入职外企，担任软件研发工程师。25 岁时与太太相识，半年不到就结婚了。婚后一年多，妻子给他诞下一个女儿。小家庭生活平静而幸福，而他 27 岁时已是公司独当一面的项目经理了。小春父母住在奉贤乡下，经营着一个农家乐。彼时农家乐刚刚兴起不久，收入还算凑合，虽然颇为辛苦，但至少衣食无忧。

小春是公司的业务骨干，凭借着自身能力和吃苦耐劳精神，他带领着一个攻关团队，专门是为了满足客户的各种需求，因此加班加点，五加二、白加黑是家常便饭。有时甚至是"007"，即每天从 0 点干到 0 点，连续七天，工作强度很大。高强度的付出，获得的回报也相当可观，正所谓付出与获得是成正比的。日积月累的工作压力，急需释放，弹簧绷得太紧容易断，泡吧是很多人喜欢的解压方式，小春同样喜欢。他偶尔会叫上几个知心朋友去酒吧疯一下，泡泡吧、吹吹牛、喝喝酒、跳跳舞，增进友情的同时让紧绷的神经得以放松。

2007 年 6 月 2 日，周六。这个时间小春铭记在心。儿童节他本来想带小孩去科技馆，赶上周五有一大堆事情需要处理，没法请假，就答应小朋友周六再去。周六一早一家人从奉贤出发去科技馆玩了一整天，小春很珍惜难得的亲子时光，抱着小孩在各个馆之间走走看看，开阔眼界。去科技馆开车往返很方便，回到家里下午 5 点多。"那段时间太辛苦了，一个大项目刚完成，白天带着小孩玩了一天，我就想睡觉算了"，但一个电话打乱了他的安排，有大学同学从外地过来，正跟几个兄弟在奉贤某酒吧，小春想周末也没啥事不用加班，同学来了总要去见见。

小春怀着对难得的同学相聚的期盼之情，驾车前往。老同学相见两眼泪汪汪，白酒，洋酒，红酒，啤酒，换着轮番上阵，语言都是苍白的，只有用喝了多少来体现你对同学友情的重视程度。这一点，从我们多次同学会最后演变成为拼酒会就可以体会出来。人的激情和酒量是会被逐步激发的，随着情感升华，从理智慢慢走向冲动，酒多易误事说的也是这个道理。国人平时比较含蓄，三杯酒下肚，立马满嘴跑火车，上天入地腾云驾雾。酒有时候是好东西，能让人快速去除平时诸多伪装，迅速进入状态，大学时候的各种丑事破事连带着绰号肆意传播，偶尔有人讲出某个独家新闻，又是一杯杯的奖励。

散场时候已接近凌晨 1 点，当天早上老同学要乘飞机去深圳公干，便赶到虹桥附近入住。本来有人提议去吃夜宵，但因夜深很快就各自散去。2007 年的上海，并不怎么流行代驾，大家对于酒后驾车的危险性也缺乏足够的认识，没有将其作为一种危害社会公共安全的违法行为来看待。其实有太多伤员都是酒后驾车给自己和家人造成难以挽回的损失和痛苦的。

凌晨 1 点，酒吧门口的小春已经有点醉了，走起路来摇摇晃晃。有哥们说，要不把车放这里，明天再来开。当时人们喝酒后常这样干，闹出很多笑话，喝多了打车回家，第二天起来发现车不见了，报警后才发现在酒吧。小春拒绝了，"我经常酒后开车，我自认为酒后开车特别稳，停车都是一把到位"，小春过于自信。反正不论如何吹，那个凌晨是他最后一次酒后驾车了。小春开着车上路，一开始很顺利，他把两边窗户摇下来，吹吹夜风，放着劲歌劲曲，努力保持清醒。在离家还有一个路口时，疲劳加上酒精作用，他迷迷糊糊睡着了，车冲出了车道，撞到路边的马路牙子侧翻，撞向路边的大石墩，小春晕死了过去。

小春醒来时，已是三天后，在市区某医院。他发生车祸受伤后，正好有路过的好心司机看到，赶紧拨打110和120，又帮着送到医院抢救。瞬间的高能量撞击，使他的身体承受了极大压力——口腔撕裂，牙齿碎裂，双侧骨盆髋臼粉碎性骨折，尿路撕裂，肺部广泛挫伤，多发肋骨骨折等，每一个车祸损伤，诊断记录都是一条又一条，每一天都是一个难关，医生都要严阵以待，互相之间又是关联的，牵一发而动全身。酒后驾车猛于虎啊！

小春躺在重症监护病房里，身上插满管子：嘴里有根管子、肺部有根管子、小便也要靠一根管子。两大腿膝关节上方各插着一个粗大钉子，连接几根绳子牵着他的双腿往下拉，医学上称为双股骨髁上牵引，是为了应对双髋臼粉碎性骨折合并脱位的，一有助于复位，再有助于制动。他已经记不起受伤前到底发生什么了，自己又是为什么躺在这里？他能感受到的是疼痛，剧烈的疼痛，监护病房医生给他适量镇痛，但无法止住多发创伤给他的疼痛。

小春要闯过许许多多难关。先是颅脑损伤，再是肺部创伤，随时伴随的腹部脏器迟发性损伤，以及骨盆髋臼骨折后带来的局部大出血。步步惊心，步步都可能要他的命。很幸运，小春一关关闯过来了，颅脑损伤渐渐稳定，肺部挫伤得到恢复，插在嘴里的粗大管子已经拔出，腹部各个脏器也排除了迟发性破裂的危险。监护病房主管、多学科共管的模式，是很多医院急救中最常用的一种模式，好处是各自分头负责，管好一亩三分地，坏处是结合部问题，容易被遗漏，之后我在复盘梳理小春抢救过程时对此感到深深惋惜，并总结出了很多医生都要吸取的教训。

车祸伤抢救中，创伤骨科往往是最后一个环节，决定性手术执行者，一般由创伤骨科专家完成，基本上各系统已经稳定，但遗留的骨折也是比较难处理的，最佳手术时机已经丧失，骨折部位会遗留非常多凌乱骨痂，破坏了骨头原有解剖位置，术中困难重重。当然没有一个医生会挑选创伤病人，但遇上了就必须全力以赴。小春父母为他请了所住医院最大牌的专家为他手术。手术非常顺利，双侧粉碎性髋臼骨折伴半脱位得以完美复位，专家术中所拍摄照片非常漂亮，录制术中双侧髋关节活动非常良好。小春一家以为灾难之路终于快走到尽头了，再经过一段时间康复后，很快就可以重返工作岗位，那个当年叱咤风云的小春，很快就要重出江湖了！

　　生活的残酷，在于它不会按照你的设想去运转，更不会因为你的强烈愿望而去改变它的残酷性。一切，都只不过是小春的一厢情愿罢了。

三、痛不欲生的工程师

　　车祸之后，小春在某大医院前后住了两个多月，第一个月基本在重症监护病房度过，第二个月转到普通病房。本来像这家大医院，住不了三五天，术后铁定要快速转到下级医院康复，腾出床位给需要手术的新患者。小春没有被急着转走，与其说是他的幸运，不如说是医生对他的术后康复倾注了更多心血，希望他能够恢复得好一些，甚至为他专门配备了康复理疗师。

　　一切都在朝着好的方向发展，初期进步很大，虽然他总感觉双下肢肌肉绷得很紧，有时候也不是那么听使唤，但是康复理疗师制定的任务，小春基本上能够按质按量完成。伤后第 45 天，差不多术后两周左右，他已经可以靠自己力量，做双下肢直腿抬高训练。髋部和下肢手术后即刻开始下肢直腿抬高训练是很多专家指导患者的常规手段，一个人要满足下地行走，重要标准就是肌力能否自行直腿抬高，能够完成这个动作，让小春和家人都欣喜不已。

　　如果要说隐忧，就是一个半月时间下来，小春的导尿管始终拔不掉，护理人员很早就给他做训练，虽然车祸时有过骨盆骨折和髋臼骨折，但是并没有损伤到尿路，早期导出尿中也没有任何出血痕迹，说明小春尿路并没有在车祸中损伤。护理人员在监护病房一般不尝试给患者拔出导尿管，毕竟监护病房计算尿量本身也是一个非常重要的指标，没有导尿管，尿量不好计算，不精确。在监护病房一个月里，护理人员只做训练，没有拔出导尿管，根据医护常规定期为小春更换导尿管。

髋臼手术后，病房护士术后第二天就加大小春拔导尿管训练，第三天尝试拔掉导尿管，早上拔掉，中午左右滴滴答答自行排出一些尿液。大家都很兴奋，谢天谢地，看来导尿管可以顺利拔除了，小春可以自行排小便了。这些天来他第一次可以自己小便，无论量多量少。这不是数量问题，而是质量的问题，是有和无的区别。一个人能否自己排便，是生活质量的直接体现，很多人生病之后毫无尊严可言，最主要是因为二便的解决方式。对小春来说，28岁，对尊严更是看得非常重，尤其又是那么优秀的一个软件信息工程师。

拔掉导尿管中午排出的一点小便，后续证明根本不是自行排便的开始。傍晚，小春觉得下面胀得非常难受，小肚子要爆炸的感觉，痛得不得了。虽然有少量小便漏出来，显然不是他自己排出，是膀胱尿液太多自己溢出来的，中午的小便估计是导尿管拔出之后顺便带出来的。值班医生一看情况不妙，害怕胀破膀胱，只好把尿管插上。值班医生明显是个老医生，插上尿管后采用了间断排尿，没有一下子把所有尿液排空。这个是有医学教训的，如果快速排空尿液，会诱发心脏疾病，严重会危及生命。闻讯赶来的专家觉得不可思议，这种情况从来没有遇到过，分析手术过程，没有任何会损伤神经的操作，没有任何会导致小春尿路损伤的问题。他邀请泌尿外科、专业护理人员来床边会诊，让大家一起出出主意，希望可以帮小春快速恢复。

泌尿外科专家仔细阅读骨盆片子，询问病史，再检查各时期尿常规，目前尿液颜色，很肯定说，患者尿路肯定没有问题，之所以未能自行排便，最大可能是插导尿管时间长了，尿道括约肌功能部分丧失，需要专门训练才能恢复。他建议请专业护理人员帮忙加强训练，辅助口服哈乐，有助于松弛尿路括约肌，帮助患者排小便。另外患者卧床时间太久，未能适应卧床状态下解小便。分析特别专业，没毛病，专业护理人员赞同泌尿外科专家意见，明确表态可以安排专业人员到科里来为小春指导训练，只要解决小便问题，小春就可以康复出院了。

听完各位医生的专业解释，小春很开心。心理问题解决了，小春配合度空前的高，信心高涨。伤后 47 天开始，专业护理人员针对小春小便问题进行专项训练，从治疗来说，这是最后一环，骨科手术已经顺利圆满结束，功能恢复良好。小春每天都是一边做双下肢抬高训练，一边配合排尿训练，非常努力和刻苦，两眼一睁，练到熄灯，小春是个好病人，能够理解配合医生，这是很多医生所欣赏和喜欢的。

小春随即进入到魔鬼般的训练中。起初好好坏坏，一会行一会不行，小春总是充满希望，晚上躺在床上，浑身肌肉与尿道疼痛无比，他觉得是正常的反应而已。伤后第 60 天，小春双下肢能够自行抬高，幅度没有特别大进展，仍然感觉双腿肌肉很紧张，小便问题依然无法脱离导尿管，总会被膀胱里的小便折磨得死去活来。这时候小春畏惧心理越来越严重，不大愿意配合医生训练，看不到任何进展和希望，他对家人和医护人员的态度越来越差，动不动就发火。

主管医生很负责，特意请心理专家来做心理辅导，担心他有 PTSD（创伤后精神障碍，战争后士兵和平民都会有）。专家会诊后认为，小春长期待在一个地方，产生心理焦虑，换个环境可能有助于小春恢复，最好是让他回家训练。心理专家分析非常对，对小春来说，医院待的时间太久了，回归家庭，对他心理确实有帮助。

对于小春和家人来说，回去是一个非常好的选择。每天来回奔波于奉贤和市区，太折腾了。为此父母的农家乐关门了，妻子的工作也受了很大影响，基本上是去去停停，再不回去上班，工作也要丢了。小春单位还算有人情味，并没有在这个时候解雇他，但从法律角度来说，由于是酒后驾车，单位跟他解除劳务关系几乎是百分之百的。这个原本非常幸福的小家庭，在小春酒驾车祸的晚上，已经彻底终结了。万般无奈之中，小春在

120 的帮助下，回到阔别两个月的奉贤，住进了父母家里，主要是考虑到妻子可以去上班，他由父母轮流照顾。

回到奉贤的小春，没有医生监督，压根没有任何训练心情，双下肢基本上不练，有时候父母说几句，就象征性抬抬腿，肌肉越来越僵硬，抬得越来越吃力，越抬不动就越不想动，天天躺在床上，父母叫干啥就干啥，一副混吃等死的样子，小便每天靠尿管维持，身体越来越差，心情越来越糟糕，厌世情绪日渐浓烈。小春慢慢关上了与外界交流的窗户和大门，一心一意活在自己世界里，对外界的一切变得非常淡漠。

小春状态越来越差，父母看在眼里，急在心里，不知道到底作了什么孽，老天爷要这样对待他！伤后半年，2008 年 1 月底，小春腿突然偏了，父母很着急，带他到附近医院拍了个片子，一看呆住了，两侧股骨头全部半脱位并且都坏死了，这不啻一个晴天霹雳。小春父母想带他去开刀医院复查，小春就是不愿意，他恶狠狠地说，我不想去那家医院看病了，看不好，你们也不要带我去看了，让我死了算了。父母听完，一时心塞加语塞，竟不知道如何宽慰他。老两口除了默默流泪之外，毫无办法，直到他们多方打听到我们团队专攻此类伤情，或许会有机会，于是我就接到了来自小春父亲的电话。这个电话，应该是彻底改变小春人生的一个关键电话。

四、遇上侦探的工程师

小春父亲来电让我对这样一个病例瞬间产生警觉，马上就要过春节了，医院很快要放假，来了也干不了啥事，便建议他 2 月 11 日，也就是正月初五来住院。这样小春可以在家里过春节，同时年初五又是刚上班，床位不会很紧张。

与小春的聊天极有价值，为我提供了非常重要的信息。他一直觉得双下肢有手在拉着，肌肉很紧张很难受；他说手术前后小便部位一直麻麻的，我马上敏锐意识到，前期治疗上或许犯了一个很隐蔽也很严重的失误。

　　一个好医生就是要善于从病人叙述之中去找蛛丝马迹，去找到支撑你诊断的要素。我再次复盘小春受伤机理，推断之前漏诊的地方应该在脊柱脊髓上面。当我做出这样的怀疑和判断后，为了尽快证实，我让小曹推着小春亲自送他去影像科做了一个脊柱全长核磁共振。小曹很奇怪，他刚刚下临床，管的第一个病人就是小春。他困惑于医生怎么会需要自己亲自推病人。后来他知道了，很多时候为了节省时间，我们必须啥活都要自己干。核磁结果很快出来，完全印证我的猜测，长期困扰小春的关键问题是胸椎有一个胸6/7骨折脱位，车祸过去七个多月了，骨折已经变成陈旧性，脱位骨折顶着胸椎脊髓，这才是万恶之源。找到病因让我非常开心，这意味着小春真的快有救了。

　　高兴片刻后我沉思着，是什么造成了小春的这一切，让他如此痛苦不堪？小春车祸送入重症监护病房，采用的模式前面讲过不再赘述，该模式最大缺点会造成中间地带缺管，每个专科注重自己的伤，忽略全局性掌控，重症监护病房可以保命，后期治疗会损失很多功能。比如小春，骨科医生第一时间就参与，就介入，而不是过来简单查看打个牵引，早期双下肢肌力亢进和巴宾斯基征阳性，这两个阳性体征绝对会让骨科专家考虑可能存在脊髓损伤，由于重症监护病房医生统领早期治疗，各科会诊都没有特别明确责任，加之对创伤病人复杂性估计不足，容易导致漏诊。

　　大家可能还要问，那不是后来转到创伤骨科了，为啥还没发现呢？这个有惯性思维问题。从骨科专家角度来想，他认为病人在监护室里肯定已经做了全面检查，该解决的问题都已经解决完了，现在到我这边就是解决局部骨折问题的。确实从小春的众多片子里面发现了一份监护室做的腰椎核磁共振，说明监护室医生曾经想到过这个问题，但没有做脊柱全长核磁，这是导致后续医生误判的因素。骨科专家觉得脊柱查过了，没问题，殊不知小春后期一切痛苦都是源于胸椎的骨折脱位。

　　分析完原因，我们再来分析小春漏诊与他经受痛苦之间的关系。胸椎骨折脱位，是很多车祸伤或者高能量损伤必须重点考虑的，小春胸椎骨折脱位压迫胸髓，导致双下肢肌张力升高，亢进肌张力对髋部会产生非常大的局部压迫，长期功能训练，亢进肌张力导致髋关节里压力过负荷，半年后小春双髋关节在没有下地负重情况下，居然发生了髋关节半脱位；长期髋关节高压力，双侧股骨头磨损加大，导致双侧股骨头坏死。至于小便问题更好解释，胸髓损伤，导致盆腔部位控制排便功能神经损伤，间接解释为啥时好时坏，说明控制排便的神经并没有完全损伤。

行文至此，我并没有要表扬自己的意思。每位医生在行医过程中，都会有成功的喜悦，也必然有失败的痛苦。之所以如此详细地分析小春漏诊过程，是希望让年轻医生能够对高能量损伤多一点认识。医生多一分心，病人少吃很多苦。在临床实践中，要紧紧把握各种原则，比如高能量损伤，尽量要做脊柱全长的核磁，可能有人要说，这是过度医疗，我不这么认为，跟小春后来承受的巨大痛苦相比，一个全脊柱核磁的代价似乎显得很微不足道。

五、喜迎春天的工程师

小春来医院就诊希望能够解决两个问题：一是双侧髋关节半脱位合并股骨头坏死，一是小便困难问题，他们的想法是想来做股骨头复位和陈旧性髋臼骨折再手术的。经过细致检查和诊断之后，我认为第一个问题不着急，双侧髋关节半脱位合并股骨头坏死，除了关节置换别无他法，关节何时换并不着急，非当前主要矛盾，当务之急是要解决小春胸椎骨折脱位。直觉告诉我，胸椎骨折复位、脊髓压迫解决之后，小春双下肢肌张力亢进和双巴宾斯基阳性一定会消失，随后，小春的小便问题应该就可以慢慢解决。

小便能否解决，是小春恢复治疗信心和提高生活质量的重中之重。

有人觉得奇怪，为啥把解决小便提到如此之重要位置来描述。稍微再啰嗦几句，小春28岁时值青壮年，工作生活都非常美满，是别人眼中羡慕的对象，车祸改变了他的全部，七个多月小便完全靠导尿管，虽然经常更换没有导致感染，但是尊严已经完全丧失，加上小春是个正常的男人，会有生理需要，插着导尿管让他根本无从解决需求，估计压根也没有心情。很多时候评估一个复杂骨盆或者髋臼骨折术后是否满意，有无办法解决患者的生理需要也是很重要的一个指标。

我跟小春及家人把我的治疗顺序和治疗方案逐一告知，把我的分析跟他们做了讲解。起初他们听了很激动，认为是不是第一次住院医生漏诊、误诊了。我理解他们的心情，我说第一次给你治疗的医院很尽力了，这么复杂的车祸，如果不是他们，估计命不一定保得住，我们今天未必有机会在这里进行谈话。我再一次把树干、树枝和树叶关系理论给他们拿出来，第一家医院保住了树干，然后又保住了部分树枝，现在我们要做的就是把树枝和树叶修修好。是啊，没有生命，又何来肢体和功能呢？

小春一家人的情绪很快稳定下来，他们听从我的建议，先处理胸椎骨折脱位。在完备术前准备下，住院三天后，2008 年 2 月 14 日情人节，我给小春做了后路胸椎陈旧性骨折脱位切开减压固定手术。手术非常顺利，术后小春安全返回了病房。我相信，这个手术，是送给小春夫妻情人节最好的礼物。

术后第二天，小春高兴地告诉我两个变化，七个多月来困扰他的双下肢肌肉紧张没有了，另一个他觉得小便麻麻的感觉消失了。我给他做了细致查体，双下肢肌张力不亢进了，双巴氏征消失了，这太让我高兴了。但我并没有被冲昏头脑，而是特意叫来管床护士，让她给小春做夹闭训练，毕竟他在家里待了几个月，没有系统进行小便排便训练，不能操之过急。我的担心是对的，七个多月小春膀胱有可能失去弹性，需要耐心训练才行。由于小春的坚持，没有我的医嘱护士给他偷偷拔了尿管，造成排尿困难，结果只能再次插上。我听说后很生气，不仅批评了护士，也毫不客气地训斥了小春。他还算配合，知道我是为他好，便不再急于求成。胸椎术后一周，小春成功拔出了尿管，可以自己排小便了。他非常兴奋，非常高兴，虽然每次排便后还是会有一点残余尿，需要再按压一下，但是我相信随着受压脊髓功能进一步恢复，小春的功能会恢复得越来越好。

术后十天左右，我跟小春及家人商量，建议将他转到奉贤当地医院做高压氧治疗，主要目的是帮助胸髓进一步恢复，对后续治疗非常有好处。看到小春手术后快速恢复的状态，他家里人都非常开心，对我有了绝对的信任。转回当地医院，有助于饮食营养、家人照顾等等，家人迅速联系医院并转院，回去做高压氧及进一步康复治疗。

做完高压氧一个半月后，小春恢复得非常良好，2008年清明后，我再次把他收进医院时，他的小便问题已完全解决，生理方面也基本正常，他对生活充满了极大信心。双侧髋关节，上次入院时双侧股骨头已经完全坏死，失去保头意义。虽然我知道小春和家属的想法是希望可以恢复坏死的股骨头、恢复半脱位的关节，但这是根本不可能实现的，也完全没有必要，进行关节置换简单且实惠，有助于小春尽快重返工作。这是目前最佳方案。

小春和家人听了我入情入理的分析后，一致决定按照我说的做。在细心准备之后，我为小春做了双侧髋关节置换手术。手术很顺利，小春相当配合进行各种术后康复训练，一个月不到，2008年5月6日，小春自己走进我的诊室，满面笑容，对于这个命运多舛的年轻人来说，春天终于来了。小春家人很感激，说了很多感谢的话，但我觉得这是一名医者本该做的。我们所能做的就是给患者一定的帮助，而真正渡过难关的，还是病人及其家人。小春跟我约定好，一个月后会到我的专家门诊给我送锦旗，我特意说千万不要。

我和小春之后好长一段时间没有遇到，当年"5·12"发生了汶川地震，当天我被选入医疗队，随医疗队奔赴抗震救灾前线。当急救任务完成，我撤回上海一刻也没有停歇，立马投入爱心病房组建，赶上军中抗震英雄刘冬转运到上海救治，我在监护病房跟刘冬同吃同喝同睡，度过了100个日日夜夜，让他重新站起来了，这都是后话。

再次见到小春已经是2008年10月了。小春带着一面锦旗到特需门诊来，说起这一年的遭遇，恍如噩梦一场。他已经从原来公司离职了，自己跟几个朋友开了一个公司，一切都在好转。没有一个冬天不可逾越，没有一个春天不会到来，属于小春的春天，虽然来得晚，终于还是来了。看着他面带笑容的脸庞，我也笑了！

初稿：2020 - 01 - 27 周一 17:25
修改：2020 - 02 - 17 周一 23:15
校对：2020 - 02 - 25 周一 00:44

拯救大兵刘冬

一个时代是否足够伟大，在于它能否让英雄获得重生。

——迦钰小语

一、危机来袭，让出生命通道

2008 年 5 月 12 日（星期一）下午 14 时 28 分 04 秒，汶川发生 8 级地震。当时我正在做手术，手术台突然剧烈摇晃起来，我很不高兴，骂了一句站在对面的小曹："没事别瞎晃，专心点！"小曹瞪着双眼看着我，很无辜地说："老师，我没晃。"紧接着墙上的无影灯晃了起来，我马上相信他的话了。"地震啦?!"台下护士大叫了起来，"别慌，淡定！"我很不高兴地怒斥了一声，手术还在进行，不允许乱吼乱叫。剧烈摇晃没持续太久就没动静了，我当时以为，最多是东海某地地震了，地震波传递到上海来了。我印象中对地震并不陌生，当然指的是小规模的地震。小时候在闽南，春季时节经常会有小地震，规模和范围都特别小，一般惊蛰前后凌晨时分，躺在床上会感觉到床随着大地突然震动一下，但片刻即戛然而止。这种情况经历多了，一般很少大惊小怪，未曾看到有人因为害怕而跑到屋外去。我想如果有的话，估计会让人嘲笑一番。乡下老人经常说这是地龙在翻身，"地龙翻翻身，害虫死光光"，乡下说法是翻身的地龙会把害虫统统压死，来年收成一定好，有点像北方人常说的瑞雪兆丰年的味道。

小时候真以为是地龙，读书后才知道是地震。后来到上海读书，遇到过一次比较大的地震。应该是 1996 年夏天的一个晚上，我们刚结束晚自习回到宿舍，军校晚自习是统一带队来回的。大约是 9 点半左右，大部分同学都在洗漱，准备上床睡觉，突然床和灯光摇晃不停，紧接着有人在走廊里大喊了一声："地震了！"我们刚刚搬进新宿舍不久，新宿舍有七层，我们在四楼，瞬间整栋楼的人都跑了。惊魂未定的学生们聚集到操场上，三三两两坐着，极其狼狈，无论队长怎么劝都没有人回去。后来多亏军务处一个处长亲自到操场上来辟谣，告诉大家已经安全了，同学们才慢慢平静下来，回到宿舍。那次地震，是印象中较为深刻的一次。

事实证明，我在手术台上的判断是错误的，这次发生的是一次大地震。当我刚从手术台上下来，略感疲惫，突然听说四川发生了里氏 7.8 级（后修正为 8.0 级）大地震。我一下子愣住了，我清晰记得我出生前一个多月发生在唐山的大地震也是 7.8 级，那次地震造成大量人员伤亡，给唐山人民造成了不可估量的损失，伤痕迄今也没有完全愈合。

与此同时，地震发生时，成都军区司令部某大队正驻守在都江堰执行特殊任务，刘冬和战友正在值班。在是否使用刘冬的真实姓名来完成本章的论述时，我本来有略微的犹豫。后来一想，我们需要英雄主义，没有必要用化名，因此这将是本书中唯一一个以真实姓名出现的主人公。刘冬是班长，突如其来的地动山摇并没有让他慌乱，营房是新修建的，抗震等级符合国家标准，相对坚固，并未受到特别大的损害。地震发生后，自救互救随即展开，上级指示他们去附近帮助搜救老百姓。时间就是生命，越早介入，人民生命财产的损失就越少。刘冬带着战友赶到军营不远的一个小区搜救，当天下午 5 点，他们搜救到最后一栋楼房进入底楼大仓库里，突然最大的一次余震来袭。四年军营的磨练让刘冬保持沉着和冷静，他马上意识到这是余震。求生的本能会让每个人夺门而逃，但他却没有这样做。关键时刻他没有抛弃战友们。他迅速把房门撞开，呼唤战友快速撤离。在他指挥下战友们快速撤出，而仓库在地震和余震双重作用下倒塌了。刘冬来不及跑出来，瞬间被压在楼底下。关键时候，把生的希望留给别人，需要何等勇气和大无畏精神！这场余震高达里氏6.8级，我之所以能够清晰地记得，是因为当时我刚好接到医院电话，通知我已入选抗震医疗队，并特意告诉我，什么都不要准备，全套物资已备齐，等候通知随时开拔奔赴四川。

天黑了，房倒了，战友们发现刘冬没有跑出来，被掩埋在仓库底下了！是死是活，谁也不知道！战友们急了，刚入伍的小战士甚至哭了，大家赶紧行动起来救助刘冬。事故现场没有挖掘机，甚至连最简单的铁锹也被埋在废墟里。情况危急，大地还在咆哮，天上闪着电光，战友们用双手一点一点往废墟里刨。大队得到报告立马安排专业救护队到现场参与救援，特殊检测设备显示底下有生命迹象。一天过去了，没有发现刘冬；两天过去了，还是没有发现刘冬。不放弃！一直到5月15日，战友们用血染的双手将他从废墟中扒了出来！谢天谢地，刘冬没有牺牲，还活着！战友们欣喜若狂，看着埋在废墟中超过72小时的刘冬，谁也不知道他还能不能活下去？

被救出来的刘冬气若游丝，左大腿远端、右臀部皮肤、肌肉已经腐烂，全身还有大大小小皮肤溃烂，情况非常不好。漫长的黑暗时光，没有吃没有喝，时刻面对疼痛的袭击，谁也不知道他是如何独自度过那72小时的。真不愧是和平时期的钢铁战士！刘冬被快速送到医院，肢体受伤严重，生命垂危，诊断为挤压综合征、失血性休克、脓毒血症，都江堰当地没有条件处理，又被紧急送到四川省人民医院，接诊医生马上给他做了截肢术及全身坏死组织清创术，挤压综合征带来全身多器官衰竭，只有靠透析、输血才能暂时维持生命。

很多人可能不了解挤压综合征，其对人体危害性巨大。它是人体四肢、躯干等肌肉丰富部位遭受重物（石块、土方等）长时间挤压，挤压解除后出现的身体一系列病理生理改变，主要表现为肢体肿胀及以肌红蛋白尿、高血钾为特点的急性肾功能衰竭。如不及时处理，后果严重，甚至导致死亡。地震是挤压综合征最大原因！

刘冬被压在仓库底下时，学校赴川医疗队已集结完毕。医疗队里将近210人带着大量医疗物资从某军用机场直飞成都某军用机场，抵达成都时候差不多是晚上8点多。下机后为了节省时间，我们从医疗队员变身搬运工，快速机动到上级指定的驻扎位置。当天晚上，医疗队分乘几十辆军用卡车，兵分三路去往不同地点，有直插茂县的、驻扎江油的。我所在医疗分队直抵距擂鼓镇最近的绵阳安县，关键时刻体现出军队医疗力量优势，成建制的物资和人员，能够快速组成为一家家流动的战地医院。正如此次武汉防控疫情，军队医疗力量再次发挥重要作用。抵达安县后天色很晚，我们连夜搭帐篷、搬运物资时，周边老百姓主动从家里熬了稀饭、蒸了馒头、拌了咸菜，拿到驻地送给医疗队员用餐，稀饭、馒头、咸菜，灾难时候多么珍贵的食物！老百姓无私拿出来给我们吃，我们就是他们眼中的亲人解放军吧。刚经历长途跋涉、一刻未曾停歇的我们吃到入川后的第一顿热乎饭，每个医疗队员心中马上感受到四川人民的热情，为他们所感动。这些坚强而勇敢的乡亲们，地震没有把他们击倒，解放军医疗队到达了，如同给他们吃了一颗定心丸！

什么是浓浓的军民鱼水情，这就是最直接的答案！

驻扎安县后，我们迅速投入忙碌的救治工作，大量伤病员从灾区送出来，经由擂鼓镇转运到我们驻地。我们的野战医疗所迅速在前线打出了名声，很多伤病员主动要求到我们这边来救治，一时间大家忙得不可开交：第一例骨折内固定手术、第一个野战医疗所婴儿的诞生、第一个胃肠破裂剖腹探查修补术，麻醉医生轮番跟各专家联手，为灾区老百姓送去温暖。最初几天，大家都连轴转，没有太多时间休息。

此时，距离我并不遥远、身在医院的刘冬却在鬼门关外一次次徘徊，挤压综合征引起的肾功能衰竭，加上重度贫血随时可能要了他的命。四川本地包括外来援助的所有医疗力量全部投入到创伤病人紧急救治中，血液

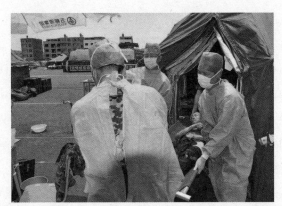

图3-1 主刀与担架员的完美切换

透析设备不足，血制品供应量也无法满足那么多手术需求，即使社会动员力量都用上了，依然捉襟见肘。显而易见，假如刘冬继续留在四川治疗，发生生命危险的可能性相当大。怎么办？还有什么更好的办法能救刘冬吗？

继续讲述刘冬治疗前，有必要了解"5·12"汶川地震的强大破坏力，才能更深入感受英雄的英勇行为。地震造成69 227人死亡、374 643人受伤、17 923人失踪，是新中国成立以来破坏力最大的地震，更是唐山大地震后伤亡最严重的一次地震。数据，虽然冰冷，却很直观，向我们直接展示了地震的超强毁坏力。

二、拯救生命，敢与死神赛跑

2008年5月底，医疗队在完成大量伤员救治后，已无新伤员需要手术，即将面临任务的转换。考虑到灾后重建中存在发生重大疫情可能，需要更多卫生防疫等专业人员，主要任务从救治转向巡诊，主动送医上门。伴随职能转向防疫，开始进行医疗队员轮换，外科和麻醉专家先行替换，替换分批次进行，轮到我时已是第三批。从安县驻扎地跟战友们拥抱惜别后，经成都双流机场乘飞机回上海，到虹桥机场后大学立即安排专车接回学校，起初想法是分批次安排疗休养，但紧接着任务又来了，我并没有赶上疗休养。

5月31日医院已经筹建好爱心病房，开始接收灾区伤病员。在我回到上海当天，爱心病房迎来一位特殊病人。他参军第四年，21岁，是无畏的抗震英雄，在地震中把生命通道让给战友，他就是刘冬。当晚19点15分，刘冬入住爱心病房。四川送到上海的伤病员非常多，而军人只有他一个。当时分配病人时，明确要把他安排到我们医院救治，军人应该由军队医院救治，这很合理。刘冬是送到上海病人中最危重的，四川医疗人员应该很清楚，如果他继续留在四川可能只有死路一条，只有把他送到上海，才有生的希望。因此，他是带着四川人民的期盼来到上海的，他们希望上海高超的医疗力量能够挽救他。这个决定，对他本人来说，无疑是正确的。

然而死神的脚步正悄然而至。旅途劳累、超远距离转送使部分治疗被迫中断，刘冬各项生命体征波动很大：急性肾衰、急性呼衰、胸腔积液、神经损伤、全身多处软组织损伤等一起爆发，血钾、尿素氮、肌酐增高、呼吸浅快、24小时尿量仅250毫升……多处创面特别是右臀部巨大坏死创面还在源源不断地向他体内释放大量毒素。

刘冬命悬一线！高热、贫血、高血钾、创口感染等挤压综合征系列并发症正威胁着年轻战士的生命。治疗组马上组织力量开展工作，刘冬迅速转入重症监护病房，骨科、肾内科、呼吸科、胸外科、麻醉科、血液中心、烧伤科、心内科等十多个科室专家边检查、边抢救、边诊断、边会诊。输血、输液、透析……经过四个多小时紧张抢救，于6月1日零点才终于把他从死亡边缘拉了回来。一边抢救、一边检查、一边诊断，多学科军医凭着丰富的实战经验让刘冬平安度过第一夜。面对死神，对生命的争夺刚刚开始，暂时胜利没有让我们冲昏头脑，病情虽然暂时稳定，但随时有加重可能。连夜召开的全院会诊确立每天早晚两次病情讨论的会诊制度，参与专家各抒己见，详尽辩论，每个细节都必须考虑，每项治疗都必须精细分析，每一种用药都必须精确衡量！

俗话说，兵马未动，粮草先行。如何在第一时间把刘冬治疗所需仪器设备准备好，是面临的第一道难关。时间意味着生命，时间意味着抢救成功率。血液透析无疑是必需的治疗手段，医院当时血液透析机必须将滤过和透析分开做，拉长了操作时间，对治疗非常不利。新型血液透析机能够做到滤过与透析同步，肾内科专家提出处于急性创伤性肾功能衰竭的刘冬需要配备新型血液透析机。迅速响应，特事特办，最短时间内将新型血液透析机配备到位。这台高效的血液透析机，将刘冬每天血液透析的时间从12小时缩减为6小时，为其他治疗赢得了宝贵时间。

刘冬入院时低蛋白血症和贫血相当严重，由于多器官衰竭病情特殊性，如果输入大量库存血，将给他脆弱的肾脏带来难以承受的重负，对于本已非常危急的刘冬来说，无疑是雪上加霜。输血科紧急准备了10 000毫升新鲜血！这是救命的10 000毫升血啊！当一滴滴新鲜血通过静脉管道输入他的体内时，他的父亲感动得热泪盈眶，这个厚实而淳朴的河南汉子，激动得连话都说不出来，只是一个劲握着医护人员的双手，使劲地摇啊摇！白蛋白紧缺时，又马上为他紧急调拨了一批白蛋白待用！时间就是生命，就是抢救时机，各路专家用一个又一个无私举动为英雄刘冬开辟了一条特殊的生命道路！这一切，是为了可爱笑容重新回来，绽放在英雄的脸上！

刘冬入院时左下肢截肢处肿胀严重，不断有血性渗出液涌出，右臀部创面坏死肌肉很多，臭味浓烈，换药时三层口罩也挡不住味道。假如两个创面不能及时探查，排除可能存在的潜在血管破裂以及由于坏死组织的毒素入血后对肾功能的打击，那么进一步稳定病情无疑是天方夜谭！经过努力，6月中旬当刘冬的病情暂时好转，决定给他进行一次扩创引流术。对普通病人来说，这种手术只能算是小手术，而对刘冬来说却是一个大手术，手术带来的创伤反应会导致病情加重，同时由于受伤时间长，创面内畸形融合或瘢痕瘀结的血管在扩创术中可能破裂出血。

经过调理，刘冬的各项指标继续改善，但臀部坏死肌肉仍然在源源不断产生毒素，不进行清创，永远治标不治本，必须尽早解决这个核心问题。正当治疗组认为万事俱备可以手术时，爱心病房传来一个坏消息：一个老太太喂饭时发生呛咳误吸，生命垂危，正在抢救。这个突如其来的消息瞬间变成巨大阴影笼罩着大家，爱心病房零死亡是奋斗目标，不论普通老百姓还是抗震英雄，一个都不能少。

爱心病房老太太误吸事件让大家的心瞬间收紧了，是否为刘冬做清创手术又成为一个亟待考虑的问题。唯一的军人，唯一的英雄，容不得任何意外出现。所有人对刘冬的第一次手术再次慎重起来，再次组织讨论，认为生命体征渐趋稳定，手术时机已经成熟，要抓紧时间立即手术。会诊专家对每一个细节慎之又慎，对每一个可能出现的意外都进行了详尽分析，对可能出现的不利局面进行对策准备。用刘植珊教授的话说，就是要做到万无一失！手术前，监护病房抓紧时间继续巩固疗效，麻醉科仔细准备可能用到的各种器械，一路绿灯，迅速完成麻醉工作，多科专家在手术台上齐心协力，争分夺秒，配合默契，两小时内完成了左大腿截肢残端清创术与右臀部巨大坏死创面扩创探查术，最大程度清除了坏死组织。这意味着大量原本要吸收入血的毒素被清除，肾脏的负担最大程度减轻了。

关键病灶清除了，治疗组上下全都松了一口气，如果把治疗比喻成一场战役，这应该是整个治疗过程最关键的攻坚战。大量坏死组织清除后，刘冬的状态迅速好转，肾功能得到良好改善，之前一直困扰大家的居高不下的 BNP 问题也慢慢下降。当然，跟漫长治疗期相比较，不过是万里长征第一步，我们没有到可以举杯庆祝的时候，但无论如何这一步终于迈出去了。

这时，很多人心里都有一个疑问，刘冬还能重新站起来吗？

三、拷问灵魂，英雄能否重生

"八一"建军节，当时上海非常热销的报纸——《申江服务导报》，专门刊登三个完整版面,标题是:《刘冬还能站起来吗?》这个问题不只是问刘冬,更主要是在问治疗组。一切治疗的最终目的,希望让他能够重返社会。当期报纸出版后,好多学生带着鲜花礼物纷纷跑到病房看刘冬。起初我们担心会对刘冬的休养产生不良影响,后来发现适当与外界接触,尤其是普通民众对他的敬佩,对他的心情能起到非常好的改善作用,有助于创伤后情绪的恢复。

挤压综合征治疗一向棘手,是一个需要多学科共管共治的疾病,治疗原则按照树干—树枝—树叶依次推进,首要任务是先保命,保住生命再考虑第二步肢体,保住肢体才能兼顾第三步功能。刘冬之前,我接触的第一例挤压综合征给我留下的印象太深刻了。

1998年11月,我在济南军区总医院创伤骨科实习,济南军区总院又称90医院,医院边上有个动物园叫无影山动物园,是我们实习同学晚上喜欢去转转的地方,甚至会一帮人很晚爬到里面去玩耍,现在想来好害怕,万一碰上野生动物怎么办?真是无知者无畏。创伤骨科实习很忙,带教老师中不少是从二军大毕业分过去的老师兄或者老老师兄,对我们多了好多关爱,喜欢给我们讲解专业知识,也喜欢给我们各种上手术的机会,极大促进了我们的成长。在90医院实习的二军大学生普遍较为聪明、好学、勤奋,是老师都喜欢的小帮手,最常做的骨科手术是断手断指再植术,缝一个手指头,差不多需要五六个小时,看手术都可以看到你怀疑人生。

一天早上,我刚刚跟老师做完一夜急诊手术回到病房,看到病床上躺着一个青壮年病人,右上肢包裹着纱布,询问病史后得知病人35岁,前天开着拖拉机去地里干活,晚上回家时在偏僻乡间小道拖拉机翻车,被压在下面,右侧肩膀处被拖拉机压了六个多小时。妻子等到半夜见他还没回家,就带了一帮亲戚东寻西找,才在翻车处发现他,大家齐心协力把他从拖拉机下面解救出来。入院诊断挤压综合征,右侧肩膀肌肉非常丰富,挤压六个多小时后已经开始坏死。当天早上我们就在床边给他做筋膜切开减压,病人局部已经完全没有痛感,组织已经差不多坏死,切开皮肤和皮下筋膜之后，肌肉就像吹气球一样膨胀出来，就像烤面包一样，胀得厉害，老师说是坏死后压力增大所致。即使是二十多年过去了，那个场景依然令我记忆犹新。后来每天床边换药他都要被剪掉一大堆坏死肌肉，同时伴随肌酐急剧升高，每天患者都要去做血透，折腾一个多月也没能保住手臂。挤压综合征的难治和危险性，在我脑海留下深深烙印。

作为主治医师，我跟刘冬父亲很自然地相见了。之后很长一段时间，老刘都待在上海陪儿子。老刘并不是从四川跟刘冬一起飞来上海的，而是住院后数天才从河南老家匆匆赶过来。老刘是一位非常坚强的中国式父亲，识大体、顾大局，在刘冬治疗时，给了治疗组很多支持，却从未为自己或者刘冬提过任何要求。他本来可以提，但他从没有，只是偶尔跟我私下聊天时，会流露出对儿子未来的担心：有对他身体能否复原的担心，也有对他今后能承担什么工作、是否能够成家的担心。他的爱从很多细节可以看出来，换药时刘冬很痛苦，虽然监护病房会适度给点镇痛，但还是会疼得死去活来，老刘主动要求穿着隔离衣，双手紧握儿子的手，给他鼓励和安慰，一直到换药结束；刘冬状态好时，老刘会和我在医生办公室，讲他对儿子成长的教育和为何让他走上当兵这条路，有满意也有遗憾之处。

老刘的到来给了刘冬极大激励，让他更有信心去接受治疗。第一次大范围清创成功，给了治疗组极大鼓舞。为尽快巩固治疗效果，血管外科专家根据会诊意见施行了右髂内动脉介入栓塞术，随着肾内科与ICU对肾功能和全身状况逐步控制，肌酐、尿素氮慢慢降到正常水平。威胁生命的定时炸弹在大家通力合作下，彻底解除了警报！之后对刘冬又多次施行了右臀部创面清创＋自体皮植皮术，术后创面皮肤成活。"七一"前后，各项指标不断好转，遗留的只是一些较小创面的局部修复了，治疗三大战役打完，康复胜利在望！

跟我一起特护的麻醉科医生，也曾是首批赴川医疗队成员，刘冬入院之后将近100个日日夜夜，我们一直吃住在监护病房！一线工作调整同时回到上海，医院接收大批四川后送伤病员，我们决定放弃休息，主动回到工作岗位。四川抗震救灾时，我们属同一个医疗分队，睡在同一顶帐篷相邻铺位，每天一起接诊病人，到周边村子里巡诊，成了知心朋友。这次抢救刘冬，危急时刻我们又一次并肩作战。每天清晨，他第一个汇总生命体征及各项检验情况，每个项目都仔细核对并与前一天对照分析，我负责检查全身创面情况，书写病历和换药，我们为专家会诊提供及时可靠的第一手资料，每天午夜才是我们的休息时间。这种状态贯穿了治疗全程。

经过多次植皮手术，刘冬所有创面全部恢复了，为了实现让他站起来的愿望，我们帮他联系了一个非常专业的康复辅具中心，制定个性化假体。穿上假体，并不代表他就可以行走了，他需要像小孩子学走路那样，控制假体。过程非常痛苦，假体摩擦断肢处，一些植皮区域也会被磨破，那种痛苦可以想见。每隔一周，我会去观察、评估他的训练效果。刘冬非常坚强，为了能够行走，他把全部力量用在康复锻炼上，穿上假肢一个月后，他最终成功站了起来，靠着自己的毅力开始行走。

看着刘冬在训练大厅，一步、两步、三步来回走动，老刘百感交集，泪水从脸颊轻轻滑落，对他来说过去几个月是最难时刻，儿子这么年轻，如果不能自行走路，未来生活压力将会无比巨大，尽管国家、军队肯定不会忘记他，会为他提供一切帮助，但是从老刘看来，他觉得再好条件，也需要刘冬靠自己"双腿"去走。

这一切正是治疗组全体专家的愿望：刘冬从废墟中被成功救出，体现的是救援人员快速反应能力；在四川当地得到及时而有效处理，体现的是灾区医护人员医疗救护水平；当这场关于英雄救治的接力赛交到我们手中的时候，我们必须用专家的集体智慧，为英雄早日康复贡献全部心血！刘冬的治疗之路已经完成，这场接力赛的终点就在眼前！

四、群策群力，铸造生命接力

刘冬抢救成功，非一人一时之功，是全体专家付出了巨大的心血，凝聚了大家的共同智慧，缺一不可。在治疗全程中，一共为他组织了大大小小 51 次会诊，而我参加了每一次会诊！一次次会诊，对病情的每一步好转都起着至关重要作用！每一个专家都充分发挥自己专业特长，群策群力，毫无保留，倾力而为！每一个被临时邀请的会诊专家，不论是节假日，还是白天黑夜，都会及时赶到现场，实在无法赶到的，也会第一时间提供最专业的解答。

时至今日，我依然记得，第一次会诊是 6 月 1 日，汇聚八代人智慧的、最大规模会诊拉开了刘冬的抢救。时任大学政委亲自主持，八代人中，有 90 高龄的刘教授、80 高龄的华教授、70 高龄的杨教授、60 年龄段的张教授、50 年龄段的侯教授、40 年龄段的王教授、20 年龄段的曹硕士，还有刚过而立之年的我。他们之中，有的参加过解放战争，有的参加过抗美援朝，有的参加过珍宝岛战斗，有的参加过对越自卫反击战，还有的参加过唐山抗震救灾等。政委仔细听了各位专家教授的意见和建议，临结束前给治疗组下达战书：刘冬是我们的战友，是英雄！危难时刻他把生命通道让给了战友，把死亡危险留给了自己，我们要不惜一切代价保全他的生命，挽救他的健康！

老专家常说我们虽远离灾区，可我们每天密切关注灾区，与灾区群众同呼吸共命运；我们不能去灾区救援，每天把捐献物资、鲜血源源不断送到灾区，让灾区人民知道他们并不孤独。我们每一个人付出一份爱，汇聚在一起就是社会的大爱。生活在一个有爱世界里，每个人都会感受到温暖。汶川大地震发生固然是场灾难，却让我们懂得了爱。我们每个人都在传递着爱，勇于担当、甘于奉献、救死扶伤是大家的真实写照。忘不了刘老教授迈着虽缓慢却很坚定的步伐参加会诊的场面；忘不了华老教授局部结合全身处理的统筹全局方案，为治疗指明了方向；忘不了杨老教授对病情独到而精确的分析；忘不了张教授多次关键时刻指示排除"定时炸弹"的威胁；忘不了贲教授半夜跑来病房闻伤口味道判断组织存活情况的一幕！大爱无疆！每个人用天使的翅膀，托起英雄刘冬的臂弯，让他早日自由飞翔！

刀尖舞者·伤痕

　　"十一"刚过刘冬治疗全部结束了，部队从四川派了三位战友来接他回去。临行前，老刘带着儿子一起来到办公室，给我们送来了锦旗，感谢治疗组给了他第二次生命。我们感觉很惭愧，在抢救这件事上，我们只是做了应该做的事情，一个战友上战场受伤了，难道我们竭尽全力去守护他的生命还值得感谢吗？看着憨厚的老刘，满满都是感动、佩服，他把儿子送到了军队，为国家做贡献，在抗震中英勇负伤，他从来没有一句怨言，没有提一丁点的要求，这样的人值得我们永远尊敬。要说感谢，应该是我们治疗组对他说谢谢，谢谢他培养了这么好的儿子，谢谢他在整个治疗过程中，始终如一的全力配合！

　　后来刘冬退伍回到老家结婚，妻子第二年为他生了一个大胖小子，当地政府按照政策为他落实了工作，家庭美满、幸福。离开上海后一直跟我有联系，每一个开心的瞬间都会发照片或者录视频给我，真心为他高兴，祝福他。

　　在我写这篇关于刘冬抢救经历时，继 2008 年汶川地震后，最大一场灾难正在中国大地肆虐，新型冠状病毒肺炎正在严重威胁着大众的生命安全，这场疫情正在迅速蔓延，受感染的人数在持续攀高，时至今日已经超过 11 000 多例，整个确诊人数已是"非典"时期确诊人数的两倍了，死亡人数更是超过 260 余人。正值春节假期，每个人都深受煎熬，既满怀信心却又无所适从，是天灾抑或人祸，暂时可以搁置，唯有放眼未来，才能坚定前行。疫情如同一面照妖镜，照出许多不堪。中午时分，一朋友打来电话，让我帮他买一张某航空公司傍晚时飞美国的机票，因为特朗普明天开始将中断所有从中国飞美国的航班。这是最后一个航班，他想离开。我笑了笑，礼貌拒绝了，我说我做不到。想想平时饭局上，他经常高亢无比地指点江山，批发爱国情怀，感觉有些可笑。

　　与之形成鲜明对比的，是一个又一个可爱的逆行者。学校医疗队一行150 人于除夕夜乘坐军用运输机飞抵武汉前线，接管武汉最薄弱的汉阳医院，有条不紊开展救治工作，已经治愈三位患者出院了，真心为他们骄傲和自豪，这才是新时代最可爱的人。虽然无法预知何时能够打赢这场战役，但是，我相信胜利的号角很快就会吹响的！

　　灾难能毁灭生命，但有的生命却因毁灭而高贵永生。这就是信仰的力量！

初稿：2020 - 02 - 01　周六　16:39
修改：2020 - 02 - 18　周二　12:15
校对：2020 - 02 - 25　周一　01:29

刀尖舞春秋·伤痕

花季少女"碎骨重圆"

坚定、执着与勇敢，是战胜一切苦难的灵丹妙药。

——迦钰小语

一、破 碎

小樱20岁，河南人，一个非常可爱乐观的小姑娘。父亲早逝，自打记事起就只有妈妈拉扯她长大。妈妈在一家火腿肠企业工作，经常三班倒，非常艰辛，身体一般，加班多了总生病，常常一副病恹恹的样子。母女日子过得很艰苦，小樱舅舅经常过来帮衬她们，时不时送一些日常用品，再留点钱。舅舅是中学老师，自己家庭虽不富裕却尽力帮助小樱一家。小樱的成绩很好，考上高中上大学完全没有问题，但是看着妈妈疲惫的身影，为了让妈妈早日脱离辛苦生活，就想早点参加工作。她很懂事，初中毕业时毅然选择卫校。放弃念高中让她偷偷哭了好几个晚上，但却一直在妈妈面前装得很开心的样子。

对她来说，护校的学习生活很快乐。但一个初中毕业生一下子接触到高深的医学知识，难度很大。如此早地接触医学，对深奥的医学知识尚一知半解，很多都是囫囵吞枣，学习周期和曲线又太长。因此，过早工作，以及将要过早承受非常重的心理压力，对她而言是否真的合适？好在小樱很珍惜，学习很刻苦，打心眼里喜欢白衣天使的职业，即使这份喜欢是懵懵懂懂的。学习中，她对护理的一招一式都认真揣摩，细致练习，年年被评为优秀学生。除了在学校举办的技能大赛中取得了好名次外，还多次代表学校外出参加比赛。三年时光一晃而过，2005年6月她从卫校毕业，在郑州某医院一年试用期满后，2006年6月正式入职。她终于实现了要让妈妈过轻松生活的梦想。为了庆祝正式就业，舅舅还特意给她买了最心爱的礼物。

2006年10月6日早上7点，小樱像往常一样准备去上班。今天早交班之后有业务学习，护士长规定业务学习迟到是要扣奖金的。扣奖金其实并不重要，关键是她觉得自己需要学习的东西太多了。她工作后每个月的工资并不多，勉强能够自给自足，跟妈妈共同生活，母女俩好有个照应。这天，妈妈也正好是白班，母女俩一起出门。小樱走路快，妈妈走路慢，就跟在她后面一起去车站。母女俩怎么也没有想到，危险正在向她们步步逼近。刚走到马路边时，正好公交车远远开过来了，小樱快步冲过马路奔向公交车，如赶不上这趟车，上班就要迟到了。"妈妈，车来了，我不等你了，你慢点，我先走了。"小樱大声朝身后妈妈喊着，急急忙忙朝对面公交站奔去。"慢点，小樱，慢点。"妈妈在身后大喊。急着赶路的小樱完全没有注意到，此时一辆高速行驶的大卡车已经飞速冲向了她。

只听"咣当"一声，小樱顿时失去了知觉。妈妈眼看着前面奔跑的女儿突然消失了身影。她围着汽车转了一圈，没见着人，"小樱，小樱！"她高声呼喊着，没有回音。"撞人啦，撞人啦！"路边有人在呼喊，"快救人啊，快啊！"妈妈一听心一紧，一阵不祥感瞬间袭来。她慌乱中趴到地面一看，差点晕过去，女儿在汽车底下，被车压着无法动弹。好心人帮忙拨打了119和120，消防和救护人员快速把小樱从车底下解救出来。急救车把血肉模糊的小樱送到附近某部队医院，紧随其后的小樱妈妈一路呼喊着女儿名字，一路放声痛哭，她感觉到心爱的女儿正逐渐离自己远去。

小樱被立即送进了抢救室。检查发现她全身有五六处大面积皮肤撕裂伤，两处肢体骨折合并严重骨盆粉碎性骨折，还合并严重脑外伤。病情危重，医生当即下达了病危通知书。签字时小樱妈妈双手颤抖，老天爷对她太残酷了，生活刚看到一点希望又马上给她重重一击。她哭着恳请医生一定要救她女儿的命。舅舅闻讯快速赶来，帮忙跑前跑后，妈妈则坐在抢救室外椅子上，默默抹泪。

经过整整一夜全力抢救，天亮时，小樱终于睁开了双眼。这个坚强的女孩到地狱门口转了一圈，顽强地回来了。妈妈听到这个消息，才止住一夜的哭声。命总算保住了，医生为她制定了一整套治疗方案：第一阶段抢救生命，第二阶段处理简单骨折和创面。冰冷的医学语言，妈妈听不懂，却明白每一个词语对她女儿意味着什么，不论如何她都要去面对。对一个刚刚20岁的花季少女来说，人生才刚刚开始就遭此横祸，实在是太残酷了。好在生命保住了，可是保住之后挑战才刚开始。恢复功能是第一位的，功能决定了她能否重返工作、能否重返社会。树干树枝是很重要，但没有树叶又有何意义呢？这一切，对抢救的医生来说，压力太大了，但对医生而言，不能因为压力大就选择放弃，必须迎难而上。

病情稳定后，医生为小樱做了腿骨固定和植皮手术。这些手术必须在生命体征稳定后尽快开始，时间拖得越久效果越差。小樱受伤时双小腿被压断了，医生采用了微创方法给她做固定，保证效果同时减少局部创伤；她受伤处皮肤和软组织缺损较多，整形科专家做了植皮手术，大部分缺损被覆盖了，虽然不是很完美。妈妈看着孩子一天天恢复，心里别提多高兴了。小樱的状态也越来越好，心态挺不错，碰上这么大事情，始终很乐观，这让治疗的医护人员由衷感慨小女孩的成熟。妈妈变着法子给她做可口的饭菜，想让她的身体复原快一些。小樱是她的一切，她必须努力抓住。

一切似乎都很顺利。但二十天后医生准备处理骨盆骨折时，碰到了一个棘手问题：小樱骨盆变形特别厉害，常规手术很难恢复到满意的形状。说实话，这是很多创伤救治经验相对不足的医生都会面临的困境。因为往往早期太关注生命，有人说关注生命是对的啊。是，没错，但是应该同步关注可能影响后期功能的组织和器官，否则很多患者生命保住了，却要面临更麻烦的修复重建。这是一个无法解决的悖论，没有比救命更重要的事情了！二十多天的骨盆畸形，对当地医生来说是一个前所未有的医学难题，他们坦诚地对小樱妈妈说，他们没有信心做好这个手术，失败率很高，建议要么转到更大更好的医院，要么想办法请有经验的专家来会诊甚至手术。

医生的建议很中肯、很负责任，对小樱妈妈来说却难以接受。她原本以为即将云开雾散了，没有想到等了二十多天，等来的是又一个晴天霹雳。她应该上哪找专家给她女儿治病啊？又到哪里找更专业的大医院啊？但若不及时处理，骨盆依然存在问题的话，对一个花季少女来说，则意味着今后只能永远躺在床上。这样的人生太残酷了！

二、求　生

医生的话让小樱一家人又一次陷入绝望之中。短暂悲伤之后，舅舅带着病例和影像资料，上北京，到天津，包括郑州周边能去的大医院，能找的大专家都去找了，得到的答复都很模棱两可，有的甚至很悲观，看过片子之后摇摇头不说话了，或者直接就让他出来了。舅舅每一次外出，小樱和妈妈都满怀希望盼着他回来，但每次带来的都是不好的消息。一次次失望之后，小樱的情绪渐渐低落，内心充满了不甘和悲伤。

小樱的主治医生李主任突然想到在上海学习时的老师，他征得小樱及家人同意后，立即把资料传给了远在上海的专家，请求远程会诊。这次会诊能给小樱带来重新站立的希望吗？等待小樱的又将是什么？李主任找的正是我的导师。我那时候刚做完协理医生，在张教授手下做主治医师，我们整个课题组一直在对骨盆、髋臼骨折，尤其是陈旧畸形骨盆、髋臼骨折治疗方面开展探索研究。我博士毕业课题就是研究髋臼骨折三维仿真系统生物力学研究与临床应用，这也是导师一辈子的得意之作。

张教授是国内最早一批将形状记忆合金作为内固定器械材料研究的，

集大成者是上海第九人民医院的戴尅戎院士。戴院士是厦门人，我们还算是半个同乡。张教授的第一个发明是用在髌骨的形状记忆合金聚髌器，许多医生可能都用聚髌器做过髌骨骨折，因为简单、经济、方便，给病人带来极大益处；第二个发明叫天鹅记忆加压接骨器，外形如交颈天鹅，十分形象，主要用在骨干部位新鲜骨折或者骨不连治疗；第三个发明就是髋臼骨折三维记忆加压内固定系统，主要应用在骨盆髋臼骨折方面，有着非常不错的治疗效果，相关生物力学研究贯穿我整个博士学习阶段。

作为主治医师，张教授安排我负责跟李主任对接。看过传来的影像资料，感觉很棘手，资料不全面。我就跟李主任说，可否让家属带着全套病例资料到上海来一次？有人会问，为啥要折腾家属来一次呢？有啥事发邮件、打电话沟通不就行了？其实这是很多人对看病的误解，总觉得传传片子就能看病。假如是一个简单疾病的话没有问题，但对小樱这么复杂的病情就不合适了，我们需要了解伤情，包括每次手术后的情况。最重要的我们需要知晓病人的现状、家属的想法等。

小樱舅舅如约来到上海，与我在办公室见面，此时才知道他姓陈。老陈把所有情况跟我做了详尽描述，包括伤口没有完全愈合的地方，还细心地拍了照片，好让我有非常全面的了解。他还告诉我，小樱心态还可以，总体比较乐观。我把老陈带来的资料进行汇总，整理成幻灯向张教授做了汇报。张教授跟老陈一五一十讲解大致的手术方案，以及他们需要做的准备。之后老陈就回河南了。

老陈回去向小樱母女做了情况介绍。三人商量后决定到上海做手术。小樱没有办法坐起来，老陈想了一个办法，跟姐姐一起用床板抬着她上火车，买了一张卧铺票，姐弟俩轮流照看她。历经千辛万苦，小樱一家人终于来到上海，这是小樱和妈妈第一次来到上海这座现代化大都市。在小樱的若干个梦想里，有一个就是工作后有了钱到上海来旅游，亲眼看看东方明珠。却从未料想会以这种方式来到上海，她甚至担忧自己是否还有机会亲眼看一次东方明珠。未知的命运让他们无心顾及窗外繁华的夜色。

　　第二天家人把小樱抬到医院。尽管事先已研究过小樱的病例，但她的实际伤情还是让大家吃了一惊。从正面看骨盆已经严重变形，髋、膝关节都不能活动，这无疑将对她的生活产生巨大影响，更不要谈重返工作岗位了。

　　想要改善现状必须手术治疗。小樱新植皮肤还没长好，部分地方还有感染，这些都是手术相对禁忌证。做手术可能会并发感染，危及生命，不做手术却意味着她将在床上度过余生。围绕着做还是不做，医院组织了三次大会诊，最终决定集合全院各科力量为小樱动手术。通过术前谈话，小樱一家人对手术难度有所了解，知道风险很大，但她本人还是坚持做手术，一家人就在手术同意书上签了字。这是一台极具挑战的手术，每个人都为小樱捏了一把汗，在重生与死亡的较量中，等待她的会是什么呢？

　　后来有人问治疗组，当了解到小樱病情后，有什么更好的解决办法？治疗组坦言很困难。困难在什么地方呢？六十多天的情况，还有其他合并症，就髋臼而言六十多天一般不主张手术了，被视为手术禁区。虽然治疗组以前也手术过这样的病人，但是受伤时间没有这么长，这次看到她那么年轻，总想着要为她做点事情。

　　很多人会觉得很奇怪，我们为什么要主动去迎接这个巨大挑战？张教授从医三十年，作为一名老军人，三十多年的声誉是很重的，没有必要把它们全部押进去。我很了解他，对医生来说，实际上有很多东西比声誉更重要，比如患者的生命和健康。"作为一个老专家，我不能赌，我们是挑战，尽管小樱有这么多困难，76天了，之前没有遇到过，但我们应该去挑战极限。我们做过二十多年研究，有基础、有理论，所以我们准备挑战。"他在术前跟家属谈话时说了这样一番话。

　　当时决定为小樱做手术是冒很大的风险，当然不是说完全没有把握。在面对这个目前国际医学界都感到非常棘手的问题时，我们用的不是简单的桥接，而是一种理念、一个新技术。是从古代锔碗得到灵感，碗碎了可以锔上它，髋臼骨折比作头发散掉了，如何把它编成辫子？锔钉可以把碗锢起来，头发卡子可以把散乱的头发整理成型，这对我们是个启示。尽管没有这么简单，但治疗组创造性使用记忆合金解决这个难题。

记忆合金是一种特殊材料，冰水里可以塑形，放到人体内，可以变成适合人体部位的形状。记忆合金器械帮助术者对骨盆进行固定，把髋臼变成头窝对应，这是治疗关键所在。课题组一直对记忆合金特性进行研究，我读研究生翻译的第一本书，就是老外写的《形状记忆合金》。做研究生查找资料时，发现相关专著很少，就通过第二军医大学出版社，购买了书的版权，利用业余时间，使劲啃，硬是把书翻译出来了。张教授担心我对一些材料学内涵把握不准，特意让我去北京和大连找专家帮忙审校，尤其是褚幼义老师，当时已年近七旬，大概花了半年多时间非常认真做了全书审阅，最终这本小书 2002 年在第二军医大学出版社正式出版。如今想来依然感恩在心。

治疗组满怀信心，手中有攻城杀敌利器，虽然还存在许多困难和不确定性，看着小樱和家人期盼的眼神，我们必须全力以赴。

三、仿 真

小樱虽然住院了，治疗组也准备为她手术了，但是骨头断了那么久，里面情况非常复杂，盲目手术可能会遇到大麻烦，虽然已有三维 CT 重建，但仍然不够直观。张教授问我，能否让小樱骨头像放电影一样重建出来，有利于术前做方案准备呢？我给予肯定回答。自信来自研究生阶段我的主要工作就是三维有限元分析，且主攻骨盆髋臼三维重建和力学分析，团队有强大模型仿真构建能力。首先我们必须获得小樱骨盆 CT 横扫原始数据，然后重建三维模型，再进行快速成型，即可拿到小樱骨盆 1：1 的模型了。张教授一听很高兴，指示我快点去做骨盆模型，对手术顺利开展很有好处。

三维模型仿真快速成型技术，就是现在非常火爆的 3D 打印技术。当时没有 3D 打印概念，我们是国内较早从事此类工作的团队之一，模型构建对我们而言不是问题，但要做出快速成型需要找专业团队配合。恰巧上海理工大学机械学院有整套快速成型设备，可以打印三维仿真模型。经多方努力，我们说服了樊堂堂老师提供帮助。当时快速成型技术尚处于起步阶段，樊老师有过成功案例。材料有纸和环氧树脂两种，纸打印模型成本低，但易坏，不便于操作；环氧树脂模型坚固，易保存，但价格比较昂贵。樊老师说，一个骨盆环氧树脂模型材料费接近四五千元，再加上人工费更是不得了，对已经非常困难的小樱一家，不要说 4 000 元，就算是 400 元，都要想办法去节省。

我和老陈一起骑车去上理工，距离并不远，心里有些忐忑。找到樊老师的领导，向他详细讲述了小樱病情的特殊性及她家庭的困难。我试着说之前没有打印经验，可否把它作为实验对待，可否不收取费用？很感激上理机械学院的领导，他很爽快地同意了，还亲自陪着我跟樊老师做了相应方案。樊老师本就是一个非常好的人，听闻小樱一家的遭遇，深表同情，院长一说免费，二话不说满口应承。

彼时快速成型技术，不论是在软件完整性、设备先进性以及材料可控性方面，都无法与现在 3D 打印技术相匹及。骨盆打印量比较大，此前樊老师没有相应经验，我必须全程陪着他，盯着机器，防止某个时间节点突然宕机。小樱周二入院，周四扫描 CT，周五一天我坐在电脑前做完美骨盆仿真模拟。我做完模型后匆匆和老陈骑着自行车赶去跟樊老师会合。樊老师真是大好人，猜到我没有吃晚饭，特意从上理食堂给我带了一份大排饭，盒饭超级好吃，至于大排则是樊老师特意为我加的硬菜。

上海理工机械学院只有一台快速成型机，因价格昂贵并没有批量购买。上海该领域比较成熟的是交大王成焘教授团队，据说有比较多的快速成型仪器。这台机器平时要承担很多的教学任务，学生经常要上机练习。那个周六早上还有选修课，院长给我们留出了周五的整晚时间。樊老师年纪不小了，一晚上都陪着我们。边吃晚餐，樊老师边进行模型导入工作，进展很顺利。建模时间虽然急促，好在我博士阶段的底子很扎实。导完模型，剩下就看樊老师的了。他看我一天忙下来有点累，就建议我们去操场转转。

看时间差不多 8 点 30 分了，我和老陈就一起走出机械大楼。边上有个小操场，操场人不多，大部分学生都在图书馆或者教室晚自习，马上就期末考试了，加上天气有些冷，没有太多人锻炼。老陈掏出香烟，递了一根给我，我摆摆手说不抽烟。老陈笑了，说你老师烟瘾那么大，你居然不抽烟，奇怪啊。我咳了几下说不奇怪，我不大喜欢抽烟，有点烟味过敏。老陈一听，就自己抽了起来。

操场散步的时候，老陈讲了许多他们家的故事。讲起小樱早逝的父亲。有一年春节为了赚加班费，小樱父亲去山西小煤矿帮人家挖煤，小煤矿发生事故，小樱爸当时就不行了，小煤矿老板赔了一点钱跑路了。"这种事情，除了赔钱还能怎么样呢？"老陈有些许愤恨地说。小樱妈妈当时都哭晕了，哭过之后生活还要继续，看着年幼的小樱，她选择坚强面对。老陈多次劝姐姐再找一个，共同承担对小樱的抚养，小樱妈妈都拒绝了。不是不能而是不想，她不希望女儿受到委屈和亏待，再难也要给她完整的母爱。夜风吹来有点冷，黑夜里我看不清老陈的脸，隐约看到香烟一闪一闪的亮光，间或浮现出他脸庞的轮廓。

突然电话响了，是樊老师让我赶紧去实验室一趟，出了点小状况。我和老陈赶紧往实验室跑。原来是他没有注意一个小细节，忘了放模型固定的杆件，导致模型成型效果不佳不能使用，要重新做。但重新做的话，环氧树脂原材料有些不够。"有地方可以买吗？我和老陈分头去买。"我问道。他想了想说："这么晚，肯定不会有地方卖，我先把明天早上的材料用一部分吧。""那怎么行？学生上课也很重要啊。"老陈有点着急，他是个老师，知道教学的重要性。樊老师说，明天有两组学生，可以临时调整一下，一组用环氧树脂，一组用纸，让他们彼此比较一下也不错。

快速成型时间很长，我们继续散步，不知道走了多少路，反正老陈一晚上抽了两包半的烟。当东方露出鱼肚白，樊老师开心地喊了一声："弄好了！"我和老陈都如同拿到糖果的小朋友一般，开心地笑了。樊老师送我们离开后，只剩下一个多小时休息时间，就要迎接 8 点钟的上课学生到来。

四、再　　建

拿到骨盆仿真模型，对于及时准确掌握骨头状况，制定手术预案无疑有巨大帮助，我在电脑里利用三维模型做了各种手术方案，对术中应该从哪个角度截骨、哪个角度固定做了初步规划。小樱的病情为什么会这么棘手呢？她并不单单只是骨盆某一部分有问题，是整个骨盆前环后环都有损伤，医学上讲就是骨盆稳定结构全散了，同时合并髋臼粉碎、股骨头脱位，如果治疗简单骨盆或髋臼骨折比较容易，合并起来就很复杂了，比如骨盆环不稳定了，髋臼球窝和头不对应甚至散掉了。上述情况下，如果受伤时间已经很长了，往往变成禁区，最佳治疗时间应该在十天之内。

小樱面临的难题主要有两个，第一个是骨盆，属于复杂骨盆骨折；第二个合并复杂性髋臼骨折以及皮肤感染等，如果得不到恰当治疗，可能终身就要躺在床上。骨盆在人体中到底发挥什么样的重要作用呢？它上面托着躯干，下面连着下肢，通过下肢完成各种复杂动作，这个部位如果失去连结性，不要说站起来，就是坐都会很困难。骨盆稳定性对她相当重要。术前她问我，将来我还能站起来吗？还能自己去看东方明珠吗？我非常肯定地说：能，一定能！

2006 年 12 月 15 日早上 8 点，小樱手术正式开始。张教授没有像常规手术那样把刀口选择在腹部，因为腹部集中了子宫、卵巢等重要器官，为了不影响小樱将来生育功能，特意把刀口设计在小樱身体侧面。第一步是松解错位骨盆，为重新拼接做准备，这个过程足足进行了五个多小时。陈旧骨盆环松解难度非常大，畸形愈合的骨头重新松解会有大量出血，这种出血很难止住，需要更加耐心，每个出血点都要非常细致地去止住，否则术中术后大量渗血会导致失血性休克。当时依靠四个手段对付术中出血：一是双侧髂内动脉结扎，二是术中仔细止血，三是自体血回输，四是足量输血。术中需要手术医生和麻醉医生联合关注生命体征,这是重中之重首要关键。

小樱家人在手术室外焦急等待手术消息,老陈不断安抚小樱妈妈的紧张情绪,即使术前已经做了非常充分的沟通,也把手术进程完整做了交代,但家属的紧张情绪可以理解,因为手术存在不确定性。通过前后联合入路,对陈旧畸形愈合骨盆环松解之后,再用记忆合金器械重新固定和拼接骨盆,这是整个手术核心。等到把最后一块骨头拼接好,年近六旬的张教授已在手术台上站了整整 16 个小时,老爷子就是有一股冒险精神,值得晚辈学习。拼完骨头张教授先下去休息了,而我还要仔仔细细检查有无出血点,放置引流管,逐层关闭伤口,到手术结束我站了将近 18 个小时。只要病人能够恢复功能,苦一点累一点又算什么呢?

手术结束后,我和师弟陪着麻醉医生一起把小樱送到监护病房,如此大手术,大量出血和大量补液、输血,术后恢复危机四伏,第一夜拜托监护室兄弟姐妹们辛苦看护。重新回到手术室,我根本没有力气洗澡换衣服,直接躺倒在 14 楼楼梯口沙发上,气喘如牛,鼾声大作,直到张博士把我摇醒,才一起跑到 16 楼来了一碗美味的排骨面条!张博士很善于跟电梯靓女、16 楼食堂大爷搞好关系,那晚上老大爷特意帮我们每人加了个鸡蛋。我开玩笑问老大爷家里有没有女儿,张博士单身,老大爷很认真说,女儿没有,侄女有一个,芳龄 21,不知道张博士有意否。张博士害羞地摇了摇头,我在一旁喷出了一口面。说老实话,荷包蛋好吃,面条也不错,感谢老大爷。

第二天,小樱有所恢复,但特大手术对全身各组织器官打击很大,术中输血超过了 10 000 毫升,相当于体内的血换了两遍,患者状况不会很好,电解质紊乱,血色素偏低。综合考量后,决定小樱继续在监护病房调整。监护室外,小樱妈妈和老陈一脸焦虑,我把情况跟他们做了详细说明,告诉他们现在是关键时期,要使劲顶住,相信会有好结果。三天后,小樱状况明显改善,毕竟年轻生命力旺盛,比一般人恢复快,将她转回到普通病房。看到手术后小樱的样子，小樱妈妈和舅舅悬着的心才彻底放了下来。

结果证明手术获得巨大成功！除生命体征全面恢复，各项指标也全面好转。从手术角度来说有几个主要标准：第一个标志，骨盆里面有内脏、肠子、泌尿系统、生殖系统和重要的血管，在一个畸形状态下要把这些东西保护得完好无损，不容易，骨头是牢固的，拆开然后重新重建髋臼是很不容易的；第二，这么多出血怎么应对？当然这个难关我们也闯过来了；第三是病人骨骼拼接后是什么状态？手术后复查小樱的髋臼正常了，股骨头已经进入髋臼窝。髋臼窝有一个特点，它必须要 100% 复位，达不到 100% 复位，功能是要大打折扣的。

对小樱来说手术暂时成功，只是万里长征走完第一步，等待她的将是更加困难、更加艰难的康复训练。三分治七分养，再好的手术，后续没有良好康复，一切都是水中花镜中月，她想重新走上属于自己的人生路，毋庸置疑，需要用她自己的毅力去咬牙训练。

五、重 生

手术后每一天，小樱与家人都在焦急和疑虑中度过。手术虽然成功了，效果如何心里都没谱。一天、两天、三天……到了第六天奇迹出现了，她可以活动双腿了！之前是完全不可能的事情，她的双下肢就像两根直木棍一样根本无法活动，主要是双髋部粉碎性骨折所致。小樱状态越来越好，事实证明，这台用生命和荣誉做赌注的手术成功了。

术后二十天小樱出院了。临走时张教授送她一句话："只要好好锻炼，就能像正常人一样。"手术后一个月，她慢慢能翻身了，两个月后能坐起来了，并在家人帮助下站起来了。从手术到站立，她用了三个月的时间。接着，她给自己定了新的目标——重新走路。术后康复锻炼对她非常重要，作为一个整体的话，手术前准备占 30%，手术占 40%，后 30% 就是康复，缺一不可。张教授送给她的六字箴言"主动、渐进、增强"成为她的训练三原则。经过艰苦的康复训练，小樱在家人搀扶下可以慢慢走路了。但要想走得好，必须付出更多努力。

出院回家后，我们一直心系她的恢复情况，很想了解她的功能情况。2007年6月，我和张教授去洛阳开会，特意跟老陈约了一下，让他把小樱带到洛阳见面，顺便做一次复诊。在洛阳，小樱行走已经比较自如了，还即兴给我们舞了一段她小时候学过的剑。看着她舞剑的样子，在场的每个人百感交集，谁都不敢相信半年前站起来还是她的梦想，现在经过咬牙刻苦锻炼，梦想变成了现实。这次别出心裁的复诊，给了我们莫大信心，她像正常人一样走路的日子应该不远了。

之后有很长一段时间，我都没有再见到小樱，忙碌冲淡了许多挂念。2009年春节刚过，张教授打电话喊我去吃饭，说有个特殊客人来了。过去一看发现是小樱。两年过去了，眼前的小樱步履轻盈，根本看不出曾经是一个粉身碎骨的少女，如今出落得亭亭玉立。她是专程来给我们送喜糖的。新郎是她中学同学，小伙子早就想跟小樱表白了，不想碰上她出车祸，就主动过来陪伴她，给她勇气和激励。就在小樱去洛阳复查回到郑州不久，小伙子就跟她确定了恋爱关系。患难见真情，小樱家人对小伙子很满意，觉得他为人厚道、老实、可靠。未来公婆也很喜欢小樱，2008年年底他们领了结婚证，赶在2009年春节过后出来旅行结婚了。

那顿晚饭我们吃得非常轻松，看着小樱幸福的样子，再没有比这更让人开心的事情了。小樱说，这一次到上海来，就是借旅行结婚机会向我们道谢来了，给我们送喜糖，另外也是了却自己的一个心愿。"今天下午我们俩去东方明珠了，还拍了好多照片。"说话间，小伙子把下午拍的照片一一翻给我看，看着照片上笑得很开心的两个人，我们为他们感到由衷的高兴，他们应该得到这样的祝福。我们一再嘱咐他一定要对小樱好一点，不能欺负她。小伙子憨憨地说，不会的不会的。小樱赶紧帮他说话，他对我可好了，都是我欺负他，他没有欺负过我。看着这恩爱的两口子，在场的人都不约而同笑了。

　　小樱和爱人回到郑州，开始属于他们的幸福生活，听老陈说婚后两年，他们就生了一个大胖儿子。现在小樱妈妈也不上班了，就在家里帮着带外孙。小樱手术成功对我们来说意义非常特殊，有了治疗经验，我们又连续收治了好几例复杂病人，有些受伤时间甚至超过了小樱。张教授有时候会开玩笑说，作为一个中国人，我们用中国人的理论、技术，把目前国际上没有解决的问题解决了，我们把人家的优点学来了，短处去掉了，是我们的一大进步。

　　邓爷爷说过，白猫黑猫，会抓老鼠就是好猫。国内国外，中医西医，能治好病就是好技术！小樱治疗，不仅是医生精湛的医术，还有她家人无微不至的呵护，更有小樱自己坚强的毅力，才共同创造了生命的奇迹。这个曾经粉身碎骨的少女，终于在爱的包围中重回花季。

初稿：2020 - 02 - 03　周一　00:36
修改：2020 - 02 - 18　周二　16:12
校对：2020 - 02 - 25　周二　10:34

让悲观者不放弃

不要轻易被现实击倒，不要轻言放弃，投降之前请给自己再多一次机会。

——迦钰小语

一、并非计划内的完美手术

求医问药，是每个人生来都必须面对的。当下医疗条件和保障尚待完善，难免会带来恐惧和痛苦，但也有欣慰和鼓舞，这个过程会磨砺出更深刻的痛感。疾病像一面残酷的镜子，映照出我们不得不直面的人性。

2016年3月15日下午，一个阳光正好的午后。大多骨折病人经济比较困难，我一般把复查病人都预约到早上，希望他们少花点钱，所以早上专家门诊病人经常爆满。骨折病人复查比一般病人麻烦在于每个病人都要看两遍，一次初诊开单子，拍完片子再次复查。每个周二早上对我和助手来说都像一场战役，要忙到临近中午才能结束，有时候只能在诊室匆匆吃个盒饭就转场到下午的特需门诊。特需门诊对外伤病人来说太贵了，我并不推荐，来就诊的都是一些疑难杂症，外地病人居多，基本是创伤骨折后骨不连、骨髓炎、畸形愈合等，这类病人都有非常丰富的就诊经历，极个别病人甚至接受过10次以上手术。对他们而言，疾病的复杂和疑难程度，让他们一次次满怀希望走进手术室，又一次次遗憾万分离开，我能够理解他们的心情，也明白他们的无奈，这就是医学的不确定性。

医学还有许多未解之谜，即使一个小小流感，每年依然要夺去无数人生命。人类又很健忘，2003 年的"非典"伤痛还未抚平，野生动物却照吃不误，最近新冠肺炎疫情再次席卷全球。我们远不能说对人体的研究已经非常清晰明了，也不能说我们已经攻克某个疾病，比较合理的说法应该是：我们暂时性控制了某个病症的发展，比如接下来要说的许老太太。

下午 1 点 45 分，前一个病人刚出去，许老太便坐在轮椅上由老许先生推进了诊室。乍一看这对夫妻，就可以感受到他们的不容易，老太太下肢有伤病，腿撑得直直的，老许看起来也是个残疾人，撑着拐杖，一条腿站立，腿伸得很直，弯曲困难，另一条腿感觉是小儿麻痹后遗症，略短略细，走路不是很方便。当我问许老太怎么不好时，老太太"哇"地哭了出来，"医生，你一定要救救我啊！"老太太的表现并没有让我太多惊讶，很多创伤后期功能障碍患者，经历漫长救治经历的都如此。我跟老太太说不要着急，跟我说说怎么不好。于是，老两口你一言我一语，相互补充着跟我讲起了老太太病情。

时间回到 2010 年 7 月。老太太 58 岁，老许比她大两岁。二老退休好几年了，儿子早就成家立业，暂时没有孩了，对老许夫妇来说，是难得的闲暇时光。儿子说过几年再要孩子，那时候就需要他们二老去帮忙带孩子了。这是典型的中国式家庭伦理，忙完自己的还要忙下一代的。老许从小罹患小儿麻痹，跟许老太太是一个厂的同事。老许虽然身有残疾，但为人热心，经常帮着许老太做事情，一来二去就走到一起。结婚、生子、工作、退休，简单而完美。退休后老两口自己住。老许喜欢而且善于烧饭，家务活都是老许打理，老太太喜欢饭后到小区楼下跟左邻右舍一起跳广场舞，她还是其中的主力。生活波澜不惊，直到一天下午 5 点多，老许在家烧饭，发现酱油没了，就让许老太去菜场买瓶酱油回来。没想到这一去成了噩梦的开始。

许老太随即就去菜场。路过十字路口时，在红灯变绿灯瞬间，立即就走上了斑马线。谁知道有辆直行小轿车在绿灯变红灯瞬间冲了过来。司机看到老太太使劲想刹车，但是强大惯性导致车头右前角碰上了许老太。老太太一下子弹了出去，飞出去四五米的样子，重重摔到了地上，右小腿先着地。老太太听到"咔"的一声，右小腿立马鲜血直流，小轿车司机赶紧拨打120，围观群众帮忙打110报警。老太太被紧急送到了医院，拍片后诊断为右小腿开放性骨折。医生检查了伤口，发现骨头戳出来了一个小口子，建议紧急手术。

当老许得知消息时，老太太已经被送到了医院。老许边往医院赶边给儿子打电话。他们到达医院时，老太太已经在急诊室包扎完毕等着住院。老许脑子始终嗡嗡作响，医生跟他讲了很多手术要点，包括手术中、手术后的问题，他都懵懵懂懂，由一旁儿子代劳。只有一个关键问题，医生需要他本人确认。医生说老太太虽然是开放性骨折，局部伤口不大，估计污染不会很严重，原则上应该先打外固定支架，两到三周后再做一次手术，把外支架去掉，更换成摆在里面的钢板，这样会多一次手术。另一种方案，则直接用钢板固定，优点固定可以一步到位，缺点是有可能导致后期感染。

医生谈完话就转头同别的医生说话，留下六神无主的许家父子在犹豫。两个方案，孰优孰劣？他们俩都不是学医的，如何能够判断得了呢？老许问，第二种方案可以少吃苦头，万一感染呢？医生笑笑说，术中会加大冲洗力度，术后增加抗感染，很多病人都是这么处理，并没有发生感染，发生率比较低。一家人再次商量了一下，老太太觉得第一种方案比较折腾，多一次手术多吃一次苦头不算，钞票要多花不少，时间还长，还是选第二种吧，至于感染哪会这么巧被我碰上呢！最终老许告诉医生，他们决定选用第二种方案。从开放伤处理来说，不存在太大问题，这种小伤口确实可以按照一类伤口处理，即使我在临床实践中也会如此选择。但我唯一不能判断的是，伤口是否真的符合一期内固定条件，具体情况很关键。

当天晚上，老太太接受了急诊手术，术中医生对开放伤口进行了彻底清创，发现污染程度符合一期内固定，就给老太太做了钢板固定。不到两小时手术结束了，老太太回到病房，看着老公和儿子，百感交集，泪水不由自主流了下来。她不知道老天爷为啥如此不公，让她遭受飞来横祸。老许也一直在不断自责。

"都是我不好！要是不让她去买酱油就好了，为啥非要她去买这一瓶酱油呢？都是我不好，我早上买菜时候记得就好了，出门时候多交代一句就好了……"老许在跟我的谈话中反复念叨这几句话，每次我都会特意宽慰他：意外就是如此，不会给你时间认真做准备。

许老太很争气，医生很高明，老太太的伤恢复得很好，第二天就可以在床上抬腿了。她没有感觉什么不舒服，体温除了刚开始略微高一点外，慢慢回归正常了。看着夫人慢慢恢复，老许内心无比开心，每天变着法子给老太太买好吃的，平时舍不得买的乌骨鸡、黑鱼，都一样样烧给她吃。想当年老太太能够看上他并嫁给他，是他上辈子修来的福分，他格外珍惜这份福分，努力延续这种福分。两周多后老太太完全恢复正常，伤口长得很好，原来开放伤的口子也长好了。医生赞扬他们夫妻俩，关键时刻选择方案好，一切都很满意，拆线、出院、回家疗养。

一次让人心碎的受伤，一次完美的手术，许老太回家了，日子虽然不顺，好在还有风和日丽！许老太已经开始憧憬何时重返广场舞台了，小区还等着她去参加社区广场舞比赛呢，她可不想错过！

二、并不顺利的艰难就医路

手术后回家休养，在老许的精心照顾下，许老太身体复原很快。肇事司机人不错，提前预付了所需医疗费用，并隔三岔五登门看望，拎袋水果，陪两位老人聊聊家长里短。三个月后，老太太已经可以自如行走了，生活基本能自理了，除了下楼外出时要偶尔撑个拐杖，其余跟受伤前并无不同。每次去医院复查，拍片结果也很好。术后半年，老太太一周参加一次小区广场舞，甚至跟着广场舞队出去参加比赛。虽然做场外指导兼志愿者不上场跳，还是可以呐喊助威，她心里感觉挺满意。转眼过完春节，许老太已经可以跳广场舞了，生活也全面恢复了原样，老许开心无比，觉得老太太的伤算是彻底好了。春节过后，经不住肇事方的一再恳求，在交通队见证下，夫妻俩跟肇事方达成一次性解决方案。肇事方额外给了一笔不小的营养费，算是尽到了责任。老两口也甚为满意。

很快就到清明节了，趁着放假，许老太跟广场舞团好姐妹们一起到奉贤游玩，看看油菜花、吃吃农家菜，很是开心。4月初的奉贤天气微凉，老阿姨们在一起玩得很疯，从早逛到晚，高兴之余，还在田间地头即兴跳上一段，曼妙而整齐划一的舞姿不时引来路人驻足欣赏。连续两天的游玩相当尽兴，休息也不怎么规律。第三天一大早，许老太早起感觉头有点昏，伴有一点点低烧，是不是感冒了？想想这几天奉贤有点凉，也不以为然，就多加了两件衣服。唯一不舒服的就是伤腿有点隐隐作痛，许老太认为可能是累了，自己弄了一块热毛巾，局部热敷了一会，同室好姐妹带了点消炎止痛药，许老太服下两片后，感觉舒服多了。一天的游玩依然尽兴，直到晚上才集体回了市区。

美好假期！要不是许老太晚上突然发烧，就完美了！半夜，老许突然听到许老太在说胡话，一摸额头烫得要命，一量体温39℃多。老许赶忙给老太太做物理降温，两人都觉得应该是在奉贤玩得太累了，偶感风寒才会发烧，没必要大半夜去医院。许老太吃点退烧药，待体温降下来就迷迷糊糊睡了。第二天醒来，许老太发现伤腿肿了起来，感觉很烫。老两口一下子急了，打车去找医生。医生给她抽血和拍片，结果出来后医生告诉她，骨头感染了，临床诊断是急性骨髓炎！听到这个诊断，夫妻俩愣住了，急性骨髓炎？这是啥玩意啊？其实，许老太是车祸外伤骨折内固定术后逐步发展成了骨髓炎！

许老太2010年7月开放性骨折一期清创内固定手术，术后基本恢复正常，但最不该放松警惕的就是骨髓炎这根弦，即使恢复良好也不该放松。

皮肤是抵抗外界细菌最好武器，皮肤破裂会导致细菌侵入体内，细菌很聪明，跑到骨头之后，会迅速躲到某些骨头细胞里，当外科手术清创或使用抗生素时，细菌能够预先感受到危险躲到正常细胞里面，等"风声"过去之后，人体抵抗力稍微下降，马上又跑出来兴风作浪。所以，很多患者恢复良好之后就会"得意忘形"，忘记自己受伤后需要定期休息，忘乎所以而导致乐极生悲。许老太只好先住院吊水，用药后体温很快降至正常。但是往后每个月，腿都要红肿一下然后发烧，再去住院吊水。这样一个月一个月的折腾，反复住院，许老太身体变得很虚弱。2011年8月，伤腿局部红肿加重，皮肤破溃，开始流脓。

　　医生看保守无效，建议把里面钢板取出来，骨头已经基本愈合了，钢板放在里面反而是异物，去掉钢板对骨髓炎治疗有好处。老两口觉得很有道理，听从医生的建议，取出内固定钢板并局部灌洗引流。术后许老太伤口一直愈合不良，时有流脓，医生没啥好办法，想建议再手术但底气不足，没有信心一定能够治好。老许一看开刀医生没有办法了只好另寻他路。邻居很热心，不断提供稀奇古怪的偏方和民间土医生，从2011年4月发病，老许夫妇五年时间为了治病，上海、成都、新疆、杭州等能去的都去过了，遍访各地名医，前前后后花了超过16万元。该尝试的都尝试了，有医生说这辈子就这样了，让他们别再浪费时间。许老先生回忆："老太婆当场就哭了，医院有时就像舞台，病痛、金钱、亲情、道义与压力的叠加犹如聚光灯，常常把一个人性格上的优缺点放大，很多患者及家属会在高压下表现出个性里最极端的一面。所有人都说她没救了，叫她回家等死。出了医院以后，老太婆把片子和诊断书全扔了，那些天是她最为痛苦的日子，心中满是悲伤与悔恨。生命中没有了阳光，只有令人窒息的绝望。辗转数十家医院，尝试各种治疗方法和手段，治疗了近五年，一个残疾人照顾另一个病人，困难程度可想而知。许老太骨髓炎越发严重，许多医院建议截肢。

　　许老先生止住了哽咽："其实我们是慕名而来的，前段时间看了好多您的报道，我们还有报纸呢。我们特意让儿子查了一下，发现你们是部队医院，在骨髓炎治疗方面很有造诣，尤其是您。有一个病友说，他手术后身体恢复不错，看到网上一些负面信息时，心理出现波动很害怕，拨通您的手机（我确实有给病人留电话号码的习惯），您居然耐心跟他聊了半个多小时，解开了他的心结。患者父亲知道后感慨说：'大夫这么忙，还跟你聊了半个多小时，不容易啊！'有位患者还说，去年有段时间您没有答疑，他很奇怪，就发短信询问你。您回复他说，最近实在太忙了，几乎每天只吃一顿饭。有一年医师节，他想祝您节日快乐，拨了几个电话都发现你的手机没有信号，直到晚上11点多才有信号。果然，一会收到你回复，刚做完四台大手术。"

"其实我们是看了一个典型病例才下决心来找您看病。"老许说的事情发生在多年以前。患者是个极度消瘦的小女孩，当时是由家属背入病房。小女孩16岁，右股骨骨折入院。病人营养状况差，身高一米六，体重不到70斤，近乎皮包骨头。她没有精神回答我的提问，大致是突然在没有外力作用下就骨折了。正常情况，这个年纪的小姑娘正是长身体时候，骨量应该很正常，没有高能量损伤不会轻易骨折。我让她抓紧去做CT，我考虑小女孩这么差的身体状况和营养状况，皮下脂肪那么少，切开内固定会造成切口不愈合，所有可选择的治疗方案都必须在大力营养支持下才能完成。患者家庭要承担的治疗费用和治疗效果的比值是不太理想的。最终，采用了在改善小女孩的身体状况后做了内固定手术，并为她进行了内科调理，最后小女孩慢慢恢复正常。"我们都觉得您是为患者考虑的好医生。"

听了老许絮絮叨叨这么多，我才知道他们夫妻俩为了看病，做了很多细致的调研工作。每一个病人都希望能有尊严地活着，希望自己不被当成身穿病号服的病人看待；希望在医生眼中是一个个有着不同经历和个性的鲜活生命，而不单单是身患疾病需要治疗的对象；希望在看病时能得到几句安慰而不仅仅是几张检查单。生病之前，他们从事着不同职业，有着不同人生际遇；生病住院后，他们的脸上仿佛被贴上了统一的标签：病人。英国诗人约翰·邓恩说："疾病是最大的不幸，而疾病中最大的不幸是孤独。"

三、并不简单的骨头感染

可能很多人会疑惑，骨头感染有那么恐怖吗？就让我们了解一下骨髓炎吧。它是一种骨的感染和破坏，一般由需氧或厌氧菌、分枝杆菌及真菌引起，好发部位在长骨、糖尿病病人足部、外伤或手术引起的穿透性骨损伤部位；经常反复发作，严重影响身心健康和劳动能力；急性起病有高热、局部疼痛，转为慢性时会有溃破、流脓、死骨或空洞形成；重者危及生命，有时不得不采取截肢处理。

有人可能会更疑惑：骨髓炎怎么要截肢呢？说一下我的亲身经历吧。十多年前，我去西北医疗巡诊帮带，驻在某县城医院，很多病人外伤后导致慢性骨髓炎：畸形、关节强直、癌变。不少病人经过一次、两次、三次、数次手术之后，家里钱基本都耗进去了还不见好，很多人没有办法，把耕牛卖了拿着仅有的一点钱到医院，恳求医生把腿给锯掉算了，结果钱腿两空。听着很心酸，看着更心酸，但是无能为力。谁敢说一定能够治愈骨髓炎呢？

慢性骨髓炎很难治，那急性骨髓炎就好治吗？李大爷2016年"五一"前在江苏发生严重车祸，左下肢开放性多发性骨折脱位伴严重骨缺损和软组织缺损，在当地医院治疗一段时间后，生命体征一直不是很平稳，而且下肢情况越来越糟糕，从受伤开始一直有低烧、伤口渗液。"五一"假期家属一路驱车带李大爷赶到上海找我，哀求我给老大爷治疗。第一次见面，我很惊讶患者家属的决心，我确认之前从来没见过这个患者。家属说虽然以前没有见过我，但他有邻居在我这边做过手术，恢复相当好。他们通过各种途径了解我，也从网络上查询我的救治案例，对我很了解。他们恳请我无论如何帮李大爷看病，拯救他的生命。

入院后检查发现李大爷左下肢足踝部有10×15厘米的创面，局部已发黑，并有两处破溃，破溃内见较多坏死组织，一处为痂下感染，整个足踝部散发出一股恶臭，间断有脓水流出。我判断是骨头感染了。入院后完善相关检查，假期结束为李大爷进行第一次扩大清创＋内固定取出＋VSD引流术。过程还算顺利，术后回到病房身上插了五六根管子：伤口灌洗管、伤口引流管、VSD持续负压吸引管、尿管以及静脉管路。

李大爷既往有糖尿病史，血糖控制不是很好影响了伤口愈合。在内分泌专家指导下，通过调节胰岛素用量、血糖监测、指导饮食，血糖趋于稳定。患肢抬高减轻肿胀、踝部运动宣教、雾化吸入后漱口以及正确拍背的方法；伤口灌洗液体与VSD负压吸引引流液出入量是否一致、VSD负压压力调节、贴膜有无漏气、伤口引流液量、颜色观察、长期卧床是否形成深静脉血栓、预防压疮、坠积性肺炎是否发生，都是治疗组观察重点。希望通过精心治疗，李大爷可早日康复，摆脱疾病困扰。

第一次手术效果并不理想，没有控制足踝部骨感染。没有办法只好安排了第二次手术，全麻下进行了左下肢清创＋VSD负压吸引，历时两个多小时。手术恢复情况一般。此次手术让李大爷对能否保住自己的腿有点失去信心，心理负担有些重。李大爷家住外地，平时就闺女照顾，年龄大，基础病多，病情复杂，长时间卧床使他本不安定的心更加焦躁。他的骨头感染跟皮肤缺损部位靠得很近，如何平衡矛盾实在非常困难，要么继续等待，等骨头感染完全控制之后再考虑创面覆盖，但是长期创面裸露也是加重感染的主要因素。这就是矛盾、矛盾、矛盾！没有人敢说哪一种处理方式是正确的，无数医生为了对抗骨感染＋创面缺损这一对天然冤家，想尽办法，做了无数尝试，偶有成功，却也承受了无数的失败。因此，如果哪个专家敢说自己攻克了骨髓炎，十有八九带有吹牛成分。在大家的鼓励劝说下，李大爷鼓起勇气再次"走"进手术室，进行第三次"植皮"手术——尝试覆盖创面。

这次手术要对踝前皮肤缺损边缘进行扩创，修剪边缘合适后进行皮瓣切取和转移，创面能否成功覆盖关键是皮瓣能否成活、能否建立起血运。七天后拆除左下肢敷料，打开伤口喜忧参半，皮瓣局部表皮坏死，皮下组织有血运。继续换药＋静脉输液抗感染治疗，其间再次行伤口清创及 VSD 负压吸引置入，促进肉芽组织生长。经过漫长等待，三进三出手术室的李大爷没有迎来期盼已久的好消息，而是等到了坏结果：植皮区血运障碍，恢复不好。这个坏消息牵动整个治疗组的心，骨感染、巨大创面无法修复、皮瓣坏死、糖尿病，交织而来的是肾功能受到威胁，高烧持续不退。经过慎重考虑，建议李大爷及家人，为了保命，采取截肢。

李大爷经过四次大手术、若干小手术后依然截肢了，但是生命保住了。一个月后，李大爷害怕无法站起来，心理有障碍。但是我知道，这一步必须勇敢跨出去，唯有如此，才能完全站起来，才能具备生活能力。我每天查完房之后专门到李大爷床前，给他加油鼓劲，让他敢于去尝试。借助拐杖，在女儿帮助下，李大爷终于第一次站了起来。"十一"假期过后，在康复病房住了三个多月后出院了，一家人怀着复杂心情与所有医护人员打了招呼，带着祝福踏上返乡路途。希望李大爷今后人生道路上可以收获更多幸福、更多欢乐。创伤永远是人类无法消灭的疾病，过去是，现在也是，未来仍然是。

我从研究生阶段开始接触、研究、对付骨髓炎，但是根本不敢说对它特别了解，经历过各种各样稀奇古怪的案例，有成功的喜悦，也有失败的教训。李大爷的骨髓炎，即使我们付出许许多多努力，依然未能挽救成功，人体的复杂性在此时显露无遗。

四、并不想放弃的最后努力

老两口跟我唠唠叨叨讲了三十多分钟，我一直很耐心在听，一起出诊的学生几次要打断都被我制止了，与其进病房了解，不如趁现在把问题聊清楚。我曾听见不止一个创伤病人抱怨："为什么受伤的是我？"有些病人精神上承受不了压力，自己把自己吓坏了。一个人的内心不能做到足够强大，如何能从容应对接二连三的打击呢？对于一个迫切想了解自己病情的患者，隐瞒无疑使他们更加痛苦，不要低估他们的承受能力。对于一个有尊严的生命，为什么要剥夺他知晓自己病情的权利呢？除非他们自己不想听。临床实践中，我都很努力让患者了解自己的病情，只有充分地了解才能充分地配合。

夫妇俩用期盼的眼神看着我，希望我能够为许老太手术。如此复杂的骨髓炎，按照道理是不应该接了。我们有句行话，一时骨髓炎，终身骨髓炎。它就像低度恶性肿瘤一样，切了还会复发，迁延不愈，非常棘手，即所谓"湿手抓面粉，甩也甩不清"。行业内愿意触碰骨髓炎的越来越少，在于骨髓炎治疗的不确定性太大了，好在我还有热情继续。我跟老许说，手术难度太大了，截肢可能会比较合适。我一说完这句话，老许说如果老婆腿截肢了，这个家支柱就倒了，家就散了。老两口当时就要跪下哀求，被我拦住了，看着这个濒临绝望的家庭，他们的经济也已到了极限。该怎么办呢？我把两位老人扶起来，对他们说，虽然风险很高，但还是决定奋力一搏，如果你们相信我，我们就一起去面对这个科学难题吧。

手术前我把他们儿子一起喊来，把手术方案做了详细讲解，既往几次手术，医生顾忌骨骼问题，一直没有做大的清创，我准备把她的骨头从上到下做一个大的开窗引流，保证充分引流情况下有助于灌洗。一家人很赞同我的方案，让我大胆实施。在严密麻醉保驾护航下，手术开始了。打开后我发现，许老太髓腔里有好多脓液，既往的引流根本无法解决全部问题，彻底病灶清除加冲洗，加上后续抗生素抗感染。经过治疗，很幸运的是一个星期后许老太体温慢慢恢复正常，各项化验指标也在好转。骨髓炎治疗同时，我们继续加强康复训练，三个月后她已经可以像正常人那样走路，很多病友看到她现在恢复得很好，都来祝福她。她说是我们让她看到了生活的希望，千言万语也无法表达感恩之情。她相信自己一定可以变得更好，也希望能够帮助更多人，让病友们都能够健康面对未来。结果美好得让人不敢相信，经过两次治疗，许老太骨髓炎基本得以控制。我为她做了详细检查，结果都很好，便让她通过门诊做康复训练，继续复查半年。心想着这也许是许老太最后一次了，我确实很高兴，又解决了一个难题。我很细致地嘱咐她哪些可以做，哪些不能做，何时需要再到门诊复查，如何适当训练等。两口子高高兴兴回家了。

2018 年 6 月 12 日，夫妇俩再次来看我，露出了开心的笑容。一般来说，诊室给人的感觉比较压抑，特别是面对创伤修复重建病人，几乎是笑不出来的。见到许老夫妇时，我听到了欢笑声。我一眼认出了他们老两口，便朝他们笑了笑，解决一个实际病人难题值得我铭记和高兴。许老先生夸奖说："您是我们心中公认的好医生，希望您保重身体；看到您经常深夜答疑，晚上、周末、节假日都在值班、抢救病人……我们能想象您的辛苦。大夫的时间是属于患者的，是属于深夜手术台的。盼望您能轻松一些，能多给自己一点儿休息时间。"看着患者保住的下肢，真的比获什么奖还高兴，祝福他们生活越来越快乐，勇敢抵抗人生各种不如意。也许命运并不眷顾他们，但是他们奋力抗争的张力让不幸转化为了生活的勇气。

普通病人住院一段时间，身体痊愈后便可以回家继续原来的生活，对骨髓炎患者而言，和医院打交道的过程是漫长而痛苦的：预约挂号、第一次就诊、开单检查后第二次就诊、住院手术、康复治疗，每一步都足以将一个人的意志摧毁。此时，医生一个不经意的微笑和安慰都可以让病人灿烂起来。

罗森伯格说，科学的医学有千百条理由都难以回答这样一个问题：为什么苦难者要迎接更多的苦难？但我始终坚信，很多时候医者都努力给绝望中的患者更多的努力，尝试帮助病患渡过苦难，让无力者有力，让悲观者看到希望！某种意义上，许许多多的医者都是救苦救难的摆渡人！

初稿：2020 - 01 - 29 周三 17:29
修改：2020 - 02 - 19 周三 12:03
校对：2020 - 02 - 25 周二 04:11

讲不出再见

曾经不顾一切地攫取，未来生活终会让你偿还，不是所有努力都有奇迹。

——迦钰小语

一、生活再难，仍微笑面对

医院，一个充满希望的地方，又是一个鱼龙混杂的小社会，每天上演着许多悲欢离合。每个医生都需要很强大的内心，在每一个喜悦或悲伤过后能迅速平复心情，平静面对下一个患者。很多时候不想触碰记忆深处这个特殊案例，因为我们乐于讲述有着美好结局的救治，而伤感的故事则多少会影响人的心情。但事实上，医院里不只有成功的喜悦，还有着失败的无奈。今天主人公的名字叫李金龙，一个我很敬佩的人，他的故事很长。

我跟李金龙相识是在他第二次肝癌术后，发生了左肱骨近端病理性骨折，通过朋友介绍辗转找到了我，开始有了接触，在之后漫长的治疗中逐步加深熟悉程度。他也渐渐打开心扉，展示他在上海二十多年的奋斗以及短暂人生给我们的启示。经常有人说，健康是 1，其他皆为 0，只有健康的 1，后面的无数个零才有实际意义。道理虽然人人都懂，但知易行难，试问现实中有多少人能够做到呢？

李金龙生于 1966 年苏北某乡下的李家村，出生时正赶上中国"史无前例"的时代，三年困难时期刚过去，物资极为匮乏。由于多子多福的传统思想，金龙父母努力生孩子，家里共有兄弟姐妹五人，金龙排行老三，上有大哥和二姐，下有妹妹和弟弟。父母是老实巴交的农民，脸朝黄土背朝天。家里人口多，光靠地里那点收成根本不够填饱肚子，实在养不活这么多人，只能将四妹送给隔壁村一户条件略好的人家做女儿。那个时代的人就是如此奇怪，越穷越生，越生越穷。李家村的人都特别能吃苦，善于动脑子，只要能糊口啥活都能干。村上不少人都有手艺活：水工、木工、电工、泥工，大多跟家装有关。20 世纪 70 年代起，乡人为了讨生活，自发组成一个个小团队，向周边城市慢慢扩散，替人造房子，搞家装。在外承接工程的会优先照顾家乡的小团队，相互分工协作。很快，李家村装修队和工程队在周边四里八村打响了名气，到 80 年代初已经颇成气候。尤其是改革开放春风吹拂到中国大地之后，各地都在加速发展，对工程队和装修队的需求空前高涨。

为了贴补家用，李金龙没读几年书。该读书时没有学校开学，等到学校复学后他的念书时间也已经耽误了。在他该读初中时还要从头读小学，勉强读了几年书，天天跟一帮小屁孩混在一起令他很受煎熬。在学会了"李金龙"三个字后就辍学了，父母也不强求，因为那个时代不读书很正常，农村中很少有通过读书成龙成凤的，而回家帮忙干活是很多年轻人的出路。1981 年，14 岁的李金龙背着父亲给他准备的工具包离乡背井，跟着一位和善的老师傅边做学徒边讨生活。李金龙做学徒有几个好处：首先家里减少一个人的口粮和上学学杂费；第二可以学一门手艺，至少将来有了吃饭的本领；第三虽然做学徒，乡里乡亲一年忙到晚，大部分师傅年底还是会发一点奖金，多少能拿一点钱回来贴补家用。这无疑是性价比很高的选择了。

李金龙跟着老师傅认真学、努力干，跟着师傅在苏、锡、常一带转来转去，虽然机会多但竞争压力也大。后来，师傅带着他们到南通，定点在启东。李金龙在启东待了三四年，慢慢喜欢上启东的饮食习惯，那时南通的发展刚刚开始起步，造房子、搞装修的活很多，一年到头忙忙碌碌没得歇。师傅很欣赏他，本来学徒要三年，眼见他成长快、脑子又活，害怕被人挖走，只当了一年学徒就让他提前出师了。第二年，师傅就给他发工资了，这是对他能力的肯定和激励。有所成就的人，总是会用异乎常人的努力，达到许多人数年才能完成的目标。一个没有接受过多少教育，在自己从事的领域干着最脏最累的活，但始终保持着积极向上的心态，这是一种可贵的品质。

出师之后老老实实跟着师傅干了四年多，蛰伏启东让他了解了工程项目承接、分工、执行的整个流程，以及所有物料采购与分配的过程。"如同古人山上学艺，五年下来，对整个行业非常熟悉了，再跟着师傅干下去没有什么奔头了，该自己出去闯闯了。"李金龙在启东的五年，正好赶上了中国经济风起云涌的时代，他赚了点钱回老家盖了新房，改善了父母的居住条件，盖完房钱就所剩无几了。"父母住的房子破破烂烂，四处漏风，下雨天外面下大雨，屋里下小雨，简直不是人过的日子。"他说到这里两眼闪烁着泪光，"大哥比我大 4 岁，早年跟着工程队四处转，赚了钱娶妻生子，家里还是改善不少。"

有一次他跟我说，农村太穷了，那种穷只有真正在农村生活过的人才能理解，我穷怕了，对贫穷有一种天然恐惧，怕再回到那个地方，回到那种吃了上顿没有下顿的时代。跟师傅干，有汤喝没肉吃，而我要吃肉，要做自己命运的主宰者！

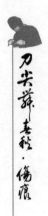

二、坠落尘埃，一切为生存

春节向来是中国人忙碌一年中难得相聚的时光，因为大部分人平时在外打拼，几乎很难着家，所以春节是华人最重视的一个节日。1986 年的春节对李家来说是一个值得纪念的节日，那年李家聚得最齐。原因很简单，为父母造的新房落成了，乔迁新居在农村是一件天大的喜事，必须要大操大办一下。但囿于条件，宴请范围并不大，只请了大约两三桌，叫了部分亲戚以及平素走动较多的左邻右舍。这个年过得煞是热闹，父母一整个春节脸上都挂着笑容，见谁都大声打招呼问好，邀请亲友到家里喝茶，言语间透着快乐，一直忙乎到正月十五。

外出讨生活的人过完十五就该收拾行装出门了，晚上一家人聚在一起吃元宵，席间李金龙突然宣布一个决定，明天将离开师傅自己组队去上海闯荡。每一句话都如同一个铁锤，敲击着父母的心，他们瞬间呆住了，脸上骤然晴转多云。20岁出头能跟着师傅干，每年往家里拿点钱就够了，安安稳稳，出去闯万一赚不到钱或者让人骗了怎么办？父母脸上写满了担心、不解、疑惑与反对。"说穿了就是担心，不希望我去，希望我还跟师傅，冒冒失失独闯上海的风险太大了。不过他们再担心也不会表达出来，并没有公开反对。"父母没有当场反对，但这顿饭却吃得无比压抑。第二天李金龙带着父母的无尽担忧踏上前往上海的路。他想趁年轻去上海挖掘自己的第一桶金。

作为刚到上海闯荡的新人，没有根基，没有资源，没人看得上他。而对于生意人来说，资源是第一位的，你手里有资源大家互相之间才能兑换，没有资源谁理你？头三个月碰得头破血流，眼见带出来的钱快要花光了，一起出来的小兄弟们明显按捺不住了，他们嘴上不说，但心里都很郁闷，天天闲着没活干谁受得了？出来混的都是想要赚钱的。李金龙虽然表面故作轻松，但内心焦虑无比。好在天无绝人之路，他到上海后并没有一味等靠要，而是很积极地跟老乡们走动，经常半义务地帮老乡做一些修修补补的小活。沙漠里的人，还会在乎是果汁还是矿泉水吗？吃到嘴里都是肉，管你苍蝇还是烤牛排！不挑不拣的工作态度为他积攒了不少好人缘。不久，他又想出一个办法，找大工程队挂靠，给人家适当抽头，有活就带着他干。这样，圈内对他的认可度不断提升，活自然多了起来，朋友也越交越多，慢慢也就站稳了脚跟。

要活干的艰辛恐怕只有他自己最清楚。大工程队的老板都会欺负新人，而应酬是最好的手段，喝酒是最直接的方式。他只得每天辗转于不同酒桌，跟不同老板周旋，要项目或者要钱。工程大小按照喝酒多少来衡量，要工程，喝！要钱，喝！一百万工程就是半斤酒一口闷，喝不了工程也别要了，因为总有人愿意喝。酒桌上的陋习，却是最朴素的决战，凭什么你要生存，不吃苦怎么生存？好在他的酒量很好，自称是"白酒一斤半的量"。不过酒量再好也架不住一晚上连轴转，只得喝了吐，吐了喝，经常喝到抱着马桶不松手。

这样的日子持续了两三年，生意却始终不温不火。喝酒要项目、喝酒要钱，周而复始。1990年春节后，有个老乡找上门来，跟他说有个"大活"——之前合作的工程队借口活太多、人手不足，坐地起价，虽然加的钱不多，但是老乡不想受这份气，不愿意助长这种歪风邪气，一怒之下终止了合作，问他想不想做。李金龙想都没想就应承下来了。

按照李金龙当时团队规模，根本没有能力承接这个工程。他虽然在上海三年多，手头有40条"枪"，但是这个工程需要上百人团队。李金龙把远在南通的师傅喊过来，再让大哥在老家整合了几个工程队，不到十天快速拉起了一个庞大的团队。他太想把这个"大活"干好，于是通宵达旦、没日没夜泡在工地上。他急需证明自己，在上海是能够闯出名堂的，也希望能够快一点开创出一片真正属于自己的天地，建立属于自己的功业。"我不能输，更不轻易认输，我忘不了离家前父母担心的眼神，我必须要成功。"我对他当时的心情特别能够理解，初到上海的人都想证明自己，谁愿让人瞧不起呢？在上海努力了四年后，是这个工程突然之间让他扎下了根，赚到了人生的第一桶金。曾经他给自己立下誓言，等未来有能力在上海立足后就让师傅来一起干，没有想到这个愿望要等到四年后才实现。此时，他尤为感念自己的师傅，因为没有师傅的鼎力相助，他是不可能一举拿下这个工程的。

成就从来是相互的。他终于在上海滩立足了，有了自己的公司、团队，有了初到上海想要的一切。金龙最喜欢的歌手是谭咏麟，尤其钟爱他的

《讲不出再见》，人生在世，需要习惯每一次的相聚离别。

1996 年他 30 岁时结婚了，两年后迎来儿子的降生，四年后迎来女儿，组成了一个相当完美的家庭，父母也过来共享天伦之乐。家庭带给他更多责任，他想要更加努力，给孩子们留下更多东西。父母经常劝他歇歇，夫人也经常劝他多休息，但他压根听不进去。他没有知足，想要再开足马力全速前进。"我要建立自己的独立王国！"他快速扩张业务，极速扩张团队，应酬也越来越多，一晚上要赶三四场饭局是家常便饭。很多时候半夜 12 点了，还要去唱歌喝酒，结束后去吃夜宵，回家已是凌晨三四点。他的生活里没有比事业更重要的事情，什么身体、健康，全都抛到九霄云外。

老天爷对他的努力给予了丰厚的回报。他的公司越做越大，财富急剧增长，"2004 年时我已经有十几个亿资产了，几辈子也花不完，完全可以提前退休了，但是我还想继续拼一拼。"絮絮叨叨地说到这里，还没有提到李金龙的病。因为不提这些背景，是根本无法理解他如此拼命的缘由，更无从理解他内心的想法。

总之，他梦想中的独立王国，似乎已经顺利建成了。

三、绝症面前，与命运抗争

2004 年对李金龙来说，是一个命运的拐点。原本顺风顺水的李金龙，在这一年被彻底改变了。

4 月中旬，长年的身体透支、日复一日的应酬，身体终于向他亮起红灯了。一天早上，他醒来后突然觉得很不舒服，浑身乏力，小便泛黄，就赶紧让秘书联系某大医院，便慌慌张张跑去做了一次体检。结果出来很不好，怀疑肝脏有问题，建议进一步做肝脏检查，并建议到东方肝胆医院找个专家看看。之前半年他就经常感觉身体不舒服，容易感到疲惫，右半边肚子还隐隐作痛，想当然认为是出差太多或酒喝太多，加上没好好休息，并没怎么当回事。

4月下旬，他拿着完整的检查报告，通过各种途径找到我的好朋友、东方肝胆医院的刘教授。刘教授在肝癌治疗方面非常有造诣，正是他让李金龙的生命得以顽强延续。刘教授很肯定地告诉他，他得了肝癌，必须马上手术。他一听肝癌顿时傻了，感觉天旋地转。肝癌？肝癌是个什么东西啊？我不是肝胆专家，就简单做个说明。这种恶性程度很高、发病率也很高的双高肿瘤，一般分为原发性和继发性两种。原发性肝癌起于肝脏上皮或间叶组织，是我国高发、危害极大的恶性肿瘤，后者称为肉瘤比较少见；继发性肝癌系指全身多个器官起源的恶性肿瘤侵犯至肝脏。李金龙得的是原发性肝癌，至于病因，长年不健康生活方式、压力过大、长期饮酒等皆有可能，是综合因素导致的，但谁也说不清究竟是什么导致他得了肝癌。

李金龙根本不能接受肝癌这个诊断，他觉得自己不可能得这个病。这非常符合多数癌症患者心理，他们总希望医院诊断出错或者觉得是医生判断出错了。有很多这样的患者，有些托人过来帮忙找专家，有些是后期病理骨折找我手术，都不约而同表现出对自身疾病的不解，甚至很多时候觉得自己身体很好，不可能、绝对不可能会患上这种病。李金龙祈求刘教授给他认真看看，帮忙找专家一起会诊。刘教授特别认真负责，答应了这个看似是质疑他权威的要求，专门为他组织了一次小型会诊。虽说是小型但实力强大，都是本院本领域的高水平专家。大家意见是一致的，建议尽快手术。

会诊意见让原本心怀可能是误诊希望的李金龙彻底绝望了。但他快速接受现实。多年经商让他形成了独特的思维方式，在没有最好的选择时不如坦然接受，做一个次优的选择。做完决定的那一刻他没有丝毫耽搁，立即办理住院手续，并恳请医生为他尽快手术。住院期间，妻子带着孩子来看他，看着两个幼小的孩子，他心如刀割，无法想象没有他的陪伴，孩子的未来会是怎样。他暗下决心要为孩子们拼一把。他还惦记着自己的父母，特意嘱咐妻子，无论如何不能让父母知道，双亲年事已高，年轻时缺吃少穿加上操劳过度，平素身体不是很好，都有高血压，如若此时把消息告诉二老，对他们无疑是巨大打击。他暗自祈祷这一次老天爷会像二十年前那般眷顾他，让他顺利挺过这一关。

刘教授快速为他安排了手术。术中发现是肝硬化后导致结节性肝癌，应该较早就会有症状，如果警觉一点应该可以早点发现。半年多前右下腹经常性的疼痛伴有疲劳感就是身体在给他发信号，但他却忽略了，因此错过了最佳诊断与治疗时机。刘教授为他做了局部肝癌切除术，使大部分肝组织得以保留，周围也没有发现转移病灶，手术并不大但效果不错。术后他恢复良好，刘教授也很开心，向他讲述了术中所见，判断属于早期肝癌，目前来看诊断正确、处理及时，未来应该会很不错，并叮嘱他好好休养，不可过于辛劳，最好把公司的事情稍微放一放。他很愉快地答应了，有了种涅槃重生的感觉，也没有了往日与天斗与地斗的豪情。出院后就把公司的事情移交给大哥去打理，偶尔才过问一下。

肝癌术后需要定期复查，前半年的复查情况良好，指标都非常理想。刘教授叮嘱他之后每三个月来复查一次就好，千万记住要避免疲劳、抽烟喝酒等，同时交代了肝癌有个关键期，即五年生存期。希望他积极配合，先顺利渡过第一个关键期。李金龙点点头，表示一定照医生的话做，一定冲过第一个五年大关。"刘教授的话必须听啊，以前太过于拼命，现在到了该认命的时候了。"第一次手术后李金龙再无往日的豪气，人有时候就要认命！但认命就有用吗？

他感觉一切都在好转，日常状态也好多了。父母看到他不再频繁出差，也不用每夜都应酬，心里很高兴，但殊不知他们的儿子正经受着无比关键的生死考验。

该来的总要来，第一次手术后两年半，常规复查时刘教授沉重地告诉他肝癌复发了，范围比第一次要大。这次他冷静了许多，认真询问了各种前因后果后，平静接受了第二次手术。刘教授再次帮他切除了复发部位。手术是成功的，但是这么短时间复发说明他体内肿瘤恶性程度在增加。刘教授非常负责任地向他讲解了复发的危害以及对他今后生活的影响，跟他再三明示了之后复发或转移的风险。

他非常耐心地听完了刘教授术后交代，两年多与肝癌抗争的经历让他想清楚了很多事情。他把第一次手术后的每一天都当作是老天爷额外恩赐给他的，有希望多活一天他就多开心一天，他就要多陪他的儿女多说一天话。他不愿意把时间浪费在无穷尽的悲伤里。手术、复发、再手术，存在再复发的可能，这一切都击不垮他，人的坚韧与不屈由此可见一斑。

"如果花钱可以买时间，我宁愿自己是个穷光蛋，只要可以健健康康活到 100 岁！"某天查房时他突然说出这么一句充满着哲学意味的话。

四、癌症复发，问路在何方

在两次肝癌手术后，他从起初的暴躁、愤怒、不平，到心态渐趋平静与乐观，其间经历了生死的考验，但他始终未向命运低头。他要让自己真正放下，放下事业与野心，希望可以更好地利用时间，不把宝贵时间用来悲伤。于是他开始把更多时间倾注在两个孩子身上，花更多时间跟父母聊天，他要抓紧每一分每一秒，跟自己的亲人们在一起。

说来也是奇怪，从 2004 年 5 月第一次手术，两年半后 2006 年 11 月肝癌复发，做了第二次手术，李金龙的顽强令他"亲身"经历了 2007 年、2008 年初的上海暴雪，5 月汶川地震的举国悲伤，8 月北京奥运会的举国欢庆，令人不得不佩服刘教授的手术，是他让李金龙多看了多少世间美景啊，这就是现代医学的力量！本来 2008 奥运会他还奢望去现场见证一下壮观的开幕式，但他打电话向刘教授询问时，刘教授非常坚决地制止了他这个想法。"那时候自己觉得可能没啥问题，马上就到五年关口，一切都很好，应该没有问题。"他自言自语道。

他只能继续在家调养身体，但又觉得实在太闲，闲得发慌，突然有奥运比赛可以看，定是不能错过好机会。于是他的生活规律又被打乱了，每日的小区散步不去了，中午休息也忘记了，天天盯着电视看，为夺金运动员欢呼雀跃。8 月中旬他在看一场精彩比赛时，看到激动处挥舞双臂、尽情欢呼，不注意左手碰到了衣架子，力量不是特别大，是寸劲的作用，但猛地感到左肩膀传来剧烈疼痛，左手瞬间耷拉下去。坏了，脱臼了吗？李金龙赶紧喊阿姨过来看。阿姨一看吓坏了，赶紧叫 120 把他送到医院找刘教授。

拍片后刘教授马上打电话给我，请我帮忙给他诊治。我当时正在 ICU 给刘冬换药，告知了刘教授我的位置，让病人带好片子到医院来找我。在李金龙从东方肝胆医院来到长海医院病房楼找我的时候，刘教授已经把他前面两次手术情况，以及他的怀疑一五一十发信息给我，节省了我好多判断时间。刘教授打完电话不到一刻钟，金龙已经到办公室门口等我了。有了之前刘教授的病情简介，看过片子我很肯定地对他说，他的左肩膀是病理性骨折，常见于癌症切除术后。其实也是从他开始，我对肝癌骨转移产生极大研究兴趣，特意交代学生把肝癌术后骨转移病人病理切片做进一步分析研究，期盼能找出肝癌骨转移通道。当然这都是后话。

明明患的是肝癌，怎么病又跑到左侧肩膀去了呢？又是什么原因导致了局部发生病理性骨折呢？病理性骨折是指骨的原发性或转移性肿瘤导致的骨折，特别是溶骨性肿瘤，原发性骨肿瘤中如多发性骨髓瘤、骨巨细胞瘤等；转移性骨肿瘤中如转移性肝癌等，不少原发性和转移性骨肿瘤有时因病理性骨折后才发现，病人会有休克、软组织伤、出血。李金龙左侧肩膀的病理性骨折是因为肝癌骨转移到左侧肱骨近端后引起的。

"医生，我该怎么办呢？"他极其痛苦地看着我，两次肝癌手术没有把他击垮，他的坚强值得敬佩。我跟他说从医学角度，这个病理性骨折可以判断由肝癌转移而来，癌细胞并不只是存在你的肝脏，在发现肝癌时有一些癌细胞已经随着血流跑到一些其他部位藏起来，即使肝癌组织局部做了切除，即使术后做化疗或者放疗，也不见得能够把体内癌细胞都杀死，这些隐藏在体内的癌细胞，在定居的地方会不断增殖，吃掉正常骨头，医学上称为溶骨性破坏，被破坏的骨组织承受力变弱，轻轻外力就会导致骨头断掉，比较合理的解决方案就是把左侧肩膀断掉的骨头全部去掉，换成人工的，假如不做处理的话，坏处是：一、局部会有疼痛不断刺激；二、左手彻底残废，丧失功能；三、生活质量大大下降。做手术的目的，是让他生命最后的生活质量高一些。

并不是所有病理性骨折都一定要处理的，说一下个人观点：一个看年龄，一个看部位。还有一个很重要指标：后期生存时间。对李金龙这么年轻的病人来说，无论如何都不应轻言放弃，这个年龄病人对生活质量非常在意，即使清楚知道肝癌出现骨转移基本可以宣判属于癌症晚期了。我们做了详尽的手术准备，跟李金龙及家人做了充分告知，为他做了左肱骨近端病灶切除＋关节置换术。术中所见印证了术前判断，确实是肝癌转移所致病理性骨折。

他成功接受了病理性骨折病灶切除＋关节置换手术，术后情况还不错，左上肢功能恢复在接受范围之内。但是我、刘教授和金龙心里都清楚，他最后的日子不会很多了。手术后他不想回家去，因为感觉自己无法面对双亲，不愿意让父母沉浸在痛苦焦虑中，便要求住在康宾楼康复。刘教授帮忙联系了康宾楼，我帮他安排了康复科医生给他做左肩部的理疗。我和他许多的交流、对他的了解，都是在他住康宾楼的最后时光里。

人生没有如果，从来都没有；人生只有结果，结果不论是否想接受，都要接受，而且必须无条件接受！

五、逆天改命，现实很骨感

"90 年代初上海刚有人买奔驰宝马时，我是最早一批买奔驰宝马的，厉害吧！我那时候想，要那么多钱干啥，我要享受，我要摆阔，要帅啊！1998 年浦东造某栋大楼，为了拿那个项目，我跟负责领导连干三玻璃杯白酒，加起来一斤多吧，那个项目赚了 6 000 多万啊，每次我路过那栋大厦都骄傲无比。"说起点滴往事，依然一脸得意。一个农家小伙靠自己努力在上海立足，打拼出一片属于自己的江山，确实值得骄傲。按他之前的设想，公司会继续发展，业务会越来越好，版图会持续扩张，再找个合适时机借壳上市。"我要做上市公司老板！"企业家普遍都有上市梦，很可惜李金龙没有等来这一天。

我依然记得李金龙最后时光里与生命的诸多抗争。他无数次跟我表达了求生的愿望，还经常会异想天开地说，要向世界求取最先进治疗手段，请全球最好的专家来延续生命，无论花多少钱都乐意。虽然没有邀请国外专家的疯狂之举，但我见证了他几乎每天请一个国内专家来会诊的高峰记录，任何人劝阻都没用。钱没有少花，却收效甚微。之所以用"甚微"，是想说如果真的能起到一点作用的话，那就是让他心灵可以好受一点，但从治疗角度来说是毫无意义的。可是那时候，即使是刘教授也不愿意打破他最后的幻想。

"虽然每个人都会死，但是我不想这么早就死！"他时常感觉老天爷太不公平，他这么拼命，刚刚拼出一片天，老天爷却要收他回去。任何人在求取金钱的过程中都可以耗费自己的全部精力，但很多东西并不是靠金钱就可以等价兑换的，比如说时间、健康、生命。

李金龙终究没有闯过刘教授说的五年大关。在他最后的日子里，通过公证立下遗嘱，将亿万家产分成数份：一份给父母养老，一份给妻子，大部分资产悉数留给两个孩子，并约定妻子只有等孩子18岁之后才有资格参与孩子的财产支配。他希望妻子可以帮助他守护好家产，帮他抚养两个孩子长大成人。但这一切，又有何意义呢？

"离别最是吃不消，我最不忍看你，背向我转面，要走一刻请不必诸多眷恋，浮沉浪似人潮，哪会没有思念，你我伤心到讲不出再见。"对即将离开的金龙来说，真的很难讲出再见。

初稿：2020 - 01 - 30　周四　22:20
修改：2020 - 02 - 19　周三　21:56
校对：2020 - 02 - 26　周三　00:23

以小见大

刀尖舞春秋·伤痕

每个人都是一台高度精密的仪器，再小的零部件也缺一不可。

——迦钰小语

一、张女士的小骨折

三国时张飞勇猛无比，某天跟刘备、孔明、关羽吹牛说，他天生神力，无所畏惧。孔明摇着羽扇笑说不然、不然，猛张飞肯定有所畏惧之物。张飞不服调侃愤愤道，如果孔明能说出他所惧何物，愿意当众低头服输。孔明在手心里写了一个字，随后展示给张飞看。张飞看后立即心悦诚服向孔明鞠躬认输了。大家知道孔明写的是什么字吗？原来，孔明手心里写的是一个"病"字。由此可见勇猛如张飞者也害怕疾病，更不要说众多世间凡人了。世界上什么病让你最痛苦？这个问题如同问"什么样的日子最幸福"一样，问多少人就会有多少种不同答案。在大多数人眼中，似乎只有癌症、瘫痪在床等不治之症才是最痛苦的，但对健康人来说，任何一种微小的疾病所带来的痛苦都可能会令人痛不欲生。

张女士，36岁，离异，有一个7岁的儿子随前夫生活，年前刚从杭州辞工回到苏北小城。2016年正月十六的早上，她特意去镇上百货商店准备陪儿子买新学年学习用品。前夫把小孩送到百货商店后，两人见面聊了没几句，就又互相埋怨起来，使她本来挺好的心情顿时乌云密布。她买好文具陪儿子一起吃了顿午饭，饭桌上也不甚愉快。饭后前夫把孩子接走了。回家路上，张女士一边沉浸在对儿子难舍的亲情中，另一边还在忿忿不平与前夫的情感纠葛。他们相识于打工时，婚后还算恩爱，公公婆婆对她很一般，动不动挑三拣四，起初为了孩子她百般隐忍，无奈后来变本加厉，老公偏软弱又不站在她那边，令她很无助，一怒之下离婚了事，把孩子扔给前夫就远赴杭州打工了。此次春节回来前，前夫一直求她，希望为了孩子能够复婚，谁知见面又是吵。后来我接触了她的前夫后发现其实她前夫人很好，对张女士很不错，欠缺一点就是软弱加极度自尊，即使内心已服软，嘴上一点不肯认输，用一句非常形象的闽南话形容就是：死掉的鸭子——嘴硬。

　　张女士气呼呼地走到小区楼下，心情不好加上速度快，踩到一块未融化的冰，站立不稳重重地摔倒在地，双膝猛地碰到硬邦邦的地面，右腿膝盖顿时肿胀麻木，剧烈的疼痛让她哭出声来。闻讯赶来的家人手忙脚乱地将她抬回了家，安顿在床上休息。妈妈细心地拿来冰块，用布包裹着给她冷敷，希望可以消消肿。在家躺了半天后，冰块换了好几拨，但肿胀仍不见好，稍微动一下就撕裂般剧痛。张女士是独生女，父母都60多岁了，家里没啥关系特别好的亲戚，再说已是正月十六，打工的差不多都走光了。无奈之下给张女士前夫打了个电话，问他能否帮忙把她送去医院。两口子虽然离婚了，姑爷还是经常带着孩子来看望外公外婆，双方关系一直不错。

　　张女士前夫接到电话，不出半小时就赶过来了。张女士刚开始不愿意跟他去医院，实在经不住父母苦苦哀求，很不情愿地一起到镇卫生院拍了片子。医生说张女士右髌骨骨折，不过骨折不严重，单纯裂痕骨折。治疗方案有两种：一个是保守治疗，打石膏就行；另一个是手术治疗，需要打钢钉进去。保守治疗优点是不用手术，卧床时间长一些；手术好处是开完刀就可以开始在床上活动了，缺点是植入钢钉一年后要再次手术拿出来，就是做两次手术。张女士一听骨折不严重，面露不悦地看着父母和前夫，责怪他们过分紧张、小题大做了。

听完医生分析，张女士内心已有答案，无论如何她都不想开刀，前后开两次刀、遭两次罪不说，她这个年龄还是爱美年纪。选择开刀，右膝盖要划两次刀口，留下刀疤后太有损形象了。从法律角度来讲前夫无决定权，就只在一边陪着，帮忙跑跑腿交交费。老两口从小对女儿娇生惯养，一向都由着她，再说医生讲了骨折不严重，并非一定要开刀。打个石膏时间久就久一点吧，张女士本来开春后也不急着去上班，在家陪陪父母，坏事变好事，正好休息休息。

髌骨对每个人其实还是很重要的，有些动物没有髌骨，下肢弹跳力会增加很多，比如澳洲的袋鼠，基本上是动物界的跳远冠军，袋鼠膝盖就没有髌骨，所以它向前跳跃时候，膝关节可以朝后屈曲，如同射箭朝后拉弓一样，增加瞬间的爆发力，可以弹跳得更远。有人可能会开玩笑，人没有髌骨会不会跟袋鼠一样成为跳远冠军啊？其实根本不可能，人体构造已经适应了必须有髌骨的状态，缺失的话问题多多。髌骨虽然是我们身上很小的一块骨头，位于我们人体膝关节前方，但它却是膝关节伸膝功能重要组成部分，能提高股四头肌力臂，伸膝时要承担 5 倍体重力量。

髌骨骨折约占全身骨折 1%。保守治疗是一种治疗方法，切开复位内固定才是首选。有不少专家说无移位的骨折通过保守治疗可以取得良好疗效，说什么膝关节活动不受影响，没有关节炎、肌力下降、疼痛等，包括有人做了研究对某些特定患者采用保守治疗，这些骨折台阶小于 4 毫米，研究结果 98% 功能优良。我对这些研究数据始终持怀疑与否定态度，我很少见到髌骨骨折患者保守治疗后有如此高优良率。保守治疗坏处是显而易见的，大多数患者保守治疗后膝关节功能受到不少影响，我经常建议此类患者，即使裂隙骨折，即使看着不严重，都要积极手术治疗。

封建时代，髌骨对官员就更重要了，那时官员见到皇帝或者比他级别高的，都必须下跪磕头以示尊重，下跪过程中如果不能掌握技巧，双膝关节过快或过重跟地面碰撞的话，特别容易导致髌骨骨折。男儿膝下有黄金，黄金可能就是髌骨吧，所以下跪需谨慎。古时高官年纪大到七八十岁时，主动选择告老还乡，可能大多数人有膝关节炎、关节下跪困难容易造成髌骨损伤。我特意查询相关记载，有些官员下跪过程中导致了髌骨损伤，久而久之在膝关节前方垫一个类似护膝一样的垫子，可以缓冲下跪时应力对髌骨撞击导致的损伤。

张女士毫不犹豫地选择了石膏外固定。打完石膏后，局部微动带来的阵阵疼痛暂时被暖和的石膏代替，疼痛瞬间消失了，她原来焦虑的心彻底轻松下来。她憧憬着一个半月之后，拆掉石膏的自己，又可以活蹦乱跳地满血复活了。

二、张女士的小烦恼

医生很负责任，给张女士配了一些消肿的药物让她回去服用。骨折病人局部肿胀，打完石膏后骨折稳定，渗出慢慢吸收，肿胀慢慢消退，部分病人会有肿胀加重情况。医生建议她回去后平卧床上，伤腿下面垫一到两个枕头帮助消肿，一周左右来院复查。

一周后张女士再回医院复查，骨折部位肿胀消退后，石膏有些松动需要更换石膏，由于相隔时间短，医生没有重新拍片子，单纯更换石膏就让她回去继续休养了。离开前医生交代，过三周即骨折满一个月要回来拍片复查。她回到家后，起初还是很认真地按照医生叮嘱，乖乖躺在床上，按照要求每天做下肢功能锻炼。但过了两周就躺得有些不耐烦了，便偷偷爬起来，撑着伤腿到阳台上晒太阳。接近三周的卧床令她浑身肌肉酸痛，此时坐在阳台上，腿搁在一张矮凳上，权且当作是抬高了，明显让她舒服很多。

我经常将患者这种抬高方式称之为应付医生式抬高。当患者到门诊复查发现下肢肿胀，我询问是否按照要求卧床、抬腿时，他们会非常肯定地回答说抬了。此时需要注意一点，他会说抬了，但不是说卧床、抬了。再询问家属，家属一般都会"出卖"患者，历数如何不听话、一天下来几次等。对于创伤后肿胀消退治疗本来就是八仙过海、各显神通，医生根据长期临床经验大数据病例研究下来，觉得抬腿有效，才会建议患者绝对卧床加下肢抬高。遇到此类不太听话的病人就要更加严格规定，跟他们明确抬高就是下肢高过心脏平面，才是有效抬高，才有利于下肢消肿。

石膏固定两周以后，张女士开始了应付医生式直腿抬高训练。每天吃过早饭，一颠一颠挪到阳台，拿本书或者电脑看看，腿象征性搁在矮凳上，舒服时还晃晃腿、跺跺脚。第一天下来，除了晚上睡觉感觉膝关节部位有些胀，脚面上能够看到右侧比左侧略微胖一点外，没有任何不适。老爸老妈是非常反对她下床活动的，跟她说医生反复交代不可以下床，但她回怼说父母太慎重了，医生都会故意夸大其词，她自己的病自己清楚，让父母放一百个心。

于是她就开始了无比舒适的康复训练，每天看片刷剧，右下肢直直搁着动也不动，偶尔老爸老妈路过喊一声，才不情愿动几下。日子过得很快，前夫经常到家里来看她，陪她说说话，聊聊以前恋爱的快乐时光，小孩也经常一起过来，使她重又感受到了家庭的温馨。他们俩相约，伤好了就去复婚，公公婆婆也很支持。张女士觉得虽然腿伤很不幸，好在生活待她不薄。伤后一个月，前夫早早接她去复查，医生让她拍个片子看看。结果骨头缝子还很清楚，没有长，叮嘱回去功能锻炼一定要加强，多抬腿有助于血液循环，能够促进骨折局部愈合，再不长的话就麻烦了。

张女士和前夫拿着间隔一个月两张片子，左看右看觉得没有大变化，回到家依然一副不以为然的样子，跟妈妈说恢复很好，医生总是喜欢言过其实，对医生反复关照完全无感的张女士，继续在家过着非常舒服的佛系休养。三分治七分养，老祖宗说过要七分养，这个养不就是躺着不动等它自然愈合吗？一天天过去，右脚面明显越来越肿了，每到晚上膝关节里面还隐隐约约有些疼，张女士想当然认为小疼痛就是骨头在愈合了。这种心态纯属于有些患者的自我暗示和自我安慰，他们会觉得伤口痒就是在长伤口了，并且越痒说明就越快好了。

疾病却压根不会按照你自己的想法去发展的，更不会靠自我暗示就可以痊愈的。她显然过于高估自己对身体的掌控，说句直白话，凡是这种过于自信、过于任性的人，早晚会看到疾病给她的脸色。一个半月本来是拆石膏的日子，不论如何到了这个时间节点，是必须要去掉石膏了，膝关节部位打石膏极限就是一个半月。医生帮她拆掉石膏后发现膝关节前方非常肿胀，像馒头一样，稍微动一下还是一阵刺痛。她对这种疼痛太清楚了，受伤时也是这种疼，于是隐约有种不祥预感。难道骨头没有长吗？这一次她的感觉非常准确，骨头确实没有长，骨断端出现部分吸收，骨头缝子比受伤时加大了。

医生耐心地跟张女士分析着，把受伤以来三张片子摆在一起，按照道理这种类型骨折通过保守治疗是可以愈合的，当然必须要患者绝对配合，她过于任性不遵守医嘱是一方面，另一方面可能她也有某种不容易长骨头因素在里面，才会导致骨不连发生，至于是什么因子医学上没有定论。我之后分析她的初次治疗片子时，觉得就算她不听话不好好训练，从临床角度来看愈合成功率也是极大的。延迟愈合应该是多重因素导致的，治疗追求的是多方合力，在无法明确知道她是否有阻止骨折愈合因素时，我们暂且可以把原因归咎她的任性和佛系训练。医生给张女士下了一个医学诊断叫延迟愈合，从骨折角度来说到了该愈合时没有愈合，就属于延迟愈合范畴了，此时要么选择积极一点立即手术，要么选择继续等待看看能不能有愈合机会。听完医生的话她的脑子里顿时嗡嗡作响，一时拿不定主意，压根听不进医生的任何建议。她想，都吃了一个半月苦了，这一个半月打石膏是人过的日子吗？每天半夜被石膏冻醒，皮肤上多少冻疮，我不能吃完打石膏的苦后再来吃开刀的苦，这时候开刀还不如一个半月前就开呢。我不受这个罪，坚决不接受。她突然变得歇斯底里，号啕大哭。

张女士感觉自己好冤啊，怎么这么倒霉？这种心态很合情合理，刚刚过去的一个半月对她来说是极度痛苦的，下肢打石膏的冰冷感觉，等同数九寒天右脚时时刻刻泡在冰水里，是相当难过的；天天被动窝在家里犹如软禁了一样，对于一贯自由自在任性的她来说，根本不是人过的日子。

张女士难，医生更难！尤其这种经历过保守治疗的病人，再跟她提手术，很少有能够一下子接受的。大多数患者的本能反应是，既然有保守治疗，那就肯定保守能够好。这是对保守治疗极大的误解。许多骨折患者及家属因为惧怕手术自己选择保守，期望能够达到愈合目的，这种良好愿望未必有美好结果。从科学角度必须明确，不是所有骨折都能保守好，比如张女士，虽然骨折简单却没有保守好。

打石膏没有好，再打石膏会导致膝关节后期僵硬，临床上尽量要避免，手术又不愿意。在她强烈要求下，医生暂时给她膝关节外面穿了个临时性外固定辅具，活动时不会疼痛，医生再三交代尽快手术为好，张女士答应回去跟家人商量一下，然后带着沉重心情回家了。

三、张女士的大烦恼

回家后，张女士已经没有往日的自信和神采了，医生的话如同紧箍咒一般，时时刻刻刺着她的心，傻傻躺在床上，有些失望，也有些失落。前夫跟她爸妈说了现在情况和医生建议，老两口听完劝女儿去开刀，前夫也在旁边帮腔说赶紧去手术。本来心情就不好的张女士一听前夫说开刀，马上气呼呼说，要开你去开，我不开！

从此她天天躺在床上，不吃不喝或少吃少喝。老两口有些心疼，和前女婿一起四处寻访名医和偏方，传统中医药治疗跌打损伤确实有奇效，我接触许多正规机构都有不少独到治疗手段，值得西医骨科好好学习，但一定要选择正规的医疗机构才比较安全。张女士显然不能接受第一次保守治疗的失败，她不从自身分析原因，一味认为就是第一次看病的医生看坏了，心态明显从一个极端走到另一个极端，有点不相信公立医院医生了，转而对土郎中信任有加。在这种心态驱使下，家人想尽一切办法去寻找土方，只要有人说哪里有啥好法子，就马上跑去寻药方来或喝，或贴，或熏，可惜收效甚微。直到有一天有个邻居说，某地有个专门治疗跌打损伤的，喝几帖药很快就好了，他的远房亲戚就是被这位神医治好的。邻居热情帮忙预约了非常难求的号，前夫赶去求来了 10 帖中药，神医说吃完之后一定药到病除。

　　十帖中药吃完过去了将近四个月，再次去拍片再次失望而回，十帖中药并没有治好她的小小髌骨骨折。事已至此，一看各种办法都试过了还是没有进展，她不想再等了，一直耗下去不是办法，父母年事已高，前夫也有自己工作，护理压力太大了，她决定选择面对现实，接受医生建议进行手术治疗。当地医院迅速为她安排了手术。手术比较简单，医生选择常规的克氏针张力带固定，手术方式选择没毛病！两周之后张女士拆线出院回家了。出院回家后又开始数着日子过，一天、两天；一周、两周；一个月、两个月……手术之后疼痛始终未减轻，每次找主刀医生检查，都说情况良好需慢慢恢复，让她有点耐心。家人也安慰她：伤筋动骨一百天，不要太着急，慢慢来。

　　对张女士来说，长时间来来回回治疗与折腾，膝关节僵直无法弯曲了，有更加难言之隐困扰她。她难过的不仅是碎骨难愈的孤独和无法工作失去生活来源的痛苦，最害怕的是每一次上厕所对她来说是一次次酷刑折磨。很多人不知道膝关节手术带给女性的痛苦，对男士来说小便站着就可以解决，对张女士来说受伤半年多以来，由于骨折部位没有愈合，膝关节打不了弯，大小便对她来说每一次都是折磨，有时候小便就是一条腿站着，一条腿撑着，小便顺着另一腿流下去。多么可怕和痛苦的画面！她根本不敢出门，即使难得出门去复查也不敢多喝水，因为无法自如上洗手间。

　　好心邻居看她手术半年后还没有好，跟她父母商量后带着她前夫又去找神医弄来几帖膏药，希望助她药到病除。在中国永远存在着一个比医生高明的名医，那就是邻居。我替人看病时经常遇到病人说，我邻居说了什么药有用，我邻居说了是什么毛病，我邻居说了不需要开刀。在中国当医生蛮难的，不时要与度娘理论一下，偶尔还要跟好邻居斗智斗勇。神医膏药有没有作用不敢说，反正右膝关节前方皮肤实实在在弄破了，可能药膏里面含有损伤皮肤的成分。她的膝关节刚刚开过刀，皮肤比较脆弱，被膏药弄破在所难免。屋漏偏逢天下雨，骨头没有好，皮肤又搞破了，雪上加霜啊！只好天天跑医院换药，前夫对她有情有义始终陪着，儿子也懂事，知道妈妈生病心情不好，经常过来陪她，给病床上的张女士带去许多温暖。

不顺心的事情一件接一件，断断续续折腾了将近一年，右膝盖上的皮肤时好时坏，身体弱一点时会有大量渗出，皮肤暗红色看起来很吓人。骨头没有长好，关节功能越来越不好，稍微一活动就感到剧痛无比，不要说正常行走，即使轻轻触碰都会引发剧烈疼痛。张女士想不通，一次小小意外何以造成如此严重后果呢？家人越来越着急，带着她四处求医，走遍省内大大小小医院，医生都给出一样的诊断：右髌骨骨折术后骨不连，皮肤感染，右膝关节僵直。骨不连、皮肤感染、膝关节僵直，一个个陌生的医学名词像一场场噩梦，缠绕着一家人，原本一个简单的骨折却愈演愈烈。医生说因为受伤超过一年多，骨断端吸收非常严重，存在明显骨缺损，传统治疗方法无法有效固定骨块，手术极为棘手。走遍那么多医院，没有一个专家愿意再次为她手术。难度极高效果很可能不理想，不是每一个医生都愿意去尝试这样的挑战。

时间一天天过去，希望也变得越来越渺茫，每天只能干坐着或平躺着，稍一活动疼痛难忍，右侧膝盖仍肿得像馒头，每一次大小便仍然无比痛苦，这种痛苦无人能体会，无人能理解。年迈双亲不得不 24 小时照顾她起居，体力和精力渐渐不济，有一天老父亲去帮她配药回来途中，进小区不小心踏空一个台阶，老先生害怕手里的药掉到地上弄脏舍不得放手，一个趔趄摔倒在地，比较幸运的是老先生单纯踝关节扭伤，没有伤到骨头，但患有高血压身体也不是很硬朗，受伤后走起路来更是一瘸一拐很不方便。每每看到父亲走路的样子，张女士更是心酸不已，本来应该安享晚年的年龄，却还要如此受罪帮她忙里忙外，一种不能孝顺父母却又拖累父母的自责让她羞愧难当，她不知道这样的日子何时是个头！

张女士的心像渐渐熄灭的火苗，慢慢丧失了对生活的希望，自杀念头时不时在她脑海里闪现。每天躺在床上翻来覆去琢磨，哪一种自杀方式既不会让爸妈痛苦，自己也能走得痛快一点。但是一想到父母白发人送黑发人的残忍，又生生把念头压制下去。"深感自己求生不能，求死不得。不能正常小便的痛苦，非一般人所能承受，毫无做人尊严，生不如死，真的生不如死啊！"

时至今日，虽然距离我给她治疗已经过去两年多了，但是她说生不如死时的神情，那种无奈和绝望，始终烙印在我的脑海里。病人的痛苦，有时候如同陷入沼泽中的旅行者，使劲想往外爬，却又被沼泽陷阱不断往里拽，始终无法自拔！而医者所能做的就是在恰当时间出现，用恰当方式，帮助她从沼泽陷阱里成功脱身，这就是医者的价值和意义！

四、张女士的大喜悦

失望中苦等苦熬了几个月依然没有任何好转迹象，张女士慢慢从失望转为绝望，她觉得自己残废，不愿意再劳累年已花甲的母亲，心里记挂着无人照料的父亲，思念着无母陪伴的儿子，整日以泪洗面，自卑得不敢看阳光灿烂的窗外，这根本不是正常人的生活！

就在偶尔想要为离开这个世界做准备时，又会被看到儿子时的亲情与不舍暂时打消了自杀的念头。2017年6月，距离她受伤约一年半后，一个在上海打工的小姐妹趁周末回老家参加哥哥婚礼，听说她受伤了特意赶来看望她。小姐妹一看她的情况非常担心，跟她说单位有一个同事也是膝盖受伤，在上海一家大医院治好了，建议到上海试试看。张女士一听有地方能治好她的腿，二话不说立马答应。小姐妹的话如同绝望中的救命稻草，她想要，也必须紧紧抓住。

我对小姐妹口中的这位受伤的同事印象深刻。2015年夏天某个下午，长兴岛某大型造船厂 47 岁工人老李，指挥塔吊时被塔吊的钢绳扫到，当即从 3 米高平台跌落，导致左膝关节开放性漂浮膝损伤。漂浮膝，顾名思义就是组成膝关节的股骨远端、胫骨近端都骨折了，还同时合并了髌骨骨折，是膝关节损伤中特别严重的一种。老李当即被送到长海医院急诊，5 点多钟小曹汇报说有一个非常严重的创伤病人需急诊手术。我马上过去查看伤口，开放口子跟骨折部位无关，即交代小曹准备手术器械。老李相对比较年轻，肯定是家中主要劳力，为了确保后续功能，决定一期行全部骨折复位。晚上 7 点手术开始，凌晨 1 点半结束。术中出血控制不错，大概出了 1 500 毫升血，输了接近 2 000 毫升，术中术后非常平稳，恢复也很好，很快重返工作岗位，我有个好朋友小张在长兴岛开了家农家乐，跟老李是同乡，张女士小姐妹是在小张农家乐当业务经理，平素跟老李很熟悉。

当时是周日下午，张女士跟父母简单商量了一下，打电话把前夫叫过来帮忙。父母年事已高，老父亲腿脚不利索，前夫主动提出陪她到上海看病。热心小姐妹马上联系小张，拜托小张跟我联系，如有条件希望手术尽快安排。周一中午，一行三个人乘车从老家出发，辗转来到上海，赶到医院已经是周二早上 10 点多了。

周二早上正好我专家门诊。她在前夫搀扶下一瘸一拐走进诊室，我询问了受伤和治疗过程，查看了各种资料，耐心听完她的诉说，随后为她做了必要检查，确诊为髌骨骨折骨不连合并皮肤感染及膝关节僵硬。她的骨不连是最为棘手的类型：萎缩型骨不连，骨折块吸收厉害，传统治疗方案很难实现有效固定，固定不牢可能导致再次失败，一旦再次失败，对病人信心打击可想而知；同时手术切口一直伴有低度感染，稍有不慎会导致深部感染，那就是灾难性的了，再加上膝关节僵硬，术中术后功能重建压力山大。三重困难如三座大山合而为一，实在是难上加难，难怪那么多医生都不愿意碰呢。

髌骨骨折治疗经历过一个非常特殊的认识过程。二十多年前很多专家觉得髌骨是人体最不重要的骨头，骨折的话基本选择切除术，上极骨折，切；下极骨折，切；粉碎性骨折，全切。有个师兄参加职称考试正好考到这道题，他选择切开复位内固定，答案是髌骨切除，最后答题错误。其实完全可以理解，二十多年前治疗手段单一，理念落后，对髌骨粉碎性骨折办法不多，传统克氏针张力带能起的作用有限，切除是没有办法的办法。从 1986 年开始，导师研发记忆合金聚髌器，能有效解决各种类型髌骨骨折，我从读研究生开始做得最多的、研究最深入的就是髌骨骨折。聚髌器采用记忆合金材料，具备奥-马互逆的特性，在体温驱动下功能爪可从五至九个方面对髌骨产生持续、稳定、立体、向心加压聚合力，为粉碎性髌骨骨折提供"记忆性聚合加压"的生物力学环境。记忆合金具有良好的组织相容性，是理想的生物功能材料，为应用生理性成骨力值概念治疗骨折提供有力依据。

病情太复杂，现状不容乐观，不敢保证后续治疗效果和功能，门诊时间较紧，来不及想太多，我跟他们说："先住院吧，我们再尽力想办法。"说完给患者开了住院证，我可以感受到他们一行如释重负的神情。

张女士住院了，我的压力来了。接下来时间里，不论走路、吃饭还是睡觉，脑海中想的都是这个病例。矛盾，实在是矛盾。聚髌器优点很明显，切口是内侧弧形切口，能有效避开之前前方正中切口，但已有皮肤低度感染必须先控制，否则难保不引起进一步感染；另一个优点是能够将不愈合骨块聚拢，提供有效加压力，再辅以新鲜植骨，理论上会大大促进骨不连愈合。其实在门诊看她片子时，初步方案即在心中闪现，只是必须反复推演，确保成功。不管采用何种方式，膝关节前方皮肤必须要先搞定。关键时刻同事老贲亲自保驾护航慷慨手术，把膝关节前方皮肤短期内控制在一个可以手术的状态，谢天谢地！

入院十天左右，皮肤条件创造好后，我决定为她进行手术。术前专门跟他俩进行常规谈话，特意交代传统治疗方法风险太高，这是他们四处求医无果的原因，如果还沿着传统思路做，失败风险很高，考虑到她之前已出现过轻生念头，一旦再次失败后果不堪设想，可能永远失去手术机会。

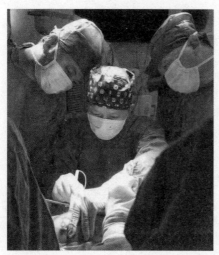
图3　张女士手术进行中

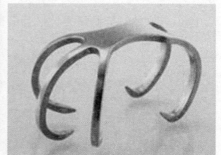
图4　记忆合金聚髌器

我建议使用我们自主研发的聚髌器，切口比较小，聚髌器能够将不愈合骨块抓起来牢牢固定在一起，而且聚髌器加压作用有利于术中植骨，手术相对简单，对患者打击小，恢复更快，风险要小得多。听了我的分析，他们一致同意按照我的方案手术，"医生您放手做吧，来到这里已经没有顾虑了，一定积极配合治疗。"

　　台上一分钟，台下十年功。经过两周详细术前准备，手术方案、器械选择、固定方式均已烂熟于胸。充分准备下手术异常顺利，耗时仅一个多小时，出血不足100毫升，术中去除了大量骨不连端纤维组织，植入部分取自骨盆部位的松质骨，对僵硬膝关节进行适度松解。一切进行得都很完美。结束后我告诉她手术很成功，后期再配合适当功能锻炼，恢复正常生活问题不大，不要担心，关键在于认真锻炼。出院时又特意再三叮嘱，给她制定详细康复计划，要求每天按照进程认真执行，并劝慰她务必好好休养，有病痛就积极治疗，任何时候都不能失去对生活的信心。以后每个月张女士都会到上海来复查，三个月后可以自如下蹲、起立，行走不受任何影响，以前困扰她的大小便问题顺利解决，每一次门诊复查状态都越来越好，笑容也慢慢回到曾经哀伤的脸上。

2018年春节刚过，第一个周二下午3点多钟，当我看完最后一个病人准备离开门诊时，张女士走进我的诊室，后面跟着她前夫。一看是她便打了招呼："你们好啊，好久不见还好吗？有啥不舒服吗？"

"我没有啥不舒服，您看我全好了！"张女士一边回答，一边演示下蹲起立给我看，在诊室里走来走去，确认已经完全恢复，"我今年准备到上海打工，今天给您送喜糖的，我们俩复婚了。"说完张女士把身后老公一把扯到我面前，她老公的脸一下子红了起来，"我们准备一起到上海打工，感谢您治好了我的腿，救了我的命，让我们一家人又团圆了，谢谢您！"看着幸福的两口子，我油然而生一种自豪感，为他们的幸福生活真诚祝福。

我经手治疗过太多病人，对很多人都有深刻印象，而眼前这位曾经的病人此刻正沉浸在无比的幸福之中，已经无法从她现在的精神风貌、步履身姿、容貌面色中找到半点曾经绝望无比的痕迹。小病症、大痛苦、小手术、大德行。身为医生，解除他们的病痛不正是我们的责任吗？

为医者当有仁心，成大师者，当有匠心！

初稿：2020-02-04 周二 21:50
修改：2020-02-20 周四 13:20
校对：2020-02-26 周三 01:11

断肢之殇

刀尖舞春秋·伤痕

截肢一刻钟，患者一生痛；保肢十年功，亲人乐到终。

——迦钰小语

一、小顾，与钢锭无情相吻

2009 年 8 月，天气闷热，万里无云，从办公室望去远远看到体院绿瓦楼，它曾经是我们军训阅兵的主战场。绿瓦楼前两片足球场，上面连只鸟都没有。来上海这么多年什么都好，唯一无法接受的是上海夏天，干热无比。我特别好流汗，夏天外面走一圈衣服就湿漉漉了，好处是可以减肥，一个夏天下来能瘦十多斤，算是福利了。以前读书时，夏天是最难过的，尤其再碰上梅雨季节，每天穿着密不透风的雨衣和胶鞋，行走在宿舍与教室，感觉整个人一直是湿湿的，很多同学因此染上了脚气。紧邻医院有两家超大型央企，中国最大钢铁公司——宝钢和最大型造船厂——江南造船厂，因此外来务工人员密集，一派熙熙攘攘、欣欣向荣景象。

虽然安全天天挂嘴上，可我接诊的工人因重物砸伤失去肢体的案例年年增加。1999 年到 2004 年我读书期间，跟着上级医生没有太多话语权，没话语权就是上级医生说啥你执行就是，可以发表观点，但上级医生基本不会理你，三甲医院里等级森严程度超乎你的想象，上级医生"放个屁"

都是香，作为下级医生首先要明确这一点，否则你会"死"得很难看。

医院里都有鄙视链，骨科内部也有：脊柱关节的"看不起"创伤的，认为脊柱关节病人相对知识层面高一点，创伤患者大多是一线工人，故创伤医生被称为烂手烂脚处理专业户。但是我骄傲，能够治好烂手烂脚，给患者带来实实在在的好处不是更大吗？创伤医生大多时候遇到的患者不是达官贵人，亦非富豪老总，而是背负家庭希望来上海拼搏奋斗的底层打工者，承担着最重、最危险的工作，随时面临伤病的威胁。每年因重物砸伤导致手部或下肢毁损伤截肢的不少于 10 例。再追溯到我 1988 年在济南军区总医院的实习，接诊了大量断手断指再植及截肢术，那时山东发展刚起步，劳动保护比较薄弱，起初我对截肢术没有特别感觉，一台手术而已，唯一区别是截肢手术多一个程序，需报院里审批才能做。随着经验积累，手术熟练程度提升，截肢所需时间也从一开始一小时缩短到半小时，心情从最初的轻松变得越来越沉重，毕竟这些工人都是各自家庭的顶梁柱，肢体截掉了就再也长不出来了。

毁损伤是指致伤因素对肢体主要血管、神经和软组织的毁灭性破坏，早期受损肢体往往合并难以控制的感染，轻则必须截肢，重则危及患者生命。把受损严重人体结构再重新拼接起来，对医者的技术与心理素质是非常大挑战。说句直白话，如同把肢体血管、神经、肌肉放在绞肉机里绞了一遍，混合程度约等于"肉糜"。当时医疗条件对毁损伤治疗手段有限，频繁换药，其实还涉及毁损肢体肌肉坏死程度判断、肢体血运重建、肢体坏死感染清创、皮瓣覆盖选择时机、皮瓣随访、肢体功能重建、康复锻炼……

难，确实难！但面对一个个截掉肢体的病人，总觉得很惋惜，很心痛。但就因为难而什么都不做吗？我不断告诉自己应该为这些可怜的工人兄弟做点事情。医生对毁损伤肢体选择一截了事的道理很简单，因为截肢风险比较小，从医学角度很多毁损伤确实应该截肢，选择截肢无可厚非，无可诟病，之前没有人尝试保肢，毕竟风险太高，随时可能感染、毁损端肢体坏死、保肢时间长、经济投入大，稍有不慎人财两空，钱花了，时间花了，肢体还是没有保住，那时病人和家属会不理解你，这就是医生的困境。选择毁损肢体保肢，不仅对患者是一场漫长持久战，对医生意志力、判断力也是极大考验。

明知山有虎，偏向虎山行！我跟多年合作的好搭档老贲，提出我的想法，他特别支持。我和老贲的特殊友情始于 2000 年，合作拯救过的危重伤患者不计其数，纵使年代久远，许多患者也已渐渐淡出记忆，但我们一起确定下的基本原则，却贯穿于之后许多共同拯救的毁损伤患者中。毁损伤难点不只是软组织重建，骨骼重建更是难中之难。没有好骨架，皮之不存、毛将焉附、骨之不存、肉将焉附？我们俩分工协作，我主攻打造骨架，把毁损伤骨骼构建好，老贲负责软组织重建。每次遇到毁损伤患者，我们俩会互相开玩笑，老贲常说你有本事把骨头弄好，我就有本事把软组织重建好。他没有吹牛，事实确实如此！

我和老贲进行技术储备的过程中，一直感觉没有太多把握，有技术原因，有病人、家属以及单位压力，很多病人还是一截了之。一直到小顾的到来，他成为我们成功抢救的第一例毁损伤病人。

小顾，31 岁，宝钢某厂工人，家中独子，父亲白发苍苍年过六旬，母亲身患高血压、冠心病、脑梗后遗症。小顾年初刚结婚，妻子怀孕 28 周，父母带着儿媳妇在宝山乡下种菜，典型的三代同堂中国式家庭。家庭主要经济收入全靠小顾，菜地卖菜收入只能偶尔贴补家用。小顾虽没读过多少书，但为人憨厚，工作踏实，为了家庭幸福和即将到来的小生命，他非常争气，干活绝不迟到早退，经常主动加班。他主要负责钢锭搬运和清点工作，需要付出很大体力，并需要具备责任心。小顾任劳任怨，任何粗活重活绝不推辞。他勤恳工作的态度得到了领导赞赏。平时，他直爽、热心、助人为乐，工友遇到困难他会主动去帮忙，大家都视他如兄弟，经常邀请他吃饭、喝酒。工作之余小顾最喜欢踢足球，周末放假经常和朋友踢几场友谊赛，他甚至想好了，等孩子长大后要带孩子一起踢球。生活虽不富裕却自然惬意。

由于工作能力得到公司上下的一致认可，单位准备年底给他一次晋升的机会。8月某天早上，小顾吃过早饭骑着自行车来到熟悉的岗位上，拿起数量登记本，投入一天忙碌的工作中。那天需要清点库房钢锭数量。当他聚精会神地对A区钢锭计数时，意外发生了，库房侧方钢锭不知何故突然滑落，猝不及防的小顾来不及避让，右小腿瞬间被钢锭死死压住。工友们迅速齐心协力将钢锭移开，小顾的伤势让工友们大吃一惊，他的右小腿被钢锭砸得稀烂，血肉模糊，血哗哗往外渗。剧烈疼痛让小顾几乎要晕死过去，泪水与汗水瞬间掉落。慌乱过后，一名工友从角落里找来一条废弃已久的电线，快速在他大腿根部进行了环扎，才暂时把血止住。此处要为这个工友点赞，这是创伤救治的第一步，否则小顾是否能够坚持到医院还是个未知数，毕竟，失血性休克随时会要了他的命！

小顾的腿，就这么被钢锭无情地吻上了！

二、截或保？一道艰难的选择题

未等120救护车到来，小顾被同事送到工厂周边的二级医院。拍片后确认右踝关节以下粉碎性骨折，完全分不出解剖结构，骨头碎散，混杂在一起。接诊急诊医生简单询问病史后，看过片子再查体，一看是毁损伤，血肉模糊的组织结构已然分不清楚，就建议立即手术，能否保肢需要术中探查后再定。汇报上级医生五分钟后，急诊医生改变主意说医院级别低，没有修复重建团队，保肢手术做不了，伤势严重，保肢成功率太低，建议截肢，或去大医院试试看。工友们不敢替小顾做主，他们知道小顾是家里唯一劳动力，截肢对他家意味着什么。工友们赶紧将小顾父母及妻子叫来一起商量，工友们清楚重物砸伤在厂里不罕见，见到过以前一些工友肢体毁损严重，一开始坚持保肢，坚持到最后好多人并没有好结果，甚至为了保肢多次手术后肌肉还是不断腐烂，接通血管又栓塞，最终还是免不了截肢的命运。

剧烈疼痛与医生的截肢建议，让小顾无所适从，心在慢慢下坠，幸好父母和妻子在工友们七嘴八舌给小顾出主意时候赶来了。老妈一听截肢马上血压升高，工友赶紧把老太太扶到一旁坐下吸氧才好一些。小顾父亲使劲求着医生，希望可以尽力保肢，但是得到的答复都是一样的：做不了。怎么办？"走，我们去找最好的医院给你治疗。"小顾家人转了几家医院，无一例外，当医生见到小顾稀烂的小腿，而家人还坚持保肢时，都说保肢意义不大，最终可能肢体和钱财两空。

隔着急诊室玻璃窗，看着家人和医生一次次"谈判"、一次次恳求、一次次落泪，小顾陷入深深自责和愧疚中，绝望地拽紧拳头，用力捶打着胸口和右小腿，怪自己疏忽，怪自己麻痹大意。截肢意味着失去工作，不能赡养年迈父母，不能照顾怀孕妻子，不能教自己小孩踢球。平生第一次，坚强的小顾当众落泪。

一家人一筹莫展之时，小顾领导打了电话过来，"你不要担心费用问题，放心！你是我们员工，我们会尽一切努力治好你！"电话刚落厂值班主任电话过来了，"小顾，我们帮你联系了一位熟悉的医生，之前厂里工人开放骨折找他做过手术，手术很成功，你直接去找他吧！他答应会尽力帮你保肢的！"小顾万万没想到两个突如其来的电话改变了他的一生。两个多小时后小顾被紧急转送到医院找我。各位可能会觉得奇怪，为啥小顾没有第一时间送过来？后来才知道，当天工友们忙乱中没有跟领导报告，而是直接带着他四处就医，幸亏半道上班组长抓紧跟安保部门报告，才转而联系到我。

2009 年 8 月，对小顾来说是个转折点！博士毕业四年后，2008 年我评上副主任医师、副教授，2009 年正好独立带组，意思是我可以主宰手术方案了。虽然没有在临床中真正保过毁损伤肢体，但是与老贲一起积累了很多毁损伤保肢技术，感觉总有用武之地。小顾被 120 送到骨科急诊室，急诊医生给我打电话时语气急促，大声呼喊："快来，快来，急诊来了个重物砸伤患者!"长期救治创伤患者的经历让我意识到,对开放伤不容许丁点怠慢和疏忽,是最好诠释"时间就是生命"的地方,时间有时候甚至会决定肢体能否具备保的条件,保肢术后功能恢复如何很大程度与受伤抢救时机密不可分。

不出所料,赶到急诊抢救室一看,一个年轻力壮小伙子无精打采地躺在转运车上,血压只有 90/60 mmHg,休克威胁着他。小曹正准备打开纱布检查伤口,我赶紧制止住他。我嘱咐小曹先补液、备血,待输上血后血压稳定再说。小顾右下肢被一层又一层绷带和厚厚纱块包裹着,厚纱块已被渗出的鲜血染红,外面纱布部分被血浸透,部分已经干结,有些地方滴滴答答渗着血,凑近右足部马上一股血腥味扑鼻而来。血很快取来迅速输上,通过输血、输液维持血容量,休克得到暂时缓解。

趁这间隙我请老贲一起检查伤口。解开包裹得严严实实的纱块,一股更浓烈的血腥味隐约夹杂着一丝腐败气味扑鼻而来。这是一例小腿严重毁损伤,受伤已经有近三个小时,肌肉组织由于严重缺血,深层肌肉开始腐败。目前最恰当、最直接的治疗方式就是截肢。手术短平快,还能明确控制出血,也防止肌肉坏死带来的毒血症。这是当时小顾治疗的首选!

检查完伤口我和老贲走到抢救室门外。伤情太严重,踝关节以下几乎完全毁损,时间拖得有些长,截肢在所难免。怎么办? 我问老贲,有没有信心一起保保看? 老贲很慎重说可以试试! 跟他商量完,我们又一起走进抢救室小顾跟前,未等我开口,小顾艰难张嘴说道:"医生,我的腿还能保住吗? 我们已经转了好几家医院都建议截肢。我不能没有这条腿啊! 我相信您,相信医院,相信这里的医生,您一定要帮我啊! 求求您了!"小顾眼角泛着泪花,双眉紧锁。"这种情况我还是建议……"话刚说一半,抢救室外传来急匆匆脚步声,门"吱"的一声被推开,小顾家人赶到了。抢救室家属是不能进的,特殊情况,我正好也想跟他们一起商量对策。小顾妻子挺着大肚子,孕 28 周以上,小顾父母头发花白,岁月沧桑没少在他俩脸上留下痕迹。看着这一家人我心软了,建议截肢几个字始终没有说出口。

"爸，妈，老婆，对不起！是我不小心！"小顾泪流满面。"放心吧！这是上海最好的医院，你的腿一定能保住的。是吗，医生？"小顾家人看着我说。

我一怔，刚到嘴角的话又吞了回去。截肢对医生非常简单，保肢往往要付出极大努力克服重重困难，想想这么多年截掉的肢体，无一例外给患者和家属带来极大痛苦，再想想 2008 年在汶川抗震第一线参与救治时，总是说要不抛弃、不放弃，小顾正值壮年年轻力壮，是家里唯一劳动力，放弃保肢、选择截肢意味着家庭永远失去主心骨，家庭、婚姻顷刻土崩瓦解，对于未出生的小宝宝更是极大未知数。难道对毁损伤，连一丝希望都要从他们心中夺走吗？难道不应该勇敢去闯一闯吗？

"好！我们尽力搏一搏，希望能保住！"我咬牙说道。可是真的能保住吗？我心里打着拨浪鼓，没有十足的把握。

三、小顾，第一个吃螃蟹的人

在抢救室里，我和老贲、小顾和家属再一次分析了病情，小顾的情况是小腿以下毁损伤，主要血管神经和软组织广泛破坏无法进行修复，由于解剖结构损伤严重，即使在最佳的抢救时机内积极保肢也未必能够如愿，病人、家属、医生都必须理性看待是否选择保肢这个问题，因为并非所有肢体都适合或者都值得保。既要积极保，也要理性保。毁损伤肢体就像风烛残年的老人，纵然尽力抢救，一样可能出现并发症，比如肌肉坏死、血管再栓塞、感染，需要反复清除坏死感染组织。反复手术对病人来说也是一种打击，也许某一天肢体在死亡临界点轰然崩塌，必须做好可能还是要截掉的心理准备。在我跟家属谈话时，小顾单位领导也赶来了，保肢不仅时间长，经济也是一个问题；截肢时间短，经济付出少，但领导毫不迟疑地说，你们放手保吧，我们支持！

多年来，虽然有各种各样医患对立的新闻，但我始终相信医患是同一战线的，我能理解患者和家属对保肢的期待。只有医生、患者、家属一起努力，才是有价值的守护。如果挑战手术风险是值得的，为什么不让人活得更有尊严呢？

答应争取保肢只是万里长征的起点，能否保肢需要长达数月乃至一两年的长期治疗随访。由于深知立即手术对保肢的重要性，我跟贲教授组织了一个简短会诊，针对保肢进行反复论证。我们一致认为保肢风险高，术后肢体坏死、再行截肢可能性大。但是救死扶伤的责任感使我们都觉得值得为小顾去跟命运叫一次板，便再一次对小顾术前检查资料仔细翻阅，做好各种手术准备，确保术中万无一失。

小顾通过绿色通道被送至急诊手术室，大家见到如此严重的毁损伤，不禁都捏了一把汗。从大家眼神中我看出了一些疑惑，怎么如此严重毁损伤竟然不考虑截肢？但没有太多时间再迟疑，消毒、铺单，大量生理盐水冲洗清创后发现，虽然毁损严重，出血量大，所幸的是主要血管未完全毁损，尚能接通。肌肉虽然严重缺血，但还算及时，坏死面积不大。手术成功仍有一线希望。我和老贲根据之前分工，我负责骨架构建，他负责软组织重建，一次性完成外固定支架置放、坏死污染肌肉及筋膜组织清除、血管缝合、神经修复等工作。手术花了四个多小时就顺利结束了，我们的衣服都泡在汗水里，走出手术室已是晚上 10 点。我跟小顾家人简要交代了术中情况，并宽慰他们手术很成功、有希望，家人听完不断说谢谢。

第二天早上查房，小顾足部血运竟然恢复了！看着打开的伤口，他的足部一部分虽然因为组织坏死必须清掉，但整个足部仍保留了三分之二，如果顺利存活的话他将可以避免穿假肢，完全靠自己的足来行走。小顾背靠摇高床头，听了我的分析，一家人都露出了喜悦笑容，他们的笑容如同雨后彩虹格外美丽！他不敢相信那么多医生都建议截肢的脚，竟然还有希望保下来。

此后每天我都关注小顾的伤肢，让治疗团队特别欣慰的是，在术后抗凝、抗痉挛、抗感染、保暖综合治疗下，小顾足部始终保持红润，伤口渗液一天天减少，皮肤情况逐步好转。我们的担心中掺杂着喜悦，个中滋味难以用言语表达。本来他有部分皮肤缺损，我们一直犹豫是早期转皮瓣还是继续换药，担心如果创面未及时覆盖，后期可能会导致深部感染，早期手术又顾及他的身体没有完全复原，再动手术会有危险。好在皮肤缺损在精心护理下，长出了鲜红肉芽组织，达到行皮瓣转移手术的最佳时机。皮瓣手术我们特别有信心，前期打了非常良好的基础，身体恢复良好，完全具备二次手术条件，肢体已经存活，剩下的皮瓣覆盖轻车熟路。

从入院开始，经历大大小小手术近十次，包括一些很小的局部清创术，历时近一个月，但这还不代表最后的胜利。他在伤后一个月暂时出院，转康复医院做进一步康复治疗。我叮嘱他每两周到门诊来复查，他每次来我都要教他如何进行肌肉功能训练，如何加速下肢消肿。经过两个多月漫长战斗，皮瓣顺利存活，向着胜利又迈进一大步！术后第三个月，为了让踝关节能尽早活动，避免长期固定引起关节僵硬，尽快解除外固定支架成为必须工作。治疗组为他去除外支架然后再行内固定手术，切皮、复位骨折、安装钢板，一气呵成，整个手术历时一个小时。很幸运手术没有发生影响下肢血运的并发症。

小顾每个月继续来门诊，我每次都精心指导他进行踝关节及膝关节锻炼。他非常配合，严格按照指导进行功能锻炼，术后康复非常理想，骨折愈合情况超出预期。

小顾毁损伤是不幸的，但又是幸运的。经过半年精心治疗，腿保住了，不仅不需要安假肢，还能用这条曾经毁损的下肢自由行走。他差不多每年9月都会到医院看我，我有时候问他有啥不舒服吗？或者有啥事吗？他说："我没有什么事，就是想来看看您也想让您看看，当年所有人都说要截肢的腿，我今天还用它来走着路。"朴实无华的语言，从小顾嘴里说出来，我听来特别感动。现在每每见到他，心里还是庆幸自己当时作出的保肢选择。

当时医疗水平没有现在好，自己刚工作不久，不知道哪里来的底气支撑我作出这个重大决定。仔细想想，也许是作为医者的责任心吧！小顾的病例令我感触颇深，患者来到医院是因为相信医院、相信医生，是因为尚存有一线希望。作为一名医者，不能轻言放弃，就像在战场上，战士不能未亮剑就弃械投降一样！

四、毁损伤，截肢不再是唯一

医疗技术的发展，从来都是从一个个实际案例中不断获得经验与教训而稳步向前的。读书时候老师经常说，医生应该对患者心存感恩，每一个技术成长都是病人在陪伴着你。虽然近年医患关系在持续紧张对立中，暂时没有缓和，但是未来总有一天，一切都会回归到医患之间本应有的正常关系中。创伤领域毁损伤正如其名，不仅是对肢体结构和功能的摧残，更是对患者心灵、自主生活的折磨，更会动摇家庭稳定。从医二十多年，见到了太多毁损伤患者既失去肢体也失去了家庭。

小顾的成功彻底改变了我对毁损伤治疗的看法。毁损伤不都是必须截肢的，在正确的诊治条件下，肢体仍然有救活可能。截肢虽然幸免一死，却留下严重后遗症，身体残疾使他们丧失了正常生理功能，给病人、家庭带来了极大痛苦和沉重负担，并容易产生如沮丧、抑郁、焦虑、敌意、自卑等心理问题，可能导致四肢残缺病人家庭、社会问题更突出。于是我毅然把毁损伤作为自己的一个临床方向。

小顾只是众多病人中的一个，还有一个病人给我也留下了深刻印象，而且她的情况要比小顾严重很多。小花，江苏淮安人，在老家念书，父母在上海卖菜。2011 年 7 月，她趁着放暑假到上海看望父母，天天待在家里很无聊，就偷偷跑到一个小印刷厂打工，想赚点钱帮帮父母。造化弄人，小花上班第一天左手就被卷进了机器里。当天班长要她拿块毛巾去擦擦机器边上脏东西，拿着毛巾擦时滚轴卷住毛巾，小花不懂保护自己，不知道立刻放手，手连着毛巾被卷进机器了。幸亏边上的操作工及时关闭了机器，否则后果不堪设想。她的手夹在机器中间，既不能进也不能退。

如何让小花的手从印刷机器里解脱出来是件很困难的事情。消防员把

刀尖舞春秋·伤痕

机器拆毁才将她解救出来，手已经血肉模糊严重损毁，这对于即将步入社会的女孩来说是个多大的打击！不敢想象 17 岁的花季少女，本该步入大学，感受绚烂多彩的世界，领略五彩缤纷的社会，沉浸于浪漫的爱情，但这一切可能都被这突如其来的灾祸席卷走了。躺在 120 车上，她不知道明天纤细白净的手还在不在，车外满是熙熙攘攘的行人、五光十色的夜景，但失血和疼痛使她无暇顾及这些，一心只想着赶紧到医院看医生。医生是她此时此刻最想见的人。此时此刻，她最相信医生！

　　接到急诊打来的电话，我匆匆忙忙赶到清创室，浓烈的血腥味、血肉模糊的手和躺在急诊车上的花季少女形成强烈对比。姑娘看到我来了轻声问道："医生，我的手要截肢吗？保不住了吗？"假如今晚她做了截肢手术，她以后还怎么生活？怎么工作？怎么收获爱情？如果她失去了一只手，以后会受到多少来自社会异样的目光？"不可以！绝对不可以！"我暗暗对自己说。

　　人人都对毁损伤避之不及，解剖结构严重破坏，重建修复困难重重，耗时耗力，经济代价高，失败病例比比皆是。得失不成比例的预期让许多医生敬畏毁损伤、害怕毁损伤、逃避毁损伤！沟通的第一句话往往就是"你的手保不住了，只有截肢。截肢可以装假肢，看上去与常人无异。"事实上，就算措施得当，保肢的成功率也不是很高。但是医者不就是一群敢跟命运叫板的人吗？很多人都说我是"傻大夫"，如果上天能让遭受毁损伤的患者顺利保住肢体，叫几声"傻大夫"又何妨呢？我乐意当个"傻大夫"！手术前，我和小花及其父母在烧伤科病房见面。为啥是住烧伤病房呢？那天骨科病房住满了，只好求助老贯借张床给她住。虽然过去十年了，我还能记得当时在老病房昏暗灯光下，小花躺在三人病房的中间床上，她母亲坐在一边双手抓着女儿的手，眼神里满是心疼与自责，父亲蹲在床的另一边默默看着女儿。无声画面里三口之家内心涌动自责、难过、对未来的无力感，我希望能够给这个家庭送去困境之中的一份力量，我再次跟她父母交代病情。由于是印刷滚轴，最难处理的是油污清除，一次手术很难清除全部油污，因此很难保证后续潜藏在组织中的油污不会产生感染，同时不能一次性处理伤肢全部组织，后期可能要经历几次手术逐步取舍，最坏结果还是要截肢，但是我一定会竭尽全力！

当晚我就为女孩实施了保肢手术，进行大范围清创、外支架固定、待后期皮瓣移植等。上天不负有心人，她在历经数次手术后，原先严重损毁的手终于慢慢愈合，三个多月后就出院回家了。经过艰苦康复训练，手部功能恢复良好，虽然皮肤不是那么漂亮，至少功能基本恢复了。起初小花每一到两个月都会来复查，2012 年春节过后，她说手恢复很好，要全力准备高考不过来复查了。然后很长时间我都没有看到她。转眼到 2018 年 6 月一个周二下午，特需门诊来了特殊的一家三口，当他们进来时，我根本没有认出他们是谁。女孩一直笑呵呵看着我，说，医生您不认得我啦，我是小花！那个时刻，看着幸福的一家三口，我开心地点了点头。

还有比这个更好的礼物吗？答案显而易见！

对医生来说截肢手术半个多小时就能完成，而保肢的难度、风险极大，不可测因素很多，包括可能产生的医患矛盾。坚持保肢手术的初心是因为毁损伤者大多是社会底层，干粗重的活，我很同情他们。虽然保肢需要付出很长时间，耗费精力，承担责任，但从医者父母心的角度来说，我宁愿承担失败的风险也不能放弃。

毁损伤是许多医生的"烫手山芋"，对此类病人能不收就不收，对毁损伤病人来说放弃手术就等于放弃希望。我不是胆子大，只是觉得责无旁贷。所谓"不积跬步无以至千里，不积小流无以成江海"，不踏出第一步，永远都是在原地踏步，就永远不能进步。工作中不断思考如何把治疗方案系统化，逐渐摸索出一套系统、完整的救治方法。

在治疗上，我们制定了一套周密有效的诊疗体系：损伤发生后尽早清创；早期外固定支架重建骨性结构；后期修复软组织。这套治疗流程解决了许多医疗团队无法兼顾骨头重建与软组织修复的难题，许多患者可避免截肢。保肢手术难点在于软组织与骨头平衡关系被打破。碾压后骨头、皮肤、肌肉大面积坏死，神经缺如，如何有效清除污染？如何有效利用骨骼？如何有效重建功能？这是保肢手术成败的关键。第一步"搭架子"，将损毁骨架重新固定修复，然后大范围清创，清除坏死组织和污染物；第二步"外装修"，时机成熟后，进行皮瓣移植覆盖。保肢术往往要三个月到半年甚至一年时间。功能重建也是个问题，需要积极康复训练。因为这方面工作的突出贡献，我们团队的毁损伤系列研究获得了军队医疗成果二等奖。

只要医生多一份仁慈之心，设身处地为患者想，多操一点心，多在医疗技术上钻研，每位医生都能成为病人津津乐道的好大夫！毁损伤治疗复杂性超越想象，很多人说我胆子大，其实不是我胆子大，只是很多时候不想放弃罢了！

初稿：2020 - 01 - 28　周二　16:58
修改：2020 - 02 - 20　周四　19:50
校对：2020 - 02 - 26　周三　12:29

报得三春晖

生命的土壤需要感恩的种子，才能孕育出有温度的人生。

——迦钰小语

一、飞来横祸，险象环生

王玉珍，家住安徽阜阳，51岁。她和老公在镇上农贸市场租赁一个摊位卖蔬菜，儿子25岁，在镇上加工厂上班，谈了个女朋友还未结婚，一家小日子过得还算滋润。如果没有那场车祸，一家人本可以开开心心生活，但人的一生总是充满着未知和意外，一场意外也彻底改变了王玉珍的下半生。

2010年4月23日下午6点多，王玉珍留下老公看摊位，自己骑着电动车回家烧饭。隔壁卖海鲜的老李给他们两条鱼，嘱咐她拿回家后红烧。她平素开车比较慢，当天也不例外，到家附近的弄堂口拐弯抄个近路，可以节省不少时间。这条小路很少有大车经过，谁料那时突然有一辆大卡车在小路上急转弯。王玉珍心头一颤，双手一晃，没有把住方向，大卡车迎面将她撞倒。由于卡车的车速太快，她的骨盆被压在车轮底下，当即人陷入昏迷。司机第一时间踩了刹车，才没有导致更大的危险。

司机赶紧跳下车，低头看到压在车底下的王玉珍时瞬间吓蒙了，一下子失去了主意，呆若木鸡，有位好心人反应过来赶紧拨打120。几分钟之后120来了，救护人员对已经丧失意识的王玉珍进行了初步急救并做了简单包扎，紧急送往附近医院。医生检查发现她经卡车碾压导致非常严重的骨盆开放性骨折。此类损伤非常危急，死亡率很高！创伤救治中骨盆骨折是非常凶险的，患者会因大出血、严重皮肤破裂和撕脱导致失血性休克，进而危及生命。对王玉珍来说，飞来横祸是不幸的，但同时又是幸运的，试想如果受伤部位再高一点，可能连送到医院的机会都没有了。

王玉珍被送到医院时，儿子高鹏闻讯迅速赶来。据高鹏描述，到医院时看到她脸色惨白，叫她没有反应，运送担架上到处是血，救护人员急跑着将她送到了抢救室。医生见到此情景非常震惊，告诉小高这种严重外伤救过来的几率很低，让家属做好心理准备。高鹏手足无措，央求医生赶紧救人，就算希望渺茫也要努力。医生一边询问病情，一般对王玉珍进行紧急处理，心电监护屏幕上显示血压只有 70/40 mmHg，心率 130 次/分，心率快、血压低，典型的休克表现。医生立即建立了静脉通路。

抢救室外的高鹏隔着玻璃窗，看着医生几乎是把液体挤着输进母亲体内，又一边催着护士抽取血标本，让高鹏去办备血手续。另有两名医生合力在骨盆上缠了几圈床单，起到对骨盆骨折加压止血作用。王玉珍输血后血压终于有了稍许上升，心率也稍微慢了一些。高鹏父亲这时匆匆忙忙赶来，见到高鹏，父子俩抱头痛哭。抢救了好一会，医生走出来跟父子俩谈话，告诉他们现在仍未度过危险期，情况随时可能发生变化。心率、血压稳定一些后要去做全身CT，明确哪些地方被撞伤，伤到什么程度。检查搬动中仍充满危险，稍有闪失可能会导致骨折地方大出血，但不做检查很难明确病因，不能进行更有效治疗。

进退两难，但再难也要往前。高鹏父亲表现出他的从容，虽然读书不多，又是一个菜农，见识有限，但是他在关键时刻选择了充分信任医生。他在检查危险告知书上签了字，希望能够尽快检查明确问题，有助于诊断和治疗。经得父子同意后，医生们将王玉珍推去做了全身CT检查，幸运的是该过程并没有加重病情。顺利做完检查，医生发现了新问题：除了严重骨盆骨折外，消化道可能也有破裂。在找了普外科医生会诊后，判断破裂位置可能在结肠。这个部位如不手术，很快会引起严重感染性腹膜炎，仍难逃一死。怎么办？不做是死，做可能也是死！不做是等死，做是"找死"，但在做的过程中或许可以从找死中找到一条活路，矛盾治疗！矛盾治疗，就是从矛盾中找到正确的途径！

听了医生分析后，父子二人再次陷入两难境地。以王玉珍现在的情况，进行任何手术治疗都是命悬一线，因为不仅术中情况无法预测，万一出现大出血，可能生命就结束在手术台上了。但是如若不手术，后期可怕的并发症将不可避免。治疗组迅速组织全院会诊，与家属进行慎重而深入的谈话，告知一切的危险。老高父子表现出的态度很积极，要求手术治疗，即使只有一线生机也要尝试！

肠腔破裂的风险必须首先排除，剖腹探查是必要且紧急的手术。经过仔细准备后王玉珍被推进急诊手术室，父子俩在手术室外焦急等待。一小时、两小时、三小时……经过五个小时奋战，普外科医生带来好消息，手术中他们顺利找到破裂肠管并进行了处理，但要做肠造瘘，在肚子上开个口子，大便直接从肚子侧方排出来，而不是从正常肛门排出，目的是避免污染下方骨盆腔。父子俩总算明白不给大便改道伤可能好不了，结合当时情形肠造瘘是合适和正确的选择；为了后续骨盆骨折不继续出血以及相关合并伤处理，骨科医生对开放骨折部位进行清创和外固定支架手术，伤者暂时获得稳定。

刚刚经历严重外伤又进行了大手术，王玉珍身体非常虚弱，在重症监护室观察一段时间，密切监测病情变化，同时担心还有其他器官潜在性损伤，医生不敢掉以轻心。送到监护室之后，各种生命体征比较平稳，生命应该没有太大问题。这时父子俩急切心情才终于稍许平静下来，他们庆幸终于看到了生的希望。

父子俩在监护室外隔一会就去监护室门口观望一下，既希望遇到医生问问情况如何，却又特别担心医生出来找他们告知病情，因为那意味着她病情又有变化了。这一夜对他们来说，一切经历如同灾难片里的场景，一辈子也不想看到了。

二、艰难康复，痛不欲生

王玉珍能够保住生命，真的要感谢当地急救人员和医生的高效工作，这期间经历了从车祸—院前急救—院内急救的流程。很多人对于创伤急救有误解，认为只是处理烂手烂脚，其实创伤急救非常专业。为什么骨科医生要给王玉珍损伤的骨盆上架子呢？这里要谈一下损伤控制骨科（DCO）。DCO是采用简便有效而损伤较少应急手术处理致命性创伤，再进一步复苏和分期手术处理非致命性创伤的处理模式，目的是挽救生命，保全伤肢，控制感染，避免出现手术"二次打击"对生理潜能产生损耗，为II期确定性手术赢得时机。

术后第一天大量补液，但失血内环境不稳定，休克状态没有得到很好恢复，监护室医生给她适量镇静镇痛。一直到第三天，王玉珍终于苏醒了，父子俩看到她终于睁开了眼睛，都异常激动。最困难的时候已经过去了，终于看到了希望的曙光。但事实并非如此，复杂的创伤救治没有那么简单，保命之后还有很多的关卡等着她，其实没有那么多所谓的奇迹！

醒过来的王玉珍真切地体会到了什么叫痛不欲生。急诊手术完全为了抢救生命，无法兼顾太多的功能问题，医生只能进行最简单快速的手术，骨盆骨折施行外固定架手术实现了临时稳定，但是骨盆畸形单纯靠外固定支架进行纠正是非常困难的。当时为了缩短手术时间，外固定架子没有很好选择，架子过于笨重，完全顶住腹部和双侧髂部，导致她根本无法坐起或站立，手术后只能直挺挺躺着睡无法翻身，稍微动弹一下都非常困难；肚子上因为肠破裂时进行的造瘘口，每日都有粪便从造瘘口不受控制流出，日常护理工作相当麻烦和困难。

　　造瘘口护理与外固定支架护理需要高度细心和责任心，即使专业医护人员也可能因为护理不当导致感染。术后两个月造瘘口粪便因为离外固定钉道口较近，钉道口出现严重的感染、钉道松动，支架固定作用部分消失。失去外固定架保护，活动受到了更大限制，再加上骨盆骨折时损伤了膀胱，小便也只能依靠导尿管。完全无法控制的大小便、严重的活动受限使她痛苦不堪。看着她如此痛苦，父子俩找到医生恳请对她进行下一步手术，至少让她尽快恢复部分功能，哪怕能在别人帮助下站一下也行。当地医院认为病情过于复杂，再行下一步手术超出了他们的能力范围，建议转上级医院进一步治疗。造瘘口、导尿管、外支架，随便哪一个难题都不好解决。医生保守和审慎的态度是完全可以理解的，总比盲目治疗带来更大麻烦要好得多。

　　父子俩只好带着王玉珍辗转当地多家医院，没有任何一家医院愿意接收他们，理由都是因为病人情况太复杂了，开放伤遗留的陈旧性骨盆骨折畸形愈合，要纠正畸形只能松解、复位、内固定矫形手术，首先恢复骨折解剖复位，再用内固定进行固定，以求骨折能在接近正常解剖结构位置愈合，减少对功能影响。但要行内固定手术，最大问题是感染，抛开病人自身的开放性骨折不论，造瘘口对内固定手术是极大威胁。一旦出现感染不仅骨折治愈无望，甚至会再次危及生命。况且陈旧骨盆骨折手术难度非常高，没有经验的医生根本不敢触碰这个禁区，畸形的骨盆其解剖结构已经完全不同，稍有不慎将引起难以挽救的大出血。风险太高了。

　　当地医生不敢再接收进行手术，稍有不慎就是人财两空，在当前这种微妙的医疗环境下，医生最害怕的就是家属因为病人手术失败或死亡闹事。道歉赔钱是小事，影响了职业生涯就得不偿失了。但家属仍不死心，带着王玉珍又去了省内几家大医院，仍然没有得到他们希望的结果。此时距离第一次手术已经过去三个月，她仍是每日躺在床上动弹不得，大小便靠上下两个人工设备解决，浑身臭气熏天。父子俩工作也耽误下来，护理非常困难，除了亲近的人，其他人不敢近身看她，不敢闻她身上味道。长期卧床、翻身困难，屁股后面皮肤逐渐被压烂，医学上称为褥疮，这是长期卧床病人的常见问题。破溃从里往外，里面软组织先被压坏后皮肤再出现破溃，新增的创面问题加上造瘘、尿管问题，前后夹击把王玉珍彻底击垮了。

王玉珍痛不欲生地跟我说，宁愿那场车祸直接把她压死，就不会承受这么多痛苦了。很多严重创伤病人在康复路上，要承受特别多的痛苦，需要更加坚强的毅力，而这正是创伤的不确定性和复杂性。即使医患关系良好共同携手配合，每走一步依然特别艰难，特别不易。

三、一线生机，重燃希望

王玉珍车祸后，家基本上处于崩溃边缘了，老高也好小高也罢，工作都停摆了，没有办法去做任何事情。比起病床上度日如年的王玉珍，老高父子何尝不也备受煎熬呢？沉重的护理负担他们似乎还可以忍受，但是王玉珍痛苦的生活状态却让他们时常痛心不已，尤其是完全看不到头的死撑硬熬，将曾经乐观好动的王玉珍变成了"行尸走肉"般模样，令父子俩心如刀割。希望，只有希望，才是父子俩困境中的救命稻草，才是走出泥潭的信心和勇气。

高鹏从没有放弃拯救母亲，他做梦都想为她重新寻找出路，每天护理母亲之余，他广泛浏览医学网站，在网上咨询每一个可能接收他妈妈的专家。网上的很多专家都是象征性敷衍一下就杳无音讯了。高鹏不死心，继续做着不懈尝试。或许机缘巧合，或许早已注定，那天我正好浏览网页回复患者咨询，看到高鹏给我的留言，随即向他了解详细情况，高鹏给我发来了非常完整的资料。看完资料后我判断这是一个非常难处理的患者，非常棘手，光靠我一个人没有足够信心治愈她的疾病，难度太大了！

我有些犹豫，如此复杂的病例我能处理好吗？其他专家愿意帮忙一起处理她的复杂问题吗？万一手术失败我又该怎么面对患者及其家属？现实问题不断在我的脑海中浮现，很多时候患者家属以为他们面对的是艰难选择，其实医生同样如此！当时我觉得自己面临着人生中一个重要考验，举棋不定。但家属的一些话，让我彻底打消了顾虑。高鹏说每天看到母亲如此这般，自己心痛不已、自责不已，恨自己没有能力帮妈妈重新站起来，他答应妈妈一定要治好她的病，再累再辛苦也要面对，一年、两年、三年、十年都在所不惜，只希望还妈妈一个健康身体。朴实无华的言语，透露出一个农村孩子的爱心和孝心，我被他深深感动，决定为了一个儿子对母亲的承诺，勇敢去尝试一次，我让他带着母亲到医院找我。

当然，我并非单纯被高鹏的爱母之心感动，也不会轻易打无准备之仗。我们已经积累了非常丰富的经验，治疗组处理过不少复杂的病例，包括花季少女小樱等。当然像王玉珍如此复杂的病情却是第一次碰到。她与小樱相比，年纪更大，身体恢复方面肯定会更差一些，因此比小樱的病情更复杂。我开始着手整理以前治疗过的复杂骨盆骨折治疗案例。两天后他们风尘仆仆地从安徽阜阳赶到病房。初次见到王玉珍我有些不可思议，她被病痛折磨得瘦削苍老的脸庞，使 50 多岁的她看起来更像是个 60 多岁的人，整张脸上流露着痛苦的表情。她静静躺在平车上，不愿与人多交谈，骨盆外固定架特别醒目，包了很厚的纱布，肚子上连着一个造瘘口袋，周围有一些黄色的东西可能是未清理干净的粪便，依然留着尿管，走近了可以闻到一股刺鼻味道，这是长期不能翻身动弹、大小便失禁病人特有的气味。

她勉强挤出一点礼节性的微笑，让人五味杂陈，我分不清楚她是看到了希望还是平静接受了痛苦。于是立即安排小曹为她办理住院手续。住院后我仔细查看了她的情况：两边外固定架已松动，几乎不起作用；钉道周围红肿渗出较多，骨盆非常不稳定，稍微一动就令她痛苦万分；当初损伤严重的开放伤口未完全闭合，伤口周围有大量脓性渗出；两条腿不等长，左腿比右腿短了 3 厘米；饮食情况很差，非常瘦弱。高鹏说受伤后她的体重一下子减轻了 40 斤，从原本的健康体态到现在的骨瘦如柴。长期卧床加上护理不当，肺部也产生了严重病变，稍微一活动整个人就气喘吁吁。这种情况令我震惊，再一次意识到自己将面临一个巨大挑战。

入院后我迅速帮她制定了四个步骤的治疗计划。首先，详细了解受伤及治疗过程，仔细研究病情变化，细致检查身体情况，评估各脏器功能和状态；第二，针对骨盆进行详尽检查，三维CT明确骨折移位情况及可能手术方案，组织全院讨论病情，请专家参与制定手术方案；第三，请内科与麻醉科医生帮助调整身体情况，使其最大程度耐受手术，减少术后并发症；第四，积极清理钉道及伤口感染，促进伤口愈合，为手术做好充分准备，减少术后感染。

确定好现阶段治疗方案后抓紧对她进行检查。发现她有非常严重的贫血，血红蛋白只有 60 g/L，血色素可能只有正常人一半；电解质严重紊乱：低钠、低钾血症，跟她长期饮食不佳有关系，也可能是高能量创伤引起的，抽取血液标本进行血型鉴定，当天下午即给她输血并积极补充电解质。

住进医院的王玉珍情况不容乐观，甚至可以说是相当糟糕。摆在我面前的困难接踵而至，如同交织缠绕的毛球，乱成一团，千头万绪之中让人根本无法快速找出症结，让我原有的担心无形中又加大了几分。看来之前那么多家医院将她拒之门外是有他们的道理和考虑的。但这个可怜的中年妇女，这个濒临破碎的家庭，激励我鼓起万分勇气，明知山有虎，偏向虎山行！

四、通力合作，共胜病魔

入院之后快速、积极的处理很快收到成效。第二天查房时，王玉珍状态较前有明显改善，再经两三天调整后，她的脸上逐渐有了血色，精神状态也饱满起来。情况虽然逐渐改善，但我们仍高兴不起来，因为最头疼的问题始终悬而未决：骨盆的创面仍在感染，钉道也感染严重，拔除外固定架会不会影响本不稳定的骨盆？会不会发生大出血？拔除后行内固定会不会出现致命感染？一个接一个问题始终困扰着我，让我很不快乐，谁敢说有足够把握能够保证上述问题都不出现呢？但如果不尝试而是一味等待，是不可能看到任何希望的，甚至情况会越来越糟糕。

创伤急救每一步都是环环相扣的，治疗方面早期没有任何问题，后期出现了脱节，决定性手术的时机没有把握住，从她身上我们可以看到创伤救治的复杂性。她此时虽属于创伤后重建问题，却与急救息息相关。为了将风险控制到最低，我首先留取骨盆伤口及钉道坏死组织进行培养，进行药敏实验，培养结果出来后选择合适抗生素，并请感染科加入一起商定抗感染计划，每天为创面换药。经过积极不懈的努力，创面未经手术竟然奇迹般实现了闭合，钉道感染也逐渐控制，这为我们进行下一步治疗带来极大信心。接下来才是治疗组要面对的最大挑战。骨盆骨折本就是创伤领域最复杂的手术，没有一定手术经验的医生根本不敢触碰，稍有不慎就可能大出血危及病人生命。王玉珍情况更加复杂，骨盆骨折后时间很长伴有周围软组织严重损伤，外固定支架实现初期稳定，但是骨盆骨折在畸形位置愈合，导致明显的肢体短缩力线差，让她很难站起来行走，甚至连坐起来都异常困难。

为了解全貌，我们帮王玉珍快速做好骨盆三维 CT 后进行 3D 打印。当整个骨盆情况出现在我面前时，发现骨折已经明显愈合，想要纠正畸形唯一方法是将愈合骨折重新打断，在此基础上进行复位固定，唯有如此方能改善她的功能。对陈旧畸形骨盆骨折进行截骨复位是非常困难的，没有正常结构作参照很难进行满意复位，如果复位错误或不良仍将遗留严重后遗症。对她来说只有一次手术机会，如果不成功将带来难以挽回的终身残疾，没有机会再行第二次冒险。我盯着骨盆标本思考了好几天，请教了好多业内专家，都认为手术风险非常高，想处理好非常不容易，不少人建议我放弃算了。

我不想放弃，家属也不想。我找来老高父子，再次跟他们表达了我的担心。手术并不是完全没有机会，如果冒险进行截骨复位可能取得一定效果，但机会只有一次。我问他们俩要不要搏一次。父子俩听了分析之后，回去跟王玉珍商量了好久，终于下定决心，毅然决然选择冒一次险，他们只有一个朴素想法，如果失败了可能就是天意，而父子俩最大的心愿是尽最大努力替她减轻一点痛苦。古人云：恩欲报，怨欲报，抱怨短，报恩长，一个人越懂得感恩，越懂得以感恩之心去看他人、看家庭、看世界，那么他的内心无疑会更安静、更谦卑、更富有力量。小高无疑就是如此。

本来计划等王玉珍调整一段时间后就为她做手术，但是手术如此复杂，必须寻求更多专家帮助。治疗组申请了多学科会诊，每个科专家针对不同方面提出了自己的治疗意见，最关键的问题是麻醉和手术后并发症的预防和处理。麻醉是手术中最关键一环，身体状况虽然较前有改善，但总体情况仍非常不好，若麻醉不能进行则前面努力将前功尽弃。麻醉科教授特意到病房查看她的情况，手术必须采取全麻对肺部要求非常高，肺功能不全会引起呼吸衰竭，产生严重并发症。麻醉科教授查看后认为肺部情况不好，暂不适合进行全麻插管，建议再行调理比较安全。麻醉专家这些话给手术前景蒙上了一层阴影，治疗组只能先放弃手术，积极调整肺部情况。为她安排了呼吸科教授会诊，给出更有效的治疗措施，控制肺部感染，护士认真指导家属适度翻身拍背，让她尽可能咳出积在肺里脓痰，认真调整用药，观察药物反应。非常幸运的是，在医生护士同心协力下，王玉珍的肺部问题终于得到了比较好的控制，满足了施行全麻的条件。

麻醉问题终于得到解决，接下来要处理的就是最重要的骨折问题了。综合各方意见后认为应该拆除外固定架，对损伤严重的骨盆后环进行切开复位、钢板内固定，复位过程中尽量微创，减少进一步损伤，避免出现严重并发症。定好方案后与家属进行了又一次谈话，王玉珍终于被送进了手术室。此次手术挑战巨大，骨折很复杂但手术需简单有效，手术时间多一分钟风险就会成倍增加。外固定拆除之后将她摆成俯卧位，从骨盆后侧进行手术。切开后手术创面大量渗血，长期卧床、陈旧组织渗血多是正常现象，手术争分夺秒，必须抓紧时间进行。当剥离到骨折端后，渗血更加凶猛，好在术前已经交代取好血，一切都在滨控之中。手术中时不时抬头看一看监护仪的数字，看到血压较刚进来时下降了不少，跟出血有很大关系，赶紧叮嘱麻醉医师尽量稳住血压。手术有条不紊地进行，骨盆后环已经畸形愈合，很难把畸形地方完全矫正，只有截骨重建。在血泊中仔细辨认解剖结构，艰难恢复着骨盆结构。经过几个小时努力之后，终于将陈旧骨盆复位，复位完成后从后路微创插入钢板固定，结束了这场危险的手术。术中纱布湿了数十块，出血3 000毫升，输入4 500毫升血制品。术后出现一过性拔管困难，直接将她送入了重症监护病房。她在监护病房的一夜，我和小曹都不敢回家，我在办公室沙发上躺了一夜，叮嘱小曹直接在值班室等着，每隔一小时就要去看一眼，并让他有啥紧急情况要喊我。这个夜晚我迷迷糊糊始终没有入睡。担心了一整夜之后，第二天到重症监护病房查房时，发现王玉珍居然已经苏醒了，恢复速度远超我的预期，我悬着的一颗心也终于放下了。

五、浴火重生，医患之福

　　经历大手术之后，王玉珍的恢复速度异于常人，不知是手术效果好还是手术本身给了她巨大精神力量。术后第一天她就从巨大手术创伤中苏醒过来，术后第二天，在家人帮助下就可以坐在床上，翻身也较从前方便许多，这是受伤几个月来从未有过的。老高父子和王玉珍都喜极而泣。我认为这不仅仅是手术作用，更重要的是她自己和家人坚持的结果，没有他们给我的信念和勇气，我也许不敢进行如此复杂的手术。

　　王玉珍逐步恢复，我们对其他问题积极处置。创面愈合良好后，普外科医生为她进行了结肠造口还纳术，彻底解决了她的排便问题。不要小看还纳术，它不只是解决医学问题，更重要的是解决一家人的思想问题。一个月左右伤口逐渐愈合，她和家人要求出院。出来这么久肯定想家了，她迫不及待要让亲戚知道自己的好消息。父子俩特意请朋友开了救护车来上海接她出院，避免路上颠簸对她的伤害。出院前我跟王玉珍一家反复交代注意事项和每天需进行的训练量。王玉珍出院后我仍有一丝担忧，很多患者和家属脱离医生视线后都会慢慢懈怠，回去后她究竟能恢复到何种程度是未知数，加上之前损伤实在是太严重了，虽然手术很成功，但是手术并非万能，如果康复训练没有到位，仍有可能会面临终身残疾风险。她出院后我继续着创伤患者治疗，没有太多时间去主动关注她的恢复情况了。

对危重创伤患者来说，从入院至康复出院都有统一全流程管理，需要医患双方共同密切配合：对严重创伤患者行急诊 DCO 之后，创伤小组直接安排患者尽快进入 ICU 接受更高层次综合医疗干预。纠正大量失血和严重颅脑损伤导致的血流动力学紊乱和通气障碍、纠正凝血功能障碍、恢复并维持体温和纠正电解质紊乱等均由创伤小组内 ICU 医师进行处理，将患者恢复至可以行确定性手术状态后，由创伤小组安排进行手术及术后康复，直至出院。

王玉珍出院回到阜阳后在家里积极康复训练，差不多手术后两个月时，我突然接到了她从老家打来的电话，电话里她高声呼喊着我，即使我在电话另一端也能感受到她非常高兴。她说现在可以借助助步器下床活动，总算脱离躺了半年之久的病床了，很长一段时间里，每过几个月她就会打电话告诉我她的恢复情况。半年左右她可以正常行走了，大小便也逐渐恢复正常，重新恢复了正常生活。高鹏告诉我说妈妈已经和父亲重新做起卖菜生意了。

王玉珍只是我处理过的众多重大创伤修复重建患者之一，她无疑是幸运的，因为她获得了非常良好的功能恢复。她的顺利康复也给我们带来巨大信心，正是因为她的成功经验，让我们面对后续更多更复杂患者时，敢于迎接更大更困难挑战，这何尝不是医生和患者共同的福气呢？王玉珍虽然不幸，但是养育了一个好儿子，小高的孝顺最终拯救了王玉珍，他践行了对妈妈的承诺，拯救了他们的家庭。孟子曰，孝子之至，莫大乎尊亲，我却认为，生命需要感恩的种子，才能养育出有"人情味"的生活。

初稿：2020 - 02 - 03 周一 17:00
修改：2020 - 02 - 20 周四 21:55
校对：2020 - 02 - 26 周三 13:20

做自己的平凡英雄

再平凡的人生，再普通的旅程，也可以留下浓墨重彩的印迹。

——迦钰小语

一、"横沙岛主"老孙

老孙，62 岁，横沙岛人，设计院退休工程师，夫人王女士是退休中学老师。老孙打小在横沙岛长大，吃惯了横沙岛菜，喝惯了横沙岛水，读完小学后，父母把他送到市区亲戚家借住直至完成学业。父母一辈子居住在横沙岛，是地道横沙岛人，已经过世十多年。老孙夫妇退休后不愿意在市区住，觉得生活没有新鲜感，决定趁身体还硬朗又没有什么慢性疾病，回到横沙岛住几年，过过闲云野鹤般的生活。他们把父母留下的农家院子重新加固修葺，稍加改造后，适当做了内部装修，就搬过去住了，舒舒服服过起了田园牧歌生活。老孙是个天生乐观派，逢人就开玩笑说他是"横沙岛主"，响应领导号召主动为崇明三岛建设尤其是横沙岛做贡献，欢迎亲朋好友抽空到乡下观光旅游。

横沙岛环境确实优美，空气清新，岛上居民本来也都沾亲带故，对二老很友好。老两口高兴时闲来种种菜、养养鸡，或者找邻居买些农家小菜，小日子过得无比惬意。儿子居住在大柏树附近，大学毕业后进入某外企工作，往返市区和长兴岛的公交车可以直达小孙家附近，下车后走 10 分钟就到了，交通很方便。半年前小孙给他们添了个孙子，老两口非常开心，对孙子疼爱有加。2014 年端午节，夫妻俩提前商量好，准备趁节假日到儿子那边住几天，他们俩已经预定了一个月后去新马泰旅游十天，旅游之前要带一些横沙岛绿色蔬菜和土鸡土鸭给儿媳妇补补身体，顺便陪陪儿子，看看孙子，享受一下天伦之乐。小孙平时工作太忙，要么加班要么出差，在家时间特别少，不怎么着家。

端午节是中华民族传统节日，以前不怎么受人重视，主要是因为有段时间我们忽略了对传统节日的重视与保护。近年来随着社会进步和经济发展，传统文化和节庆活动开始受到青睐，端午节有了小长假，很多人都会选择端午假期外出游玩。早上 5 点多，夫妇俩从横沙岛出发赶最早一班轮渡，到长兴岛后直奔公交车始发站。上午 10 点老两口准时登车，不到五分钟车上已坐了一大半人，除了司机之外还有二十多位乘客。假期路上车流量不少，走了估摸一刻钟左右顺利驶入长江隧桥收费口，经过一小段拥堵后车进入隧道，隧道里面车行缓慢却一直在动，并没有完全堵死的迹象。两口子跟大多数乘客一样开始闭目养神，隧道里都是车，两边是黑咕隆咚的墙壁，无风景可观看，睡觉是唯一的最佳选择。

车在隧道里走走停停差不多走了一刻钟，老孙感觉有些闷，就坐直了身子。他的座位是紧挨着司机后面的第一排，视野很不错，正好能看到前方隧道口亮光，他长舒一口气，终于快走完了。他作为设计师有些不快，觉得隧道设计欠合理，容易造成拥堵。距离隧道出口差不多 50 米处，车就彻底堵住了。公交车司机紧跟一辆运钢板的卡车缓缓向隧道口方向挪着。隧道出口处是一个略微有点倾斜度的陡坡，虽不是坡度特别大的那种，但是能明显感觉是有角度的，卡车走得比较稳当。老孙睡不着本来想跟夫人聊天，但王老师可能起太早有些累了，正轻轻打鼾。老孙无聊抬起头看着前方卡车猜测是前面出口堵死了。此时卡车突然停住不动，公交车司机慌忙制动。老孙看到卡车开始朝后倒溜了，本来两车距离就 5 米左右，他赶紧冲司机喊快倒车，话刚一出口，倒溜卡车"咣"的一声巨响撞上了公交车，他马上就晕死过去。

强烈碰撞导致公交车司机当场死亡，前几排乘客因为巨大的冲击力，瞬间倒得七零八落，哭声、喊声、骂声、呼救声不绝于耳。周边车辆纷纷躲避，卡车司机一听身后巨响知道闯祸了，这辆车本身就超重，千辛万苦跑了两三天，赚点钱不容易，他赶紧跳下车跑到后面看个究竟，现场惨状把他吓坏了……这场惨烈车祸当即造成 1 人死亡、15 人受伤。救护车赶到后逐一把伤者紧急送往医院救治。

车祸发生时，老孙头部撞到前方金属挡杆，当即晕了过去，左小腿被司机座椅死死卡住，主要是左膝关节被座椅下方金属铁盘生生挤压住。王老师摔下时右侧踝关节受到猛烈撞击，剧烈疼痛使她马上醒了过来，她想努力站起来，但右踝关节又肿又痛，迫使她迅速倒了下去。王老师看到老孙头歪在一边，非常害怕，使劲呼叫他却毫无反应。她彻底吓坏了，使劲用手推老孙，还是没有反应。她又痛又急又担心，大声哭了起来。救援人员快速赶过来，本想把王老师先送走，她死活不肯一定要陪着，救援人员看老孙被卡得很紧，担心硬拖的话会造成二次损伤，就先切割座椅。就在救援人员切割座椅时，老孙苏醒过来，猛烈的疼痛让他大叫了起来。王老师看到老孙醒了，赶紧用双手死死抓住老孙。救援人员花了差不多 30 分钟，费了九牛二虎之力才将老孙从座位底下解救出来。他是最后一个解救出来的，而后跟夫人一起被紧急送往医院。

大批量伤者迅速挤满急诊大厅，哀号声与痛哭声响彻急诊室，许多家属闻讯赶来，现场一片乱哄哄。交通事故抢救大量伤者，第一件事是登记清楚每个患者情况，合理分类分级，根据轻重缓急进行不同处置。急诊护士训练有素，忙而不乱，迅速登记清楚 15 名伤者，其中 7 名属于轻度擦碰伤，只需观察，住院医师马上行动，安排他们去观察室办理留观手续；有 8 名伤者合并不同程度骨折，需要住院手术，最特殊的就是老孙，座位在司机后面受到冲击力最大，是除司机之外伤得最重的。救护人员说他有一过性昏迷史，我们索性把他和夫人一起送进了抢救室。

"车上所有人都在休息，不知啥原因突然刹车，接着就是"咣"的一声巨响把大家吵醒了，我们怎么就这么倒霉呢？"王老师坐在抢救床上呼天抢地，许多发生车祸的人，短期内都无法接受残酷的现实。

经过细致检查，排除了老孙严重颅脑损伤可能，一过性昏迷怀疑是急性脑震荡引起，急诊头颅 CT 检查没有发现颅内有明显出血点，不幸中的万幸！否则老孙抢救会更加复杂。当然老孙的伤并不乐观，双下肢骨折非常严重：左膝关节胫骨平台粉碎性骨折伴膝关节脱位，周围软组织剥脱伤，左下肢膝关节后方动脉损伤伴栓塞可能，最大可能是由于脱位膝关节朝后卡压血管引起，左小腿剧烈疼痛、皮肤颜色苍白、足背动脉触摸无搏动，如果损伤或者栓塞不及时去除，下肢缺血时间较长随时面临截肢风险，甚至有生命危险，当务之急必须进行血管探查并做适当固定。

老孙一向比较乐观，但是突然的意外让他还是有些许心灰意冷。看到左小腿从座椅下面被解救出来时的样子，他担心左下肢是不是没救了，会不会要截肢？被送往医院的路上，他虽然一直闭着眼睛，全程没有跟夫人过多交流，只是彼此握着手，但心里却一直在忧虑左腿能不能保住这个问题，甚至他都已经想到自己未来可能要穿假肢。躺在抢救床上的老孙，似乎很痛苦，却似乎比较平静，从他外表上我看不到他此时内心的活动状态。如果这次他被截肢了，他将如何去度过之后 20 年或者 30 年退休生活呢？在他自己看来，截肢后的生活不仅没有丁点激情，更无法发挥他任何生命价值。血淋淋的现实摆在一个对生活依然充满热情的老人面前，未免过于残酷。

老孙的左膝关节损伤严重，能否保住取决于很多因素，具体到血管损伤程度、皮肤剥脱伤成活、后续关节局部和深部感染以及严重挤压导致的粉碎性骨折重建，一个个都是非常现实而棘手的难题。保肢手术风险极大，一个个关卡需要逐一去攻克，后期随时会因为感染或者皮肤、肌肉坏死让所有努力功亏一篑，稍有闪失会带来更严重后果甚至威胁生命。对创伤急救医生来说，只要有百分之一希望，就要尽百分之百努力。我一心要为他保住这条腿，启动绿色通道、积极协调血管外科行血管造影检查，明确血管损伤及栓塞。当然对老孙来说，急诊手术势在必行，保肢的努力必须尝试，要尽快复位脱位膝关节并探查后方血管，一刻也拖不起！

我嘱咐曹博士去做术前准备，同时特意把小孙叫到抢救室里让他们仨沟通一下。再把手术目的以及需要面对的困难、最坏的可能、我们的打算，一五一十对他们进行讲解。磨刀不误砍柴工，大家思想统一了，后续治疗才能良好配合。一家三口商量后，表达了强大的保肢决心，愿意为失败承担任何不良后果。对医生来说，患者与家属的支持很重要，如果没有他们自身强大的保肢决心，手术即使成功了后续没有良好配合，依然会有可能导致失败。任何时候只有医患携手同心，才有希望攻克病魔。

做过血管外科等检查后，马上开始手术。术中发现伤肢后方很长一段血管挫伤加上后侧平台挤压，导致血管堵塞，重新复位后堵塞血管立马再通，非常幸运血管没有破裂。比较麻烦的是这种血管条件，康复过程中随时可能发生栓塞，我们只能祈祷老孙好运。由于左侧膝关节皮肤剥脱厉害，我们暂时不敢做复位固定手术，先对剥脱皮肤进行技术处理。有人问什么是皮肤剥脱伤，说句通俗话，皮肤剥脱就是皮肤从肌肉上完全脱离开了，剥脱伤皮肤很难保证一定能存活，剥脱皮肤很多时候会出现坏死，那时只能边切痂再根据缺损大小，决定植皮还是皮瓣覆盖。最终为老孙施行左下肢血管探查加双下肢外固定术。手术非常顺利，堵塞解除及时，老孙的腿暂时保住了。

手术进行五个多小时后终于结束了，老孙被送回了病房，考虑到他们夫妻俩特殊情况，就特意安排住在一个病房，或许彼此间的互相鼓励会非常有利于他们各自功能恢复。犹记得老孙麻醉完全清醒后，他兴奋地喊道："我的左下肢有感觉了，可以轻微活动了。"等待大半天的王老师在另一张病床上喜极而泣。说实话王老师更令人敬佩。车祸发生时，她的右侧踝部同样遭受重创导致右踝关节粉碎性骨折，右足部肿得像个馒头，但是她一直关心着老孙左腿，从抵达急诊开始，除了给她略微复位临时石膏外固定

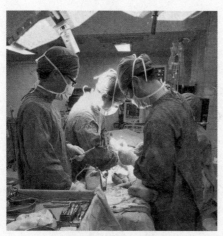

图 5　为老孙手术中

外，我没有听她表达过哪怕一丁点不舒适，始终让我们把全部精力放在老孙的两条腿尤其左下肢，完全没有催促过要给她做任何紧急处理。作为病人她全程参与老孙手术方案决策，提供非常坚定决心和信念给老孙，其冷静与果敢让人深深折服，也许在这个貌似柔弱的中学退休女教师背后，有一颗无比坚毅的内心。

由于当天晚上很担心老孙血管问题，我交代住院医师每隔一小时去床边检查一次，触摸足背动脉搏动和温度，给予相应药物处理，并嘱咐有任何意外及时通知我。好在老孙左腿很争气，一夜安然无事。第二天早上我欣喜发现老孙左足部血管搏动情况良好，皮温正常，就立即把这个好消息跟他们夫妻俩分享。老孙很开心地说看来是不用做独腿岛主啦，王老师骂了他一句乌鸦嘴别乱讲。治疗向来不会一蹴而就、一帆风顺的，不过即使暂时胜利也是胜利。伤后第三天，我为王老师做了右踝关节手术，虽然骨头粉碎程度严重，好在手术时间恰当，她的右踝关节应该会恢复良好。术后王老师在我查房时候偶尔会有点遗憾说，新马泰旅行看来是泡汤喽，引来老孙一旁嘲笑，说她就是守财奴、吝啬鬼，就知道心疼钱。

王老师的右踝关节恢复良好，让我有更多精力转向老孙。老孙的右下肢骨折是闭合伤，处理起来相对容易，待左下肢血管恢复后，就需要面对骨头问题了，剥脱皮肤有些局灶性坏死，在先处理皮肤还是先解决骨头问题上，我跟老贾商量后决定先把骨头架子打好，后期再慢慢修复皮肤。方案已定，老孙相当支持，经过两次手术，我们把粉碎骨头尽量复位，在左膝关节外侧软组织坏死较多部位转了皮瓣覆盖，范围很小的皮肤缺损就直接植皮了。老孙前后治疗经历三个月，从骨科到烧伤科来回轮转，他始终笑呵呵，除了刚到医院时有过些许情绪低落，之后始终保持了高昂斗志。三个月后就急着要回横沙岛休养。本来我建议他不要去横沙岛，但是他说横沙岛的空气好、环境好，对养伤特别好。我就叮嘱无论如何每个月要来复查。横沙岛主比较听话，一直按照要求认真刻苦训练，正好横沙岛他家旁有个社区中心，他定期去做康复训练，恢复良好。

我跟老孙越来越熟络，彼此还加了微信，他的微信名居然就是横沙岛主，我就开玩笑说他是我见过的最"不要脸"之人，有时候吓唬他说你起这个名字没人找你麻烦吗？他笑笑说名字而已，难道你九天揽月就真去九天之外揽月吗？怼得我哑口无言，觉得甚有道理。当他脱离轮椅每次跟王老师来复查时，经常会义务帮忙门外维持秩序，呼来喝去俨然保安一般，有人取笑他，他就乐呵呵说，大家秩序好一点看得快啊。有时候还会偷偷塞几个橘子给我，装模作样说，这是横沙岛主种的橘子，天下最甜，一定要尝尝。当我故意一本正经说不可以收病人东西时，他说橘子这种东西，在横沙岛是拿来喂猪的。午餐时我拿给学生们品尝了一下，都说橘子很一般，不好吃，我不信拿过一个一尝，果然很一般。为此我跟孙岛主非常友善地交流了好长时间，深入探讨了一下如何更好地种出甜橘子这个课题。

多年后某一天，横沙岛主突然在朋友圈晒了一张照片，是他和王老师去新马泰旅游的照片，上面各种花式秀恩爱，配上短短一行字：迟来的新马泰。我看后默默给他点了一个赞！英雄未必是不凡的，每个人都可以在与生活不断交锋中，造就自己的平凡英雄。

二、单亲妈妈小敏

小敏，33岁，离异，女儿4岁。外高桥某外贸公司跟单员，跟父母住在普陀区。父母以前都是工人，工作时三班倒，十分辛苦，从小对小敏谈不上培养或者教育，连三餐都不能完全保障，小时候她经常要去左邻右舍家里蹭饭。成绩一直很一般，小学、初中就在家附近的菜场学校随便上上，父母也没有足够的能力帮助她。小敏初中毕业时，考高中肯定是考不上，无奈之下读了职业学校。那会父母工厂效益一年比一年差，没有挑三拣四的条件，想想有书读总比辍学在家好。小敏不是不爱读书，而是父母没有给她好条件和好引导，完全属于"自学成才"。好在到了职业学校后学习很刻苦，后来正巧有个去大专深造的机会，她就果断抓住机会，选了对外贸易专业。

快 20 岁时，她毕业去了一家私人企业。老板头脑蛮活络，生意越做越好，那时候是外贸最热火的时期，小敏在公司得到了很大锻炼，能力和水平越来越高。至于她怎么结婚、怎么离婚的，我就不太清楚了。我见到她时，她跟着下岗的父母住在并不宽敞的房子里，带着一个正在上小班的 4 岁女儿，算是单亲妈妈。父母收入不高，她每天往返于浦东浦西，工作很忙碌。她的大部分收入用来支付女儿的各种兴趣班，因为她总会想起小时候父母的失管失教。她跟同龄人比起来，每一步都走得特别艰辛，因此无论如何要给女儿提供最好的教育条件。

说起来也是玄乎，小敏家人的事故也发生在端午节，跟老孙他们发生车祸的位置相差不远。她的父亲有几个远房亲戚住在崇明岛，说远房亲戚其实是父亲当年去崇明岛上山下乡时的老朋友，父亲在那边待了将近七八年，久而久之因为关系很好，就当亲戚走动了。小敏小时候去得少，父母没啥空带她去，每次去都要到吴淞码头坐船，折腾好久才能到崇明，每次去还要叫一大堆不认识的人干爹干妈。当时的崇明乡下没啥好玩的，但是这些干爹干妈给她吃得很不错，所以她并不反感，偶尔去玩玩。长江隧桥开通后，崇明岛到市区的交通立即便利起来，市区的人在城市森林待久了，总会向往乡下美景，而崇明岛地处长江入海口，作为中国第二大岛屿，自然成为市区人休闲度假首选。端午假期前往崇明岛度假旅游人越来越多，吃吃崇明糕、尝尝农家菜，确实是一种相当不错的选择。当然随之而来的就是车流量增大，交通拥堵现象频繁发生。

四年前的端午节当天，小敏的公司没有放假，员工可以自主选择是否加班，老板许诺如果加班可以支付双倍工资。小敏之所以答应加班，一是因为父母要带女儿去崇明远房亲戚家吃饭，二是本来也闲着无事，加班可以多赚点钱，何乐不为。当天早上，小敏没有像往常上班那样地铁换乘过去，而是搭乘爸爸老工友前往崇明的车顺路在浦东把她放下来。车是老款商务车，去崇明正好要经过翔殷路隧道，可以把她放在翔殷路隧道浦东出口处，她再从那边骑自行车去公司。一路上，最开心当然数小敏女儿了，幼儿园小朋友哪里懂得学习不学习呢，有机会去玩是最开心的事情。因为出门早，翔殷路隧道还没有开始堵，把小敏送到浦东后，他们就继续往崇明岛赶了。

大概 10 点钟到了崇明亲戚家，小敏父母带着小外孙女到野外转转，触碰泥土气息。小朋友难得到乡下，看到一大片绿油油的田野，兴奋无比。听说小敏父母回来了，很多老朋友趁机碰碰头，不亦乐乎。中午吃饭时，小敏爸爸很兴奋，跟每个人都喝上几杯崇明米酒。喝过崇明米酒的朋友应该都知道，这种酒虽然喝起来很甜，但是后劲很足。十多年前有一次我接待韩国朋友，带他们到长兴岛吃农家菜、喝崇明米酒，韩国欧巴第一次喝到这种甜甜的米酒，感觉非常爽口好喝。韩国地处寒冷地区，大多数韩国人平素好酒，他们问我如此好喝的酒是什么酒，我告诉他们是崇明啤酒。听说是啤酒他们喝得更加起劲。教授比较矜持，并没有喝多，据说学生们回到宾馆后，在门前广场开 party 到凌晨，引来一堆保安干预了半天才让他们消停下来。于是乎后来每次遇到韩国教授，说起崇明啤酒，他们是打死也不肯再喝了。小敏父亲在崇明待过很长时间，对崇明的众多朋友感情很深，加上又是来度假的，就更加放松了。

同去的司机是小敏父亲回到市区工作后认识的老朋友。他并非专业司机，平时在家也是个酒虫子，没事喜欢整二两。一开始大家都知道他下午要开车回去，没人劝他喝酒，但他自己酒瘾却上来了。边吃边喝之间，大家都有些醉了，有人开始劝司机多少喝一点。司机本来就想喝，就盘算了下时间，5点回去的话还有好几个小时，稍微喝一点应该问题不大。在大家的起哄声中，司机端起杯子，跟每个人碰了一小杯，他就想单纯解解馋，还是比较克制的。

二两小酒下去，司机酒胆立即被唤醒，席间有人拿话激他，米酒不能算酒，崇明人漱口水而已，这点酒都喝不了算啥上海人。他听后不乐意了，跟那些已有几分酒意的朋友们轮番叫板起来。小敏妈妈是清醒的，不断在一旁提醒大家，司机傍晚还要开车回上海，不要再喝了，米酒后劲大不安全。小敏爸爸一听不乐意了，嫌老太婆碍事，让她带着外孙女去外面玩，省得啰里啰唆影响大家心情。饭局因为司机的加入，本来1点要结束的，结果又持续到两点，众人才酒足饭饱，满意地散去了。司机喝了足足一瓶米酒。主人家考虑到了司机的情况，特意煮了一碗酒酿，配着崇明糕给他醒酒。他吃了一大碗后感觉舒服许多，笑笑说崇明米酒还是老好喝的，随后就在边上找了个地方靠着休息。

小敏爸爸不像司机那么克制，而是彻底放飞了自我。因为平时要帮忙带小孩，没有太多机会喝酒，难得有机会就想一醉方休。小敏妈妈说他喝了两瓶多米酒，平常酒量不算大，两瓶多的米酒对他来说已经是超出极限了。酒席散后，部分朋友都回去了，他中间去了好几次卫生间，哇哇直吐。小敏3点多打电话给妈妈问问情况，她也担心父亲喝多了，不过转而一想有司机，应该问题不大，她只是没有想到司机喝酒了。小敏还跟女儿说了好多话，小朋友很开心，还想要睡一晚上再回去，被她严厉拒绝了，第二天还有一节舞蹈兴趣班。"要是那个晚上让他们在崇明住一夜就好了。"小敏无比懊悔、无比自责地说。

下午5点多，到了返程时间，司机睡了两个多小时后，醒来又喝了好几大杯浓茶，喝完茶后觉得已经满血复活了。小敏爸爸特意关照要不要晚一点再走，司机笑笑说没问题，已经彻底醒了，一点事情都没有请大家放心。他惦记着晚上回上海家里还有事情要处理，也着急回家。主人客气地建议他们吃过晚饭再走，等酒醒得再彻底一点，路上更安全一点，还嘱咐女主人给每人煮了一碗馄饨。吃完馄饨后，司机觉得没有任何问题了，5点一刻就准时返程了。

小敏父亲坐在副驾驶，妈妈抱着孩子坐在司机后面。一上车小敏父亲的酒劲就上来了，呼呼大睡起来。小敏妈妈有些担心，跟司机说开慢点不着急。司机满嘴应承，速度也确实不快，基本上保持在80千米/小时左右。半个多小时后，他们过了长江大桥进入长兴岛隧道。进隧道前小敏又打电话问妈妈到哪里了，一听说已经进隧道，心稍安了一些。在大桥非常上，司机开了点窗透风，人清醒一些也感觉舒服许多，进入隧道后空气有些污浊，司机就把窗户摇上了。隧道里有些昏暗，加上司机酒没有完全醒，隧道昏黄的灯光让他有种昏昏欲睡的感觉。他勉强支撑着继续往前行驶。快出隧道口斜坡时，前面有辆集装箱卡车在缓慢上坡，司机却越来越迷糊，感觉就要睡着了。此时，小敏妈妈抱着孩子也在睡觉。司机没有注意前方卡车在慢速行驶，依然保持匀速追着卡车屁股直接就撞上去了！商务车立即在隧道内翻滚。如此惨烈事故，司机当场没有了生命体征，小敏父母和小朋友被120紧急送到医院抢救室。

在我的创伤急救生涯中曾经历过各种各样抢救，但这一次惨状让人极度震惊：抢救室三张床上躺着一家三口，外公、外婆和外孙女。小敏父亲被送到医院时已经没有心跳呼吸，因为家属没来，我们没有宣布抢救结束；小女孩刚刚送到医院时呼吸心跳就停止了，我们立即与抢救室同事对小女孩实施紧急心肺复苏、现场插管。当我的手按在小女孩胸前时，感受到一个宝贵生命仿佛一点点从手心溜走，内心痛苦不堪。

心肺复苏同时，抢救室同事启动院内一系列高级生命支持，效果依旧不明显，随着时间流逝，小女孩能够"复活"的希望越来越渺茫，抢救了这么久，小女孩的父母都还没有出现。我们必须要坚持，任何时候都不轻易放弃任何一个患者生命！

抢救持续近一个小时，小敏和她叔叔终于赶到了急诊室，难以想象到达急诊室之前他们一路上是怀着怎样痛苦的心情。抢救室外，我跟她进行了一次谈话，她泣不成声，声音已经完全哑掉了。太可怜、太悲惨了，也是通过她叔叔，我才得知她是一位单亲妈妈，很早就跟小女孩爸爸分开，女儿是她唯一和全部希望，比她自己生命还重要。上天太残忍太不公平了！我在急诊抢救室外跟家属谈过无数话，唯独这一次谈话连我自己的内心都被震动了，让我体会到医者巨大的无力感。我希望能有上帝之手，摸一下小女孩的额头，让她立即复活，她才 4 岁，花骨朵一般的年龄。作为现场抢救组长，我起初很难调整好情绪跟她谈话，我不知道该如何告知她抢救室里面的真实情况，但是从医者角度，我又必须冷静告知她。

当我跟她说她父亲已经没有希望时，她放声大哭，她叔叔在一旁搀扶着她，否则估计早就倒在地上了，我接着跟她说，她的女儿也不行了，听到这里她的哭声已经完全变成无声呐喊了，太惨了！把如此惨痛消息告诉一个单亲妈妈，一场车祸彻底改变了她的生活，甚至可以说是彻底毁掉了她全部的生活，父亲当场去世，宝贝女儿的生命已经渐渐流逝，母亲重伤生死未卜，早上还是和和美美有说有笑的一家人，到了晚上一切都化为了泡影，无论多么强大的内心，都会在那一刻垮掉。

小敏听完我跟她说了父亲和女儿情况后，猛烈痛哭后突然变得安静了，犹如失魂落魄一般。她安静地让医生停止对她女儿的抢救，她知道已经没有希望了，只能接受这个事实。听到小敏终止抢救的要求，我有些羞愧难当，作为医者无能为力的羞愧，从医二十多年时间里，我们自诩攻克了许多难题、自诩拯救了很多生命，纵然如此我们依然有无法逾越的高山，尤其在面对小敏女儿时。我们永远不要满足已经取得多少医学进步，跟人的复杂性比起来，现代医学只是揭开了一道门缝，再想想目前肆虐的新冠病毒肺炎，已经夺去了数百人生命，医生却依然一筹莫展。

小敏似乎已流完这辈子所有的眼泪，跟我说了一个请求，希望我们全力以赴抢救她妈妈，她不能连妈妈都失去，如果那样她在这个世界上就一个亲人都没有了，希望我能够留住她妈妈。小敏妈妈的伤情也非常危重，颅脑外伤合并骨盆骨折、失血性休克，但是看着这个可怜的单亲妈妈，我答应她我们一定保住她妈妈生命，让她妈妈可以站起来陪她散步。生活对她太残酷了，我不知道未来情况会如何，但就算是善意的谎言，在那个时刻也是唯一能够给予她力量的承诺。小敏签字放弃之后，我们停止了对她父亲和女儿的抢救，转而把全部精力集中在她妈妈身上，快速将老太太转运到监护室，严密观察各种指标。

老太太在第三天苏醒了，颅脑损伤不严重，经过严密治疗后完全控制住了，短期内还不能做大手术，为了防止骨盆出血，我们当天在监护室给她打上了外固定支架，为后期确定性手术了奠定了良好基础。老太太醒来之后问她老公和外孙女情况，在跟小敏商量后决定对她暂时隐瞒。我们告诉她老先生在另一个科室住院，不是一栋楼所以不能相见，至于外孙女要上学，不可能到监护室里来，医院也不允许。老太太一听就不说什么了，对治疗一直都很配合。小敏每天都来看她母亲，母亲是她唯一的依靠、唯一的亲人了，每次见到老太太，小敏都笑容满面地宽慰老太太，让她赶紧恢复好了回家带孩子，老太太每次都乐呵呵答应着。我无从知晓小敏是如何调适自己内心和精神状态的，又是如何做到在她母亲面前那般举重若轻的！

老太太在监护室住了十天左右就转到普通病房了，在身体恢复良好情况下，为她做了骨盆骨折切开复位固定手术，手术虽然不好做，但结果还比较满意。老太太经过两个多月积极康复训练后，终于可以自己行走了，小敏就把她接回家了。出院后第一个月，小敏陪她妈妈来专家门诊复查，老太太看起来很伤感，但在小敏面前并未表露，在小敏开完单子去缴费拍片间隙，老太太伤心地说，你们合起伙来骗我啊。我只能报以微笑，任何语言似乎都无法安慰老太太。老太太连续复查半年多就恢复正常了，我开玩笑说以后不需要来了，我们不必再见了。

时光如白驹过隙，铁打的病床流水的患者，治疗结束意味着医患之间从此成为路人。两三年后一次非常偶然的机会，我已经慢慢淡忘了小敏和她妈妈了，有一天小曹无意中嘟囔了一句，说当天我们在监护室抢救小敏妈妈时，小敏给她女儿办理了器官捐赠手续，希望让她女儿可以继续在这温暖的世界活下去。小曹说完瞬间，我恍惚中看到一道光，刹那间划过天际，映红了整个天边，霞光万丈，灿若星辰！

初稿：2020 - 02 - 09 周日 01:26
修改：2020 - 02 - 21 周五 12:42
校对：2020 - 02 - 26 周三 14:41

雪莲花开唐古拉

高原上，击倒我们的不是高原反应，是内心的恐惧；高原上，感动我们的不是雄伟冰山，是伟大的雪域明珠。

——迦钰小语

一、与高原反应第一次亲密接触

2013 年 7 月下旬，我接到总部通知，要求 8 月初到拉萨报到，参加为期三周的专家服务团。接到命令后，我立即整理行装，此前从没有到过西藏，对于美丽而神秘的圣地心驰神往。我咨询了去过西藏的战友，了解高原常见病、多发病的防护，并申请了一些准备带去捐赠的急需药品。有位好心战友说若去拉萨，最好提前半个月吃点红景天预防高原反应，据说效果很好。我当时一看没有几天就要出发，实在来不及，索性就不吃了。觉得自己那么多高强度的手术都能顶过来，身体素质很不错，高原反应对我来说应该没啥问题。带着这种自大心理，预备了一些高原防晒霜，心中期盼着工作之余可以领略壮美西藏呢！

8 月 7 日我从上海乘飞机奔赴拉萨。随着飞机缓缓降落在贡嘎国际机场，我不由得激动起来。虽说是第一次来拉萨，却对拉萨一点不陌生。作为西藏自治区首府、藏传佛教圣地，海拔 3 650 米，气候非常宜人，全年都是晴朗天气，降雨稀少，冬无严寒、夏无酷暑，一年日照时间3 000小时以上，素有"日光城"美誉，非常适合旅行。我对拉萨最早印象来自郑钧的《回到拉萨》，歌中唱道："回到拉萨回到了布达拉宫/在雅鲁藏布江把我的心洗清/在雪山之巅把我的魂唤醒/爬过了唐古拉山遇见了雪莲花/牵着我的手儿我们回到了她的家/你根本不用担心太多的问题/她会教你如何找到你自己/雪山青草，美丽的喇嘛庙，没完没了的姑娘她没完没了的笑/雪山青草，美丽的喇嘛庙，没完没了地唱我们没完没了地跳……"歌中讲述的美丽雪山青草、美丽的姑娘和圣洁的雪莲花，我希望都能一一感受。

提到拉萨不得不谈谈让人闻之色变的高原反应。这种毛病是因为人急速进入海拔3 000米以上高原、暴露于低压低氧环境后无法适应而产生的各种不适，是高原地区独有的常见病。常常会有头痛、失眠、食欲减退、疲倦、呼吸困难等。头痛是最常见的症状，夜间或早晨起床时疼痛加重，肺通气增加如用口呼吸、轻度活动等可使头痛减轻。高原反应非常可怕，在西藏曾酿成了许多令人悲伤的事故。而且高原反应并不会特别关照医护人员，去年就有一位上海援藏干部因为高原反应发生危险。该医生2004年大学毕业后参加工作，2019年5月积极响应党组织号召，主动报名参加医疗援藏，7月到日喀则，一边适应当地环境，一边投入紧张工作，全身心投入援助医院新生儿救治中心工作。正当他踌躇满志、准备用妙手丹心为雪域高原藏族同胞造福的时候，残酷无情的病魔夺去了他年轻的生命，于2019年7月30日不幸因公殉职，年仅38岁，留下家中两个年幼孩子。

媒体并没有透露赵医生是如何因公殉职，但是结合赵医生年龄以及常规入藏前都会有严格体检，我猜测他应该有着不错的身体素质，之所以发生意外，很大可能是因为急性高原反应。急性高原反应很常见，死亡率高，未适应者进入高原地区后6～24小时发病，出现疼痛、心悸、胸闷、气短、厌食、恶心和呕吐等，很多人中枢神经系统症状与饮酒过量表现相似，通常在高原停留24～48小时后症状缓解，数天后症状消失，若症状迁延不愈就很危险，可发展成高原肺水肿和高原脑水肿。

　　踏上西藏土地后，我神清气爽，放眼望去天空无比清澈、蔚蓝、剔透，犹如毫无杂质的湖面，虽不是万里无云，但是因为偶尔飘过几片云彩点缀，天空瞬间更加生动起来。刚出机场就有战友接机，北京、重庆专家差不多前后到达，虽然并非同一专业，互相介绍过之后总能找到共同话题，之后还要共事好长一段时间，彼此之间很快就熟悉起来了。不久，接站同志招呼大家乘车前往驻地。路上有的欣赏路两边的美景，有的闭目养神，很快就到达拉萨市区驻地，周边比较繁华。

　　分配好住宿，我们相约去街上吃点东西，晚上才开预备会，下午则没有特别安排，正好可以领略一下拉萨风土人情。拉萨街头比较安静，据说再有几天就是藏民的传统节日"雪顿节"。雪顿节是拉萨特别热闹的节日，据说是黄教祖师宗喀巴在改革西藏佛教时，为新创立的格鲁派制定了严格戒律，规定从藏历四月至六月，世间生命繁殖期间为保护生命充分繁殖，不受到伤害、践踏，僧人必须安心在寺庙念经修行，直到六月底才能开禁。开禁日僧人们纷纷出寺下山，老百姓为了犒劳僧人修行之苦，特备上酸奶为他们举行为期一周的野宴游行。我们到时，距离雪顿节还有几天，街上没有太多游客，无意中给了我们安静体验地道拉萨美食的机会。不过也许因为游客不多，很多店都没开门。最后我们在驻地边上找了一家面馆，一人整了一碗面。其间有个消化科专家建议吃点大蒜防止胃肠道疾病，于是每人嚼了俩大蒜才结束。

　　第一天我的各种反应正常，气不急也不喘，跟在上海时没有任何区别，晚饭饭量也没有变化。晚餐时候还跟几个同桌专家开玩笑说我身体好，一点反应没有。预备会开得简洁热烈，带队领导给我们明确之后一段时间专家团的工作安排。专家团接近 20 人，年龄都在 45 岁以上，唯独我 37 岁，属于团里最年轻的成员。专家们都是从平原过来，没有经过半高原过渡适应期，快速进入海拔 3 000 米以上高原，估计很多人会出现高原反应。高原反应经过 3～10 天习服后症状逐渐消失，发生率青年人远多于老年人，女性又低于男性，所以最该提防的就是急性高原反应。有人认为高原反应与男性体重指数呈正相关，与女性体重指数无关，说肥胖男性易感，我虽是青壮年但并不胖，自觉面临的危险系数应该比较少。

开完准备会大家各自回房间休息，第二、三天工作范围就在拉萨，第四天才会离开，目的是让各位专家适应一下高原环境。回房间路上爬了几级台阶，我突然感到有点心慌、气短伴有些许胸闷、胸痛，这种感觉是下午没有的，我想是不是刚刚走得太快，有意放慢了脚步，果然舒服一些。我让其他人先走，自己在后面慢慢跟着。房间在五楼，我爬一层、歇一会，爬一层、歇一会，心里有些自嘲，怎么突然变老头子了呢？回到房间已经气喘吁吁了，头有点痛，胸闷和胸痛较前也加重，我赶紧躺到床上。兵站战友很细心，给我们每个人房间都摆放了吸氧装置，我迅速吸上氧后头痛和胸闷改善了很多，但躺在床上有一种一动也不想动的念头。那一刻我知道，高原反应找上我了。

高原反应给了我非常美妙的体验，头痛、呕吐、胸闷、胸痛、乏力等，给我上了一堂精彩的医学课程，我从中学到了好多书本上没有深刻领会的知识，比如两个一直百思不得其解的医学名词就是高原反应教会我的。

此处先讲第一个医学名词。进藏第一天的凌晨两点多，睡梦中我突然被腹中一阵疼痛惊醒，打开灯后顾不上氧气够不够，慌里慌张往洗手间冲，差点撞到卫生间门上，一阵翻江倒海之后感觉世界瞬间清净、舒服了，一开始我没有往高原反应上面想，担心是不是中午面条不干净吃坏了。拉完肚子我以为今晚就此结束了，谁知道才是刚刚开始。从那一刻开始，我一直坐在马桶上没有挪过窝，每次刚要站起来，马上又痛意袭来只能快速坐下去。几个来回之后，我跟马桶成了密不可分的恋人了。临近天亮时，我坐在马桶上已经生无可恋，猛然间似乎头上开了天光一般，一个名词透过窗户微光，照进了我的脑回路里，我瞬间理解了本科时候老师讲过而我并没有弄懂的那个词——连续性腹泻。哈哈，原来这就是连续性腹泻啊！这是高原反应教会我的第一个医学名词，讲真本科时老师给我们讲腹泻，讲到此处，我确实似懂非懂，从来不认为有连续性腹泻这回事。

感谢跟我第一次亲密接触的高原反应，让我第一夜苦坐在马桶上直到天亮，灵光乍现般地理解了连续性腹泻！

二、海拔最高的一次手术

第二天早上，一夜拉空肚子的我，相当于做了一次非常彻底的肠道清除，确认即使连续性腹泻也无东西可拉后，我勉强支撑着到食堂看看是否有啥可吃。思来想去喝了点粥，人是铁、饭是钢，一天不吃饿得慌，该吃还是要吃。吃完早饭力气略微恢复了一些，更好的是似乎没有拉肚子的迹象。根据安排，当天的任务是去拉萨总院教学查房、讲课及座谈。总院医护人员真好，到了后一帮护士妹妹们给我们每个人献上了哈达，感受到满满的情谊。

总院林主任陪同我一起教学查房。查房时看到一个特殊病人，来自兰州的游客张某。张某，48 岁，个体小企业主。十天前跟朋友从兰州出发，沿着青藏线自驾游，两天前在拉萨城外驾车，遇到两车交会躲避，路面狭窄加上疲劳，不慎翻到路边水沟里。119 和 120 把他救出来送到了拉萨总医院，拍片诊断为左侧股骨粗隆间＋粗隆下粉碎性骨折。这种情况在上海排除其他脏器损伤后，会优先选择微创内固定手术。拉萨医疗条件相对落后，麻醉风险高，髋部骨折手术需要宽敞手术室、专业骨科手术牵引床和 C 臂机等硬件支持下才能以微创技术完成，目前医院具备部分手术室条件，但没有太多经验。林主任说患者入院后本来准备手术的，一般进行切开复位内固定手术，术中的出血量比采用微创会多不少，所以需要家属献血。家属一听又要献血又要输血就有些担忧，请教过兰州医生朋友后，建议转回兰州手术，他们正准备最近就要让患者转院手术。当然对于转回兰州，患者及家属也疑虑重重，在不考虑经济负担情况下，驱车回兰州最快也需要数天才能到达，现在高原路面颠簸，患者髋部骨折不能动弹，转运路上颠簸导致骨折错位加重、疼痛加剧，路途风险可想而知；假如选择更快捷

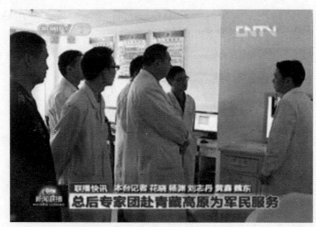

图6　教学查房时分析张某病情

方式包机回兰州，又不是张某经济条件能够承受的。怎么办呢？

　　此时，张某父亲和爱人已经赶到拉萨，听我查房分析得头头是道，恳求我手术。我没有马上答复他，我在琢磨如果要做怎么做。负责联络的王干事在一旁悄悄说："教授，要不还是安排患者转回兰州吧，这边条件有限，配套设施不足，人员经验不足，万一术中出点意外，您的面子往哪搁啊？"王干事说的没错，我理解他是一番好意，为我也是为患者考虑。但如果我们一味规避风险，患者将遭受十几个小时路途煎熬，当地还要组织花费更多人力物力来安排转院事宜。我让王干事帮忙找手术室护士长了解手术室设施条件，并对林主任和患者及家属说："手术可以在这边做，我们没有必要为了保平稳安排患者周折转院。手术器械我们专家团有配备，相信只要我们通力合作，手术一定可以拿下来，当然我还需跟带队队长请示。"张某父亲一听有希望做，高兴得快要蹦起来。他和张某妻子一起找了带队领导，希望能够安排上海专家做手术。队长详细了解了手术情况，加之之前我已做过汇报，就让我们抓紧准备，确保手术成功。

　　我跟王干事、林主任以及手术室相关人员组成手术团队，立即开始精心策划，就术中体位摆放、手术步骤、C臂机走位等操作细节做了详细规划，力求安全顺利完成手术。做完准备工作，我与患者家属谈了次话，虽然我身体不舒服，但是该做的程序一步也不能少。家属非常通情达理，也表示很感激。当天下午4点多我回到驻地，吃得少、拉得多，身体很是虚弱，虽然已不再是连续性腹泻，但是拉肚子还在继续，只是间隔时间长了些。考虑到第二天要手术，晚餐我特意要了一份煮烂的面条。好多专家都过来关心我，问我行不行，看着这些可爱的大哥大姐，作为他们中年龄最小却唯一有高原反应的我，有些自责和羞愧难当，真怕自己拖了专家团的后腿。其间队长过来说，央视拉萨记者站站长晚上8点多要过来跟我聊聊。

　　为了第二天手术我必须养精蓄锐，便在吃完晚饭回到房间，躺在床上闭目养神。头还是有些晕晕的，偶尔还有点疼，胃里也是一阵阵隐痛。8点刚过有人敲门，开门一看队长带着一个人，随身携带好多设备在门口站着。队长介绍说是央视拉萨记者站李站长，听说我们第二天有个手术，想拍摄一些画面以备用。李站长进到我房间后，我仍然靠在床上，他把摄像机对着我，在另一张床上坐着，随意闲聊了起来。李站长有备而来，问得很详细也很专业，我都一一作了回答。李站长很健谈，甚至聊到了他是成都人，来拉萨四五年，当初来拉萨是因为从一篇文章中读到了拉萨的风土人情，就爱上了拉萨，后来有机会就主动要求来了。聊到晚上9点半，李站长看我有点累，就说，最后再聊一刻钟吧，你也早点休息。我刚答应完，突然感觉胃里有些不舒服，我就想稍微换换位置，坐起来一点，就想在后背垫个枕头。就在我上半身略往上挺起来的时候，一股气流从胃里猛然喷涌而出，带着酸臭味一股脑儿喷洒在对面的摄像机上面。李站长一下子愣住了，我赶紧起身去卫生间拿脸盆和抹布，清理起摄像机上面的脏东西。就在我擦拭摄像机时，突然一个困扰我许久的医学名词从脑海里闪现出来——喷射样呕吐。是的，这就是典型的喷射样呕吐。读书时老师讲到脑水肿病人会有喷射样呕吐，我总有些不明白，呕吐就呕吐，干吗还喷射样啊，终于在拉萨让我亲身经历了这个过程。这是高原反应教会我的第二个医学名词。清洗完摄像机，李站长看我身体仍不舒服，就结束了采访，叮嘱我早点休息，明天他会去手术室全程录像。他离开之后我就洗漱睡觉了，半夜既没有连续性腹泻，也没有喷射样呕吐。休息还不错，看来高原反应很懂事，知道我第二天要手术，所以不再折磨我了。

很多人不理解为啥藏区的手术会那么困难，说一个数据吧，藏区的手术患者死亡率是全国平均水平的 5 倍。西藏最缺的就是医术高明的医生，虽然条件很艰苦，援藏依然对每一个有职业信仰的医生都很有吸引力！第三天早晨，仍旧在剧烈头痛中醒来，高原反应的缺氧、失眠、腹泻仍然折磨着我，想到早上有手术，我还是很努力走到食堂，强迫自己吃了一个馒头加一碗稀饭，毕竟这是我在高原反应折磨下的第一台手术，我需要从体力上做好准备。餐后王干事特意陪着我坐车到了总院。

早上 10 时左右，患者在严密生命监测下进入半身麻醉状态，由于是高原环境，患者受伤后出现轻微肺部症状，呼吸内科王教授与麻醉医生严阵以待，手术室内气氛瞬间紧张起来。我叮嘱麻醉医生密切关注生命体征，特别是血压、心率、氧饱和度。"麻醉医生，我们手术开始。"我跟麻醉医生告知了一下，同时也是告知其他人员凝神聚力，共同完成手术。我在股骨转子顶端近侧做一纵行皮肤切口，逐层切开皮下以及阔筋膜张肌，平日里轻而易举的手术操作，在高原反应下变得异常吃力，进入高原几日来一直经受头痛、失眠、呕吐、腹泻折磨，加上穿着厚厚铅衣，感觉每个动作都像是慢动作回放一样。我深吸了几口气，刚做完手术切口我感觉额头上已经冒出了涔涔的汗水。"决不能丢脸呐！"我笑着对身边助手说，其实也是在鼓励我自己。定好位后，我扎着马步推入了钛合金髓内钉，平素自认为年富力强的我感觉自己手臂像是被挂了砖块，胸口有一根绳子在勒我，突然间感觉有点喘不过气来，于是我下意识地停顿了一下。

　　站在旁边的护士长发现了我有些异样，凑过来轻声说了一句："教授，擦擦汗吧，要不要吸吸氧再做?"刚开始我内心是拒绝的，作为专家团里最年轻的成员，总感觉吸氧做手术有点丢人，想想还是首先保障病人安全，手术时间太长的话会对患者不利，不管高原反应多么强烈，肩负任务必须坚决完成，这是职责所在。此时已到手术关键步骤，每完成一步，困难程度都超乎我的想象，最终我还是采纳了护士长的建议，停下来吸氧。吸上氧气后感觉轻松许多，稍微调整一下呼吸继续旋入螺纹导针、钻孔、拧入螺旋刀片、锁入锁钉、透视、缝合，直至手术顺利结束。患者各项生理指标正常，出血约 60 毫升。平时在上海仅需要半个小时的手术整整持续了近两个小时。脱下手术衣时我发现身上衣服从里到外，包括内裤，已经全都被汗水湿透了。

　　走出手术室后，我向老张以及他儿媳妇交代手术情况，告诉他们手术很成功，老张感动得数次要下跪道谢，都被我坚决制止住了。我跟他说是我们应该做的，没有必要如此。当我从医院手术室洗漱完毕，走到病房看望张某时，突然发现自己既不头昏也不胸闷胸痛了，曾经的活力十足瞬间又附体到我身上，猛然间学会了上高原之后第三个医学名词——习服!习服常用于到高原后适应高原环境，不再发生反应的状态。如果不是亲身经历，真的无法想象高原反应之后习服是如此神奇。自从手术后，我再没有遭受过高原反应一丁点折磨，即使翻越 5 000 米唐古拉山口时，我依然胜似闲庭信步，没有一丝不舒服，真是奇妙。

　　当晚央视新闻联播和隔天中午的新闻直播间，播出了我在高原上吸氧为伤员手术的新闻，朋友看到后纷纷发来信息，祝贺我在雪域高原手术成功。收到短信后我感觉很惭愧，作为一个临床专家在拉萨做了一个常规手术，却收获如此多的赞誉，实在有些名不副实。我只想证明我们不仅在条件、装备、人员整齐环境下能够治病救人，在很多条件不完美地方，照样可以做出漂亮手术。仅此而已，无需过度解读。

刀尖舞春秋·伤痕

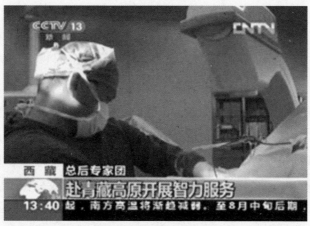

图 7　为张某进行手术

三、翻过唐古拉，见到了雪莲花

雪莲花生长在青藏高原 4 000 米以上雪山雪线，耐低温抗风寒，花像莲蓬座子，顶形似荷花，故得名。雪莲花的生长环境极其恶劣，一般植物根本无法存活，它却能在零下几十度严寒和空气稀薄缺氧环境中傲霜斗雪，顽强生长。

完成在拉萨的任务，我们踏上漫长的青藏线。青藏线两千多公里，北起西宁，南至拉萨，青藏公路翻越昆仑山、可可西里山、唐古拉山和美丽的藏北草原，平均海拔 4 500 米以上。我们从拉萨出发，一路经过羊八井、当雄、那曲、安多、唐古拉山口、雁石坪、沱沱河沿、五道梁、格尔木、茶卡、倒淌河，抵达终点西宁。青藏线是拉萨生命线，沿途有很多藏民或兵站需要我们去服务。对大多数专家团成员来说，西藏是陌生神秘的，出发时战友们集体为我们送行，专家团成员一身戎装，随身携带只有行军背囊以及必需物资，我仿佛又变成了刚进军校时的青涩少年，轻装简行，胸中一股自豪感油然而生。

　　路上为了解乏，张干事跟我们讲起历年来援藏故事，说起几十年前援藏工作的艰辛，当时西藏物资极度贫乏，生活条件也十分艰苦，他们天天只能吃糌粑（青稞制成的炒面，是藏民主食），咸菜当菜；洗澡是很奢侈的事，援藏两年多时间里很多人没洗过一次澡，结束任务后回到家才能好好洗一次。关于物资贫乏还有一个故事。每隔半年队员们都要下去进行医疗普查和救治，队里最"高贵"的食品——咸菜，会分配给下乡队员，留守兵站的就没有这个"福利"。到藏民家里看病时，热情藏民都会将家里最好的食品酥油茶和青稞酒拿出来招待医疗队员，很多食品他们自己只有过年时候才能吃到。"我不喝酒，所以酥油茶成为我在高原上吃到的最好食物。第一次喝酥油茶绝对喝不惯，有股腥涩味，但每每想到藏民火一般的热情，酥油茶就会变得十分香甜。"

　　离开拉萨后第一站抵达羊八井，做完服务继续前行，在当雄为基层部队送医送药时，专家们接诊了一位患有血小板减少性紫癜、年仅 8 岁的小藏民，病情严重随时有生命危险。专家团捐款 20 000 元并立即启动医疗救治绿色通道，与兰州军区总院组织远程会诊，经各方协调与努力，最终将他送到兰州军区总院进行治疗。据说经过医护人员的精心治疗和悉心护理，各项指标慢慢达到正常。

　　离开当雄在那曲邂逅了孤巢老人帕桑，时年 75 岁，听说专家来巡诊，早早就在邻居帮助下赶到了巡诊点。老人患有高血压，一到义诊点，看到我就过来紧紧握住我的手，嘴里一直呢喃着什么，脸上深深皱纹里夹杂着复杂感情，虽然她说的藏语我无法听懂，但我竟然似乎能理解她在对我倾诉着什么。随队帮助工作的藏族小伙跟我说，老人家说的意思是看到解放军特别安心，就像见到自己儿子一样，我突然之间眼眶湿润了，难怪老人家一来就紧紧握住我的手，也许因为我跟他孩子年纪相仿吧。我给她让出了位置，给老人测量了血压，并找来超声医生细心为老人进行腹部彩超检查。内科医生在心脏听诊后确定老人患有冠心病、帕金森综合征。专家团几位专家一边检查一边叮嘱她生活注意事项，并为她发放了药品。

　　我们在离开拉萨的三天后，8月14日晚上10点抵达安多。安多海拔4 900多米，往上就是海拔5 000多米的唐古拉山口了。按照惯例必须在安多休整，司机休息一夜后精力充沛才不会发生危险，也可以让专家团同志们适应一下4 900米高原环境。青藏高原称为世界第三极，平均海拔在4 000米以上，空气稀薄，气候恶劣，以低气压、缺氧、低温、太阳辐射强、日温差大、大风干燥的高原气候著称。队长担心大家刚刚从4 000米以下的环境突然进入接近5 000米的极高原会发生危险，这种气候对初到高原的人会引起头痛、心慌、气短、疲乏无力等症状，严重的还会出现恶心呕吐、休克、肺水肿等危险。安多，一夜无事。

　　第二天早上车到了唐古拉山口时，大地白茫茫一片到处是雪。"唐古拉"藏语是"高原上的山"，终年风雪交加，号称"风雪仓库"。唐古拉是青海和西藏分界线，海拔5 231米，山口处建有纪念碑及标志碑，是沿青藏公路进入西藏必经之地，长江发源地。看着英雄雕像屹立在冰天雪地，中国作家陈运和站在海拔5 231米的唐古拉山口标志碑写了《过唐古拉山口》："时而阳光，伴随走一走；时而冰雹，双肩抖一抖。进入生命禁区，登临敢昂首；何惧空气稀薄，下车喜逗留！2005年6月9日刺骨寒风写感受，海拔5 231米险境，飒爽英姿显身手——山高，高不过诗人脚板；春浓，浓不过歌者追求。"字里行间体现出高原雄风。队长询问大家意愿后决定逗留半小时，在拉萨被高原反应折磨得死去活来的我，在唐古拉山上健步如飞，很是神奇。一小时后，我们沿着既定路线继续前进，走过一段近一百公里长的路，路边有很多金属测速杆，标志限速60公里，是为保护藏羚羊穿越公路而采取的措施。很快路两边成群的藏羚羊进入我们的视线。

　　傍晚6点到达沱沱河畔，海拔4 600米。海拔6 621米格拉东丹雪山融化后形成沱沱河，是长江源头。沱沱河汇合楚马河变成通天河，流入四川、云南后改名金沙江，最后成为长江。站在沱沱河畔，看见雄伟的青藏铁路大桥横跨沱沱河，心中感慨伟大祖国正日益强大。当晚我们夜宿沱沱河，第二天早上要在沱沱河开展巡诊，据说沱沱河里面长着一种非常特殊的鱼，号称人间美味，一路上张干事没少给我们吹嘘沱沱河的鱼，到了之后才知道可能就是望梅止渴！在高原上好久没有闻到鱼腥味了，应该是张干事的心理战术，自始至终我们不仅没有品尝到所谓沱沱河鱼，就是见也没有见到过，当然我们也不希望来一次青藏线，为满足一时口腹之欲而破坏了当地生态。

我们离开沱沱河来到了五道梁。五道梁平均海拔4 800多米，路况极差，遇到雨雪天气根本无法出行。看病难是当地的突出问题。医疗队携带先进医疗设备，对官兵及牧民进行检查。听说医疗专家组要来巡诊，当地政府迅速通知广大牧民，让大家尽快赶来，能开车就开车，能骑马就骑马。义诊活动持续到下午3时。当地老百姓看病特别困难，特别是到了冬天大雪封山，根本无法出行。62岁的桑格两腿风湿性关节炎比较严重，一直在使用艾灸疗法，关节炎是牧区群众常见病之一，我仔细为她做了全面体格检查，留了一些常用关节炎药给她，我觉得我们能做的太少了，叮嘱她有机会来上海找我就诊，虽然我知道对于他们来说，可能这辈子都不会有机会来大城市看病，但我还是把自己的电话、地址写在纸上，并让随队藏族小伙翻译了一份藏语版给她。

从8月10日离开拉萨后，我们就这样沿着青藏线一路前行。途中遇到了许多骑行爱好者，看着他们快乐飞驰的样子，我由衷敬佩这些挑战自我的人。记得在沱沱河纪念碑，我偶遇了一位来自北京的骑行爱好者，还共同合影留念。尽管人生旅程中我们很难再相遇，但就是在这样的旅途中，两群目标与使命截然不同的人相遇了，彼此交流着过往的人生经历。他们与我们相向而行，从西宁往拉萨，一路旅行奔波，给他们带来了无穷尽的力量，于我而言亦是如此。我无时无刻不在接受着心灵的撞击与洗礼，雪域高原的雄壮涤荡着胸中气魄，让我心底时时刻刻升腾着昂扬的斗志，去征服，去搏击长空！

刀尖舞者·伤痕

四、雪山，青草，美丽的喇嘛庙

　　青藏线位于高海拔地区，从拉萨大站开始，一路奔波了到格尔木，一路上营区驻地的最低海拔在 3 700 米，最高达 5 100 多米。高原官兵患日光损伤性疾病、指甲凹陷、脱发非常普遍。重庆三军大皮肤科主任伍津津忙着为官兵送医送药，介绍防护知识。格尔木是医疗条件最好的城市了，有解放军 22 医院，更加有条件发展一些先进技术。我在五道梁巡诊发现一个藏民需要做手部肿瘤切除手术，报告队长后把他带到了格尔木 22 医院，便在 22 医院为他做了切除术。病理结果显示已经有癌变趋势，幸亏手术及时。之后我积极沟通协调与 22 医院开展技术帮带共建，希望通过建立技术帮扶长效机制，培养技术骨干，攻克技术难题，提高医疗服务水平。

　　军医爱兵心中铭，万里巡诊保打赢。青藏线沿路有雪山，有青草，还有美丽的喇嘛庙，对我来说，一次青藏线一生高原情。许多点滴不时温暖我的记忆。多年过去了，我依然难忘茶卡兵站山东籍老兵老廖在茶卡兵站待了 15 年，久在高原患上了腰痛症，兵站道路难走，下山一趟就得好长时间，十多年来虽然经常贴膏药，却只能暂时缓解病痛。在兵站床铺上，我为他做了手法治疗，做完大约 10 分钟老廖站了起来，活动活动腰部感觉腰痛症状基本消失，老廖咧着嘴笑着说："主任您真神了！"看到这位老兵灿烂的笑容，我就像在战场上救治了一位伤病员一样，有着极大的满足感与成就感。

　　在半个多月的巡诊中，专家团一行先后穿越可可西里无人区，翻过唐古拉山，深入海拔 4 000 米以上的五道梁、沱沱河、唐古拉、安多等地，为数千名官兵、家属和老干部送医送药，对数百名官兵进行心理健康测评，进行心理交谈和心理疏导，检修检测设备几百台，指导安装新设备数十台，举办专题讲座近 20 场，还为武警部队、西藏军区基层部队开展智力服务活动，很好地发挥了文化使者、温暖使者、形象使者和服务使者作用。我们一同参观了青藏兵站部部史馆，到拉萨烈士陵园献花祭拜，与基层官兵进行座谈，同吃同住，深化了我们对"三个特别"精神的认识，锻炼了作风，为加强高层次人才队伍建设积累了良好经验。

每一天，我们伴随着太阳的升起就出发，待巡诊结束已是夜色降临。车队逶迤行驶在茫茫高原中，大家虽然辛苦却感到无比幸福，望着窗外残阳不禁沉思，专家团进藏时间有限，而战士们伤痛较多，仅凭一群人临时开展一段时间的工作，难以保障他们的长期健康。授人以鱼不如授人以渔，把先进医疗理念和技术留在西藏，把科学预防伤病的理念和方法留在西藏，才是根本的解决办法。我深知培训当地医疗人员的重要性，于是，我们在礼堂、食堂等有限场地，对当地医疗以及驻军人员进行了医疗技术讲座以及帮带工作，针对高原官兵的训练特点，边讲课边告诉官兵，要想减少脊柱伤病和军事训练伤发生不仅需要科学训练，还要注意自我防护，改变训练、学习、生活中不良习惯及错误动作模式。我将自己多年在临床实践中总结出来的诊疗方法以及康复训练技术，毫无保留地将要点和精华倾囊相授。

犹记得总后首长在纳赤台兵站接见全体专家，提到我在拉萨顶着高原反应为伤员手术这件事时赞赏说，军医就应该这样！是啊，军医就该肩负重要使命和担当。"既是守护部队官兵身体健康，同时又是人民健康守护者"，军医既是军人又是医生，既是解放军战士又是白衣战士。

雪莲花从发芽到开花历经五年，种子在 0 摄氏度发芽，3～5 摄氏度生长，幼苗能抵御零下 21 摄氏度低温，实际生长期不到两个月。短短生长期里，雪莲凭借着旺盛生命力，植株高度超过其他植物 5～7 倍。青藏线服务的每一天，我的心灵都受到剧烈冲击，很多我们习以为常的生活，却是他们追求一生的目标。拉萨是一颗镶嵌在雪域高原的明珠，青藏线如同祖国母亲的一根风筝线，牵扯着对拉萨的爱，正是因为青藏线的存在为拉萨源源不断输送着各种各样能量。不论是驻扎高原上的官兵，还是坚守高原可爱的牧民，每每记起他们，总会想起在唐古拉山口远远看见的雪莲花，这些可爱的战士和牧民不就是长期扎根在雪域高原的雪莲花吗？

回到上海后，我跟央视的李站长依然会常常联系，交流彼此的近况，互相关心着。偶尔李站长会开玩笑说，教授啥时候再来拉萨，顺便把摄像机的钱赔给我们吧！是啊，啥时候再回拉萨，去看一下开满雪域高原的雪莲花吧！

初稿：2020－02－06　周四　22:00
修改：2020－02－21　周五　14:50
校对：2020－02－26　周三　16:57

生命最后的守望者

一个社会对高龄骨折老人的态度，决定了它的文明程度，应该为高龄骨折老人撑起一片蓝天。

——迦钰小语

一、"人生中最后一次骨折"

罗阿婆，95岁，家住杨浦区，是中学退休语文老师。老伴去世10年，家有三个孩子，两男一女。她平时与小儿子夫妇住在一起。罗阿婆有高血压和心脏病，生活尚能自理，但以居家活动为主。孩子们考虑她年纪比较大，都嘱咐她少走动多休息，甚至连电话都不让她接。她的性格比较开朗，平常喜欢在小区散散步、拉拉绳锻炼一下身体，偶尔在家看看书、写写字，生活过得很不错。

2012年秋天一天傍晚，罗阿婆坐在客厅看书，小儿子在厨房忙着做晚饭，媳妇还没下班。突然电话响了，洗菜水声太大，小儿子一时没有听到。罗阿婆想会不会是儿媳妇打来的，搞不好有急事呢，于是她赶紧起身去接电话。她颤颤巍巍地站起来，不巧厅里有一个小矮凳绊了她一下，罗阿婆没有站稳，重重摔倒在地上，臀部着地，立即感到大腿根部一阵剧烈疼痛。她一开始还想忍住疼痛使劲爬起来，无奈实在力不从心，尝试几次之后放弃了，大声呼叫小儿子。小儿子听到母亲痛苦哀叫后赶紧冲出厨房，从背后想抱起她，每当他努力要把罗阿婆扶起来时，都会伴随着母亲剧烈的惨叫声，小儿子觉得不对劲，肯定是骨头摔坏了。一看情况严重，他赶紧拨打120送往附近二级医院。拍片后诊断为股骨颈骨折，医生告知家属要动手术，但向上级医生汇报后又改变主意说，罗阿婆年纪太大，医院没有给90岁以上老人开过刀，不敢手术，要么保守治疗，要么去更大一点的医院。小儿子六神无主，只好打电话叫来哥哥姐姐商量。商量下来考虑到母亲95岁高龄，心脏不好，手术风险太大，万一手术台上下不来怎么办呢？医生建议回家保守先看看，就用夹板临时固定了大腿，配了些止痛活血药，叫救护车把她送回家了。

摔伤导致的髋部骨折虽危及不了生命，但保守治疗也非常棘手。髋部骨折分为股骨颈和粗隆间骨折。粗隆间骨折若家庭护理条件足够好，血供相对较丰富，保守治疗是有希望的，但有希望不代表效果好。首先长期卧床会让病人逐渐丧失自理能力，吃喝拉撒都要靠家人帮忙，越往后病人心理负担越重；其次，卧床要面对严峻的护理问题，如翻身拍背是否能做好、肺部感染是否能避免、褥疮是否能解决等，即使克服如上并发症，老人骨质疏松能否长上也是个问题。至于股骨颈骨折的高龄老人，一致观点认为不可能通过保守获得愈合。

2010年之前我们大量接诊外地创伤病人，有新鲜骨折也有术后并发症。2010年之后，病房里开始大量出现70岁以上的老年人，我迅速而敏感捕捉到疾病谱变化，在很多人还没有关注到骨质疏松性骨折危害时就开始了深度研究。我们团队能够占据骨质疏松研究前沿一席之地与此密不可分，转变准确，及时跟上了全球人口老龄化趋势。

髋部骨折对老年人来说非常凶险，死亡率高达40%，5年内生存率只有20%，被称为"人生中最后一次骨折"。老年人发生髋部骨折后健康状况会急转直下，长期卧床导致一年内死亡。罗阿婆回家后只能平躺在床，肢体不能活动，行动严重受限，大小便成了大问题，每次大小便都如同一次行刑，大腿每动一下都是钻心疼，真是痛不欲生，只好安排家属轮流陪护，几天下来三个子女也是筋疲力尽。卧床一周后她出现了各种不适症状，疼痛加重，还出现咳嗽和骶部红肿等症状。经过一周的煎熬，子女们都身心疲惫。怎么办？继续保守各种并发症都出来了，护理负担非常大；手术治疗，打听几家大医院都觉得风险太高拒绝接收，似乎都不愿为高龄老人开刀，怕惹上麻烦。

在家等待不是个办法，未来该何去何从？大家心里都没底，家属很纠结，既希望遵从老人选择，又担心手术风险。最后老人态度很坚决，无论结果如何一定要手术！但是这么大年纪，哪家医院会接收？又有哪个医生愿意冒风险手术呢？

二、"等死"抑或"找死"

正当一家人一筹莫展之际，罗阿婆邻居来看望她时，向她推荐了我，说我年轻有为，敢为百岁老人开刀，为许多高龄老人做过手术，最重要的是，这个浑身透着一股子"傻气"的大夫从不拒绝任何一个风险极高、极有可能被病人家属"缠上"的手术。罗阿婆一家听后兴奋不已，立即让儿子跑到医院挂了个特需号。

当天下午的特需门诊，罗阿婆被送到了诊室，看到我后就使劲握着我的手，用上海话跟我说道起来。看到她的第一眼，我似乎看到了自己的奶奶一般，觉得她慈祥又可爱。她表述的中心思想就一条，希望我能为她手术。家属们看起来仍然很犹豫，明知道保守不是办法，却又担心她受不了手术打击。我把检查指标仔细看了一遍又一遍，跟家属进行了详细而充分的交流。我告诉他们说手术肯定会有风险，最主要是年纪太大，不过身体条件还不错，有些小毛病不足以成为手术禁忌证。

病人、家属和社会要理性看待老年髋部骨折手术问题。古人常用两个词形容高龄老人：一个是"风烛残年"，这个年纪患者的生命力像风中蜡烛一样脆弱，受伤是身体走下坡路的信号，此时务必积极面对和治疗，如果被骨折打垮被动接受卧床，身体会衰弱得越来越快；古人另一个词是"无疾而终"，即使没有疾病，生命也会自然终结，老人骨折要打麻醉做手术，风险随之而来。医生必须把风险跟家属交代清楚，大多数都能够理解，冒了风险，家庭、病人及护理负担都将朝着好的方向转化。开刀不一定能够延长寿命，但只要医生、患者、病人目标一致，通过三方共同努力就能够让老人生命延续下去，而且是有价值的延续，可以让老人活得更有尊严！

"如果冒险手术是值得的，为什么不让老人活得更有尊严？"我经常跟病人及家属反复交代问题，几乎成为我面对高龄骨折患者想要退缩时的自我灵魂拷问。

我向他们讲了一个很极端病例：曾经有一对八十多岁高龄"夫妇"到门诊来就诊，老先生跪在地上拿着写好的遗书，哭着请求我给老太太开刀。老先生姓王，太太姓李，夫妻俩情况很特殊。六十多岁时离婚，有一个儿子。离婚后住在一个小区，老太跟儿子住，老先生自己住。老太有一天在家里做了跟罗阿婆一样的事情，同样骨折，送医院后医生说了差不多的话，老太就回家卧床养病了。病人想法很简单，保守如果能好，慢就慢一点吧。我自始至终都持反对态度。因为股骨颈骨折99％以上都不可能保守好，必须手术干预，风险再大也务必要手术。如果读者中有亲友不幸遭遇了此类骨折，一定要直接告诉医生选择开刀，不开刀不可能好！我不知道为啥会有医生建议保守治疗，可能是愈演愈烈的医患矛盾让很多医生首先会选择自我保护吧。

两人的儿子小王是个普通工人，工作三班倒，一个月几千元钱。如果请假回家照顾老娘，则随时会丢掉工作，也就断了经济来源。请护工一个月差不多 5 000 元上下，他工资不够支付。权宜之下小王想了个折中方式，恳请父亲来帮忙照顾。老王本来年纪也大了，自顾不暇，但经不起儿子哭求，再看前妻躺在床上的惨状，没人照顾也实在可怜，于是就承担起了照顾老太的重担。天天从早忙到晚，伺候吃、伺候穿、伺候洗澡、伺候大小便，吃喝拉撒睡样样都要伺候。由于老太的骨头没有长好，每次大小便搬动都是剧烈疼痛，一次次搬动把整个股骨颈都磨光了，这是老太太大小便时候一动就痛的原因。老王身体本也不好，加上老太太床上直挺挺躺了半年，情绪日渐糟糕，难免对老先生恶言恶语，吵架在所难免。一段时间下来，老太觉得生活没了希望，而护理卧床老太半年后，老先生身体也处于崩溃边缘，心情烦闷无比。两人商量后决定无论如何放手一搏，是死是活听天由命。为了不给医生增加心理负担，也为了给儿子看到老两口的决心，就把遗书都准备好了。

李老太的手术确实复杂，合并一种非常少见的先天性肌萎缩症，初诊及后续诊治医生都害怕麻醉及术后风险。好在我们有一些经验，和麻醉专家商量后，给李老太做局部神经阻滞麻醉后行半髋置换手术。术后三个多月李老太就能生活自理。奇迹般的是老两口朝夕相处后，感情得到升华，居然复婚了，这也令我颇感骄傲。

罗阿婆本来决心就很大，听了我的分析之后全家都下了决心，要做手

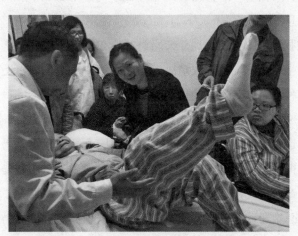

图8　高龄髋部骨折患者术后恢复良好

术。来就诊需要手术治疗的老年人众多，我一般都会交代一句，收住院不代表一定能够手术，住院后需要进行全面检查和多学科会诊评估，评估后如果有手术希望大家一起努力。只有检查结果较为理想的情况下，才会和家属进一步谈手术问题。这样交代的目的是万一有些病情确实不符合手术要求，也让家属和病人不要误解为是我们不尽力。

谈话结束后，罗阿婆一家人阴暗无比的天空中瞬间看到了一丝曙光。罗阿婆，终于顺利住进梦寐以求的医院了！

三、此生最大的遗憾

每个人之所以会执着地去做某一件事，往往是由内心某种执念所推动，我也不例外。我想讲一个特别特殊的人，一个对我成长至关重要的人——我的奶奶。奶奶是一个非常慈祥和蔼的农村妇女，那个时代还有裹脚，奶奶也不例外，裹脚很疼但是没有办法，作为一个女性没得选。奶奶有三个女儿两个儿子，她用一己之力维护着自己的家，让孩子们可以茁壮成长、成家立业。奶奶从小对我特别疼爱，经常会给我讲许多神话故事，当我识字后之所以喜欢读书，一直到现在每天睡前一定要翻几页书才能安静入睡，这都与奶奶息息相关。

小时候我跟奶奶住，每到夏天奶奶都会在屋外支几张凳子合成一张小床，她拿把小扇子，一边给我扇风，一边给我讲故事，偶尔还在背上轻挠几下痒，那种小时候对奶奶的依恋，不是一般人能够体会的，只有你从小有过跟奶奶一起生活的经历才能意会。奶奶给我留下非常深刻的印记：为人善良、厚道、温和，她身上集中了许多中国女性的优点。奶奶手掌心藏着一颗金橄榄，把手微微一曲，手心中央会自然出现一个橄榄核形状，看起来特别神奇，奶奶说有金橄榄的人命好。小时候奶奶带我去姑姑们家里做客，路上总会跟我说，等我长大了，就可以孝顺她。可惜奶奶没有等到这一天。

意外来得总是那么猝不及防，即使现在想来还是会心痛。2003年"非典"肆虐期间，奶奶时年90岁，在老家不慎摔了一跤，被送到医院诊断为股骨颈骨折。当时医疗界对于这个年龄的骨折基本上持保守观点。印象中读研时亲自给很多老人打过牵引，那时候看着老人痛苦躺在床上，囿于相对落后的医疗条件和技术，高龄骨折老人治疗方面没有太多经验。虽然父亲是个小有名气的老中医，但对奶奶治疗非常犹豫，医者不自医可能就是如此。当时我虽然已经开始上临床，但相对来说临床经验还很欠缺，知识储备很单薄，没有多大把握给家人一个最适当的建议。

奶奶的遭遇就与很多老人如出一辙：医生惧怕手术、家属害怕手术、病人被动接受，最终她被拉回家卧床休养了。如果换成现在的我，断然不会让奶奶接受保守治疗，只可惜人生是一列单向行驶的列车，没有假设，不能回头。奶奶最终在床上躺了五六个月就遗憾离世，永远离开了我。如果时间能够倒转，我肯定立马把奶奶接到上海开刀，就不会在心里留下这么大一个遗憾了。从那时候开始，我暗下决心一定要提升自己的医疗知识储备，磨练技术，将来有机会可以为更多像我奶奶这样的老人服务。这是一个朴实无华的想法，从未有人给我提过这样的要求，但我在专业道路上却坚守了这么多年。

随着医疗技术发展，许多以前人们觉得是禁区的手术，渐渐变得不那么复杂高深。虽然老年人的特殊性会让治疗面临更多的不确定性，但只要不放弃，相信会有更多高龄骨折禁区被慢慢突破，毕竟手术技术会越来越成熟。

我今天所做的、所救的每一个高龄骨折老人，都像是在告慰奶奶的在天之灵。奶奶，是指引我前进的天边那颗最亮的星星。

四、拼一条康庄大道

罗阿婆住院后接受了一系列常规检查。术前评估虽然烦琐却非常重要，我经过与多学科专家反复讨论病情，一致认为患者高龄且已出现部分心肺功能改变，手术风险极高，稍有闪失会落得人财两空的严重后果，但大家还是一致觉得有一线希望，就要尽百分之百努力。

罗阿婆是股骨颈骨折，这在老年人中很常见。骨折有较大移位，手术指征非常强烈。无移位或外展嵌插稳定型股骨颈骨折，我首选采用 DHS 辅助空心螺钉内固定治疗，内固定术创伤和风险小，骨折愈合率高，可以早期活动，发生移位、骨折不愈合和股骨头坏死几率低；移位的不稳定型骨折，复位内固定再手术率远高于关节置换，有很强证据支持首先考虑关节置换术。经反复讨论论证，最终为罗阿婆制定了微创人工股骨头置换术，并准备了非常详尽的麻醉突发情况处理预案。

手术当天，罗阿婆在严密生命监测下进入麻醉状态，由于高龄心脏状况不理想，一度出现一过性血压不稳，经过麻醉医师及时调整用药后趋于平稳。手术开始，快速切皮，暴露、显露骨折端，截骨，放置合适假体，假体到位，透视，缝合……手术操作过程仅 30 分钟。罗阿婆的各项生理指标正常，出血大概 50 毫升。手术过程顺利，当她被推出手术室时，我和麻醉医师相视一笑，长舒了一口气。

手术结束后，一切都显得很平静。"教授你辛苦了，我可以坐起来吗?"躺在病床上的罗阿婆露出久违的笑容，这是摔倒骨折后她第一次真正坐了起来。第二天早上查房时，罗阿婆的精神萎靡，食欲不振，稍许感到胸闷，但整体可耐受。到了下午 3 点多，胸闷症状加重，考虑到原有心脏病，我让护士紧急给予老人吸氧，鼓励她多咳嗽保持呼吸道通畅。经过急查心脏指标和心电图，证明我们的判断没有错，心电图提示急性下壁心梗；尿路化验检查显示大肠杆菌感染。于是请来心内科专家会诊，给予阿司匹林、波立维、低分子肝素抗血栓治疗、小剂量呋塞米减轻组织水肿，尿路予以抗感染，硝酸甘油备用防备血压急剧升高。及时到位处理后，罗阿婆各项生命体征趋于平稳，我们胸口的一块石头稍微落下去了一点，家属紧张的心态也平静下来。

然而第三天一大早，意外再次降临。罗阿婆突然呼之不应，家属急得像热锅上的蚂蚁。护士报告这一情况后我立即赶往床边，凭着多年救治老年患者的经验，我判定罗阿婆又出现了心衰：气急、胸闷、呼吸困难，血压急剧升高，前期血栓预防与治疗氧饱和还算正常，首先排除肺栓塞，否则情况更凶险。基于我的判断，一边赶紧稳定生命体征，一边紧急联系重症监护室，保持与患者家属谈话做好沟通工作。很多医生常常忽视谈话这个环节，认为救命是最紧要的，但我的习惯是救命和谈话同步进行。在现有医疗大环境前提下，这项工作很必要，很多医护有时候会忽略这一点，造成患者家属不理解，从而导致医疗纠纷。做好家属沟通工作，取得理解与支持，让他们看到我们的努力，不只是单纯为了避免医疗纠纷发生，更重要的是可以让家属参与到抢救中来，而不是在一旁添乱！

　　10分钟不到，罗阿婆被快速送往ICU进行高级生命支持，之后生命体征逐渐平稳，差不多是从死亡线上被拉了回来，我着实松了一口气。在重症监护室三天，我每日两次查房，与ICU医生沟通进展，安排主治医师留守ICU，叮嘱只要有风吹草动，时刻与我保持联系。经过三天精心治疗，罗阿婆的各种症状消失，精神也变好了。当我再次看到她时，她怀着激动的心情跟我打招呼，紧紧握着我的双手："教授，是你们给了我又一次生命！我什么时候可以回病房啊？"当我触摸到她充满皱纹而又温暖的双手时，深切体会到了面对这样的高龄老人时，医生除了展示高超的医疗水平外，更应该体现出医者应有的温度和情怀。

　　待一切指标回归正常后，罗阿婆就回到了普通病房。为了积极防治并发症，我为她制定了缜密的康复训练计划。所谓的三分治七分养，三分治是医生的手术治疗，七分养是指患者要积极开展功能训练。不论年龄多大的患者，术后第二天都要积极动起来，流水不腐才能户枢不蠹。不少患者术后得不到及时、有效、正确的功能锻炼和康复指导，邻近骨折部位关节出现粘连僵硬、同侧肢体肌肉废用性萎缩，遗留不同程度的后遗症，导致生活不便及痛苦，是很可惜的。因此术后康复训练尤为重要，需要引起医师和患者的足够重视。医师正确的指导、患者持之以恒康复训练，才能将术后后遗症降到最低，恢复到最佳状态。

通过团队精心配合和正确治疗，罗阿婆的手术最终取得了令人满意的疗效。家属非常感激我们所做的工作，要向团队送锦旗，被我委婉回绝了。老人的生命健康才是最重要的，才是医生价值的真正体现。罗阿婆出院当天，由于我在外出差，没能见上一面。她特意让管床护士转告我，出院时没有跟我道别有点小遗憾，不过为了感激我们对她的成功救治，要写一首诗送给我。罗阿婆退休前是中学语文老师，想必她的诗作一定会文采斐然。

五、与罗阿婆的喜相逢

时间在既定的轨道上不断向前，我们没有时间驻足去回顾每一位患者，也没有时间去回味每一次成功救治。罗阿婆出院后在家休养，其间他儿子来过几次，向我咨询如何合理康复锻炼，每次来都会带来罗阿婆的问候，令我充分感受到了授人玫瑰手有余香的快乐。

罗阿婆术后四个月的一天，我正在门诊，她在家属陪伴下突然出现在门口。她走到我身边用力拉着我的手，从初次相见到之后的每次见面，她都是紧紧握住我的手不放，大声呼叫我的名字。术后各项检查都很不错，令我惊喜的是她带来的一封信，一定让我当面打开。里面是罗阿婆一笔一画写的诗，很难想象 95 岁高龄的老人，还能写出这么漂亮的字和这么有内涵高远的诗。全诗如下。

相　　逢

罗阿婆

（3 月 5 日，星期二）

前往长海求诊治

骨折术后四个月

右脚走路已许久
走进 6 号治疗室
苏博满脸春风迎接我
教授还未忘记我

见到苏教授
我俩喜相逢
说明来意急求医
教授扔出几句话
有些老年人
术后难恢复
已上西天游天庭
老太真长寿
恢复如此很不错
还能活到 120
120 有多远　我扔出几句俏皮话
你的儿子大喜日
我来称赞喝喜酒
嘻嘻嘻　感觉自己喝上酒

凳上坐着英俊潇洒的苏教授
旁边是个相形见绌的老太婆
照片拍了好几时
要求苏博不忘寄给我
依依不舍来告别
祝愿苏博再高升
论文更多才更高
夺得世界状元榜

刀尖舞春秋·伤痕

如果说这是一个成年人打油诗，我们会觉得不值一提，无足轻重，但正因为是 95 岁高龄罗阿婆写给我的诗，令我觉得意义非凡。我们一生中会收到许多的诗，有赞美的，有歌颂的，有抒情的，有叙事的，有爱情的，很多我们可能渐渐就淡忘了，唯有罗阿婆给我的诗让我保留至今，并视之为一份宝贵的财富，时不时拿出来激励自己。很多时候医生在做的事情就是努力地跟死神赛跑，哪怕是使出浑身解数，也要为患者多争取哪怕一秒钟的时间。

后来，罗阿婆会经常来看我，身体不好时会委托子女带来问候，她在手术多年之后于 99 岁高龄离开了这个世界。离世之前，几次为了朋友看病给我写信，离世之后，她小儿子专程来告诉我，说她是安静而有尊严地走完了人生之路，她在最后的时光经常会念叨起我。每念及此，我都会觉得自己只是在正确的时间做了一件本该做的事情，但这不仅让她在手术之后度过了多年的快乐时光，还让我能被她记挂了那么久。

或许，这就是医者的价值。

六、进与退，有时并不简单

多年来，找我就诊的高龄骨折老人不胜其数，很多人说我是 60 后、70 后、80 后、90 后，甚至 00 后（即 60 岁、70 岁、80 岁、90 岁、100 岁）的超级男神，甚至有人说我是高龄骨折老人生命最后的守望者。很多医生不愿治疗的病人，到我这里后基本都能够"顺利"手术出院。顺利两字之所以加上引号，是为了起强调突出的作用，因为这些所谓的顺利是由许多医护人员用一个个不眠之夜换来的。目前，上海已经提前进入老龄化社会，老年人口约为 367 万，约占全市人口总数 27％，每年发生髋部骨折的患者不计其数。作为中国的一线城市，中国老年髋部骨折治疗问题在上海得到了集中体现，患者逐年增加，医疗环境进一步复杂化，而家属犹豫、医生规避风险等因素都进一步加剧高龄老人髋部骨折治疗的困难。预计到 2030

年，中国平均每年骨质疏松骨折患者会达到 500 万人之多，这不得不引起社会各界的重视。

　　下面来说一个曾创造了"上海纪录"的陈奶奶吧。陈奶奶，105 岁高龄，家住虹口，来院前已受伤十多天，家人不断奔走多家医院。尽管她的"右股骨粗隆间骨折"诊断非常明确，具有强烈手术指征，但之前的所有医生均因年龄太大而建议她卧床保守治疗。老奶奶没办法，只能在家平躺，活动严重受限，卧床一周后出现咳浓痰和褥疮等并发症。家属抱着一线希望来到我们医院。当晚接诊后，我见患者病情如此危重，立即组织专家反复讨论病情。经讨论一致认为患者高龄，手术风险极高，建议保守治疗。很多人都劝我不要尝试了，105 岁的人随时可能自然终结生命，手术台上、手术后、病床上，那就说不清楚了，而且就算手术成功，对我个人而言也并无任何特别之处。我左思右想，觉得既走上了从医之路，治病救人从来不是为了个人私利，而是尽可能地去帮助那些需要帮助的人。

　　陈奶奶的手术风险之大是显而易见的。我特意邀请了她全部家属——五代同堂，八十几个人到医院来，我跟他们很坦诚地说老奶奶手术的话尚有一线生机，否则估计不出三个月肯定人就走了，手术风险虽然会很大，

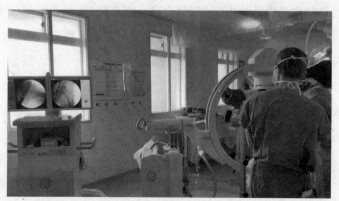

图 9　陈奶奶术中复位情况

但是我觉得值得一搏。全家都表示理解，并且异口同声地说，只要我给她手术，任何结果他们都愿意承担，还反过来宽慰我让我大胆去做。得到了家属的配合和支持，我信心大增，治疗团队认真做好术前各种检查，耐心调整各项指标，制定严密方案。手术当天，老奶奶接受了最新的神经阻滞麻醉。作为建院至今，也是上海市至今为止已知施行的最高龄手术，手术室内气氛异常凝重，大家都格外小心谨慎。好在一切进展顺利，经过半个多小时努力，终于完成手术。术后老奶奶恢复很好，两个月后再来复诊时已精神矍铄。一家五代同堂八十几个人一起来院给我送锦旗的画面，至今依然历历在目。

　　陈奶奶的成功救治让我对高龄骨折老人救治掌握了更多的实践经验。但我也曾拒绝过一位老人的求救，至今想来很是懊悔，不知道那位老人现在情况如何。她是我在专家门诊接诊时遇到的，75岁。老太太身体情况良好，看病时候是一家三口一起来的，丈夫和独生儿子陪同而来。起初老两口先进来，问了病史后了解到骨折已经四个多月，股骨颈骨折已经把股骨头磨损光。我很奇怪病人这么年轻，身体情况良好，为啥医生不给手术呢？不久谜底揭晓了。老人的儿子进来了。他一看就不是善类，光头（没有歧视意思），满脸横肉，像是上海街头的小混混，而且绝对只是个小混混而已。当我问老先生老太太是怎么受伤时，让我无比诧异的一幕出现了，他儿子一巴掌打在老先生脸上："侬勿要讲，吾来讲！"我顿时愣住了，一旁的两个研究生也惊呆了。在我的伦理观念里，一个人就算再混蛋，也不至于去打自己的父亲。动完手后，儿子在边上又讲了一大堆，意思是他不仅没钱也不想出钱，老娘七十多了，估计活不了多久，不想花这个冤枉钱。

　　老太太听了儿子的话后有些难过，眼睛里闪着泪花说了一句："吾自家有钞票额，吾要开刀，吾勿要像残废一样躺了屋里厢。"令人惊讶的一幕再次出现，儿子又是一巴掌甩在母亲脸上，"啪"的一声响，惊呆了周围的其他病人。我这才明白为啥这么明确的手术指征却没有医生愿意给老太太手术。老太太的儿子转头问我，这个手术有风险吧，能保证百分之百成功吗？

我按住了正开住院证的学生的手，很冷静地对老太太和家属说，这个手术应该做，但是我做不了，我无法保证百分之百成功，手术风险确实很大。当我说出这句话时，内心无比自责和痛苦。老头老太的泪水立马哗哗流下来，儿子立即在边上说，你们看看，报纸上的医生也说开不了，这医院勿来噻额，回家躺着吧。

这是我从医以来遇到的最大的羞辱和最纠结的选择。虽然这个决定在几分钟之内就做出了，但我永远无法忘记老夫妻俩失望的眼神。即使我深知他们的痛苦，可是我又能如何？种什么因得什么果，这个不孝子难道不是他们老两口自己种下的恶果吗？如果他们当年严加管教，又怎会在晚年吃这个苦头呢？老太太确实很可怜也需要手术，但高龄老人手术本身就风险重重，我没有时间和精力在未来跟他们的不孝之子斗智斗勇。世上有太多需要医治的病人，而我不能让整个团队置于危险之中。我真心祝愿老太太能够重新恢复健康，当然这恐怕是永远不可能的事情。

我做过年龄最大的高龄髋部骨折患者是 105 岁。其实无论患者年龄有多大，合并症有多少，医生都能意识到所有潜在的风险。而在所有这些风险中，最令人感到棘手的是家庭因素。在我的从医生涯中，大概有 5‰～10‰的髋部骨折老人到最后是被家人放弃手术的。这种保守治疗还是以爱的名义替病人做出的决定，理由不外乎是年纪太大了、不想冒风险、不想失去他、不想他晚年还吃苦头等。我把这统称为以爱之名义行伤害之实。不手术看似为老人好，是为了保全他们的生命，殊不知保守治疗的危险远大于手术，给患者造成的肉体折磨和痛苦也更大。

我见过太多老人因为骨折没有及时手术，在生命最后的日子里出现了臀部腐烂、肺部炎症、泌尿系统感染等问题，毫无尊严地走向了人生尽头。手术虽然有危险，但医生会尽全力去规避风险。医疗技术确实存在很多不确定因素，术中和术后也可能会有危险发生，但相比采用保守疗法只能获得 0 的生存希望，手术即便只有 1‰的成功可能，也值得去努力。

有句话说得很有道理，身为医者，当你面对高龄骨折老人时，你的态度决定了你的高度。推掉一个病人或许只需要花五分钟或十分钟，可以讲很多事实上客观存在的手术禁忌证。但每把一位高龄骨折老人拒之门外，就会给病人、家庭乃至社会带来更大的负担。每当我接诊到老年髋部骨折病人，尤其是老太太时，我都会不禁想到自己的奶奶，因此只要家属态度坚定，不管多大风险我都愿意放手一搏。推动高龄老人骨折积极治疗是我们为年轻一代医生提供的榜样和标准，如果连我们这些已经成熟甚至成名的高资历医师都不积极的话，那么等学生们正式走向工作岗位后，这些老年人该由谁来管、谁来治？我们不仅要勇敢面对高龄骨折老人，尽力救治他们，还要努力让更多老人避免骨折，才能真正为髋部骨折的高龄老人撑起一片蓝天，才能让老人们都老有所依、老有所治，才能让我们的社会更加和谐美好。

初稿：2020－01－24 周五 14:56
修改：2020－02－21 周五 20:20
校对：2020－02－26 周三 23:33

让爱继续

做一次选择可能只需要五分钟，医生却要为之付出无数个五分钟。

——迦钰小语

一、老于的伤与痛

鉴于这次高架桥事故给很多人留下了难以磨灭的痛苦记忆，我决定不提具体时间和地点，单纯作为一个案例记录，关注点聚焦于探究事故处理过程中病人情与理的选择，而非探讨城市治理问题，当然上海是全国城市治理中的最佳典范。这是一个普通的夜晚，但对医院急诊医生来说，却将是又一个不眠之夜。晚8时许，某高架桥下一辆公交车行驶中突然失控，一头撞上高架立柱，猛烈撞击致使车辆严重变形，车头直接陷进高架桥里面，司机立即陷于昏迷之中，全车二十多名乘客包括一名孕妇在内均有不同程度受伤。

110、119、120所有城市应急力量迅速向现场聚集，伤得最重的无疑是公交司机老于。老于虽非本文主角，却也将作重点阐述。老于第一个被送进抢救室：重度颅脑损伤、肺挫伤、肋骨多发骨折、双上肢多发骨折、髋部骨折……在教科书中记载的绝大多数司机发生重大车祸后的受伤情况，老于身上全都有。

当晚我值班，在一天手术后已略感疲惫。此时，我正在病房询问病人病情，了解术后恢复状况，急诊预检台直接打电话告知我有突发交通事故，大量病人被送到急诊。我立即放下手头工作，带领年轻医生一路快跑赶赴急诊。到达急诊大厅后见到的第一幕就令我深感困扰。被陆续送到急诊的伤员共计二十多位，这突如其来的灾祸让很多人一时难以接受，他们本互不相识，却因一场事故"聚到"一起。虽然被及时送到医院，但用"群情激愤"来形容他们一点不为过。"坐公交回家就碰上车祸，没天理啊！""天啊，没有人管我啊，痛死了！""作孽啊，我还要准备明天的工作汇报呢，这可怎么办?!""我好疼啊，我还能活吗?!"原先较为安静的急诊大厅顿时被哀号声、抱怨声、痛哭声淹没，伤病员乱作一团。医生陆续对患者伤情进行处理，但他们紧张焦虑的情绪并未完全缓解，大多数人仍处在事故刚发生后的应激焦虑状态里，急诊大厅内焦躁混乱局面一时无法平息。

由于长期从事创伤救治，让我面对突发情况时依然能够保持清醒头脑，驾轻就熟地快速安顿批量伤员。医生和护士们已经根据伤情等级登记，同时考虑伤员情绪，有序展开对伤员及家属的心理疏导和安抚工作，主动了解患者情况，查看伤情，平复受伤后紧张激动情绪，使伤员们逐渐接受现状，积极配合治疗，急诊室内混乱局面暂时得到控制，使救治工作效率大大提高。创伤急救有个基本原则，要重视大呼小叫的病患，更要警惕"没有声音"的安静患者，往往后者的伤情会更加危重。

将"普通"伤员暂时交给主治医师和住院医师后，我把主要精力放在伤势最重的老于的抢救上。车头与高架桥墩的猛烈撞击，让他瞬间失去意识，方向盘与胸部碰撞又让他罹患多发肋骨骨折、肺部组织广泛挫伤、髋臼粉碎性骨折合并下肢多发骨折，这种合并伤差不多可以算是"创伤之王"了，因为太复杂、太难救治了，医学上称为仪表盘损伤（dashboard injury），老于伤情涵盖所有。抢救室内的老于命悬一线，血压不稳，没有升压药维持根本稳不住，血氧饱和度持续下降，急诊头颅 CT 显示颅内有出血，肺部 CT 情况很不乐观。时间就是生命！开通多通路静脉通道、紧急配血型，最年轻的住院医生迅速拿着提血单跑步到血库取血，然后快速返回建立生命通道。麻醉专家快速插管、镇静处理，避免患者无意识躁动导致二次损伤，胸外科床旁闭式引流。骨盆髋臼不稳定骨折，盲目搬动会导致更多出血，加重失血性休克甚至威胁生命，我当机立断直接在抢救室给他打上外固定支架，这种冒风险操作有违医护常规，有导致后期局部感染的可能。但是跟生命比起来，局部感染显得微不足道。很多时候，医生都在刀尖上跳舞，需要格外小心谨慎，但如果我们连在抢救生命时都瞻前顾后、畏手畏尾，最终将会危及患者的生命！

老于的弟弟毕业于某知名大学，初步接触后觉得他人很不错，有修养、懂科学、信赖医生。由于嫂子有严重心脏病，他没有让嫂子参与谈话过程，而是全权代表家属签字。老于在抢救室抢救时，我数次跟他弟弟谈话，告知病情，他始终表达出对医院的信任、对医生的尊重，最让我感动的一句话是："你们尽力就好，我们什么结果都能接受！"即使很多年过去了，我还能想起抢救室里对老于急救的每一个细节、在抢救室外与老于弟弟的诸多对话，对医生来说往往不需要什么辞藻华丽的感谢与吹捧，反而是来自患者及其家属最单纯的信任与尊重，就是最好的礼物。我一向反感对医生封神，抢救成功了就吹捧上天；也绝不赞成妖魔化医生，抢救失败就一味归罪医生，这两种极端对于医生的职业发展来说都是极为不利的。

抢救老于时发生了一个插曲。几个伤员不满给他们接诊的都是年轻医生，更不满所有专家教授都在抢救室里抢救他们认为最该死的公交司机。"你们医生分得清好坏吗？格种宁酿伊希特算了！""好人不救救坏蛋，你们太可笑了！""不公平啊，快帮我寻专家来，我要看专家！"抢救室外的嘈杂吵闹声让我们无法静心，我赶紧跑出去安抚一下他们的情绪，叮嘱医生抓紧安排住院。将心比心，我内心能够理解他们的情绪宣泄，对他们来说这个夜晚的经历如同一场噩梦。很多人此刻本该在家吃完饭洗好澡上床休息了，却无端遭遇这飞来横祸。医生不是警察，我没有资格判定对错，无权进行任何道德谴责。医生要做的是治疗，选择对病人最好的救治方式，而不论面前的这个人是谁。对我来说，老于纵然犯了天大的错误，会由法律去评判，此刻他只是一个需要紧急救治的伤员！

一个个关键措施到位后，老于的生命体征总算稳住了！但很快就得知，重症监护病房没有床位：烧伤科监护室没有、急诊没有、老病房楼没有，感谢胸心外科监护室雪中送炭，临时把一个心脏术后病情稳定患者转回病房，腾出一个床位给了老于。血压稳定三十分钟后符合转送条件，大家齐心合力把老于送到胸心外科监护室。我们所做的这一切，老于并不知晓。他可能永远也不会知道，这个夜晚有一群素昧平生的人，为了他的生命在不断忘我努力着。

安顿好老于后已是凌晨 1 点，我带着曹博士再次回到急诊，担心有伤员被遗漏了没处理好。曹博士 2007 年从蚌埠医学院本科毕业后，考入了长海医院，师从张教授门下，跟张博士一样是我师弟。张博士 2007 年毕业后没有顺利留在上海工作，回到山东省立医院，他毕业那年正好小曹入学，填补了我的师弟"空窗期"。张博士离开后我心中还为他遗憾了很久，不过后来他在山东发展得非常好，我也很是为他骄傲。

小曹入学后就一直跟着我，临床与科研全部在我的直接指导下完成。他于 2010 年硕士毕业后规培轮转，轮转结束后顺利留院工作。2015 年小曹读了我的博士，从师弟变成我的研究生。曹博士参与了团队的每一次大型事故抢救，为人老实、厚道、勤恳，是一个不可多得的好医生。

二、小雨的苦与乐

对所有病人进行处理和检查后，时间已到深夜，经历了一整天高强度工作后，大家都疲惫不堪，但我知道此时还不是放松的时候，在没有经过系统治疗前，伤员病情随时可能恶化，甚至危及生命。我准备在休息前再巡视一遍所有患者，确保万无一失。当我们逐一巡视伤员直至二楼观察室时，角落里的病床上传来焦急的哭喊声。我担心是患者伤情恶化，赶忙过去。这才发现是一位高龄孕妇，脸上显露着焦虑，眼中含着泪水。我看了一下伤者信息：小雨，38 岁，孕 6 个月。小雨一看到我，立马拉住我的手："医生，我好不容易才怀上孩子，真的很辛苦，我的腿好痛，不会影响到我肚子里的宝宝吧，不会吧，医生……"小雨半躺在病床上泪水哗哗直流。

她坐上这趟公交车纯属意外。当天下午本来她预约了去产检，医生临时生病没上班，小雨就到虹口足球场边上的公司处理手头积压工作，临下班时，赶上有个国外单子需要处理，平时关系很好的同事有急事要赶去徐汇，请她帮忙等一会，取到后回封邮件。这件事没有太多难度，小雨觉得早回去也没事干，就应承下来。到 7 点半工作结束后，她离开公司，走到公交站，并于 8 点一刻顺利登车。因为是孕妇，刚一上车，第二排就有乘客主动站起来为她让座。

事故发生时她坐在第二排，当车辆迎面撞上立柱后她根本来不及躲避，只是本能地护住肚子。但由于体位不佳，右踝因暴力受了重伤，整个踝部高高肿起，透着深紫色。我根据多年经验判断，肯定是右踝严重骨折，再加上孕 25 周的特殊情况，该怎么办？为了稳定她的情绪，我跟她聊了一会家常，尽可能让她放松下来，并故作轻松地告诉她，我们一定尽全力帮助她和宝宝，尽力保障母子平安。在我的宽慰下，这位准妈妈的情绪逐渐稳定下来，但随后，一大堆现实挑战就向我们迎面袭来。

小雨是上海本地人，从小在父母的呵护下长大，父母都是知识分子，很有教养。她本科毕业后考上了另一所高校的研究生。硕士毕业后父母觉得女孩子就该过得轻松自在点，她就在虹口足球场边上找了家外贸企业，负责跟国外对接，工作不算轻松，但应付起来绰绰有余。由于一直都忙于学习和工作，之前虽谈过几段恋爱，但都没有修成正果。在她 35 岁时认识了小她 3 岁的老公小林。小林在某跨国公司任信息工程师，无不良嗜好，不抽烟不喝酒，就是比较沉迷于网络游戏。我曾经问过他有多喜欢游戏，他说如果有足够时间的话，可以在网吧闭关连续战斗一周。我听后感觉很诧异，如果让我待在那种阴暗、潮湿、嘈杂，并且混杂着各种烟味、泡面味、脚臭味的地方，我一定夺门而逃。小雨 36 岁时两人结婚了，婚后的头等大事是要小孩。夫妻俩都很认真对待这件事，可惜一直未能如愿。无奈只得求助于医生，检查下来双方都没有任何问题，指标也都正常，可就是怀不上。

公公婆婆看在眼里急在心里，四处寻找偏方，但凡听到别人推荐有效，跑多远都要去求来试试，回来后煲汤药给儿媳妇喝。但每一次都是满怀希望而试，隔段时间后又失望万分。担心会不会是心不够诚，老夫妻俩还跑去好几个据说很灵验的寺庙，专门乞求菩萨送子上门。这似乎也没有多大成效。无奈之下只能求助于辅助生殖。还是现代医学技术更为管用，小雨在经历无数次痛苦折磨之后，终于在 38 岁高龄时怀上了宝宝。这对于小夫妻以及双方父母，都是一件天大的好事。公公婆婆更是开心无比，毕竟林家有后了。当晚考虑到小雨刚经受一次创伤，情绪尚未稳定，不太适合讨论后续治疗，我便嘱咐她先睡觉，剩下的等天亮再说。

早上 8 点一刻，我们在胸心外科监护室组织了一次简短的全院会诊，明确老于的治疗就是先稳住生命体征，密切关注颅脑损伤变化，重点保护肺部不恶化，同时兼顾身上各部位骨折和损伤。会诊后 9 点一刻，我带着曹医生来到小雨床边，我们将要解决一个非常棘手的问题。为了了解病情，按常规必须对她右踝进行 X 射线检查，但大部分中国人普遍会谈射线而色变，尤其对孕妇而言，更是尽可能杜绝一切与射线的接触。

在此要从医学角度科普一下怀孕与射线关系。射线辐射有阈值（单位：毫西弗，mSv），达到一定数量才会导致损害。美国妇产科协会 2017 年发布指南说，X 线辐射对胎儿影响和风险主要取决于胎龄和射线剂量，不同胎龄对应不同射线安全剂量：妊娠 0～2 周，致畸剂量阈值（下称阈值）50～100 mSV，主要影响是胎儿死亡；妊娠 2～8 周，阈值 200 mSV，主要影响是先天畸形；妊娠 8～15 周，阈值 60～310 mSV，主要影响是智力和畸形；妊娠 16～25 周，阈值是 250～280 mSV，主要影响是智力。所有胎龄里最小阈值是 50 mSV，射线剂量不超过此数值就不会损伤。医院 X 光和 CT 辐射剂量范围是多少呢？普通胸片：0.02 mSV、膝关节：0.005 mSV、牙片：0.01 mSV、头部 CT：2 mS、胸部 CT：8 mSV。累积剂量要达到 50 mSV，患者需做多少检查呢？连续拍 5 000 次牙片，25 次头颅 CT，这在临床上几乎是不可能的，除非医生疯了！

科学数据是科学数据，指南是指南，实际操作又是另一回事情，指南是 2017 年才出来的，小雨受伤是在 2014 年。不过即便当年就有了这份指南，情况也未必会好到哪里去。因为老百姓经常会问医生一句话：万一呢？万一做了检查，胎儿出问题了谁负责呢？是啊，万一有问题，谁负责？一个胎儿的命运，不是哪个医生能轻易负得起责任的。所以即使 X 线检查对于增加胎儿畸形或流产存在着极其微小的可能，这种微小的可能性对于这位准妈妈而言都是完全无法接受的，尤其是如此艰难得来的宝贝。但不做 X 光检查，就无法全面了解伤情，会导致她失去治疗的最佳时机，后续留下严重后遗症，可能余生都无法正常行走。

我们将这一问题如实告知她，并征求她的意见。果然不出所料，这位在生与死抉择前都没有丝毫犹豫的准妈妈，面对这一难题时也未曾彷徨，她坚定地认为保住孩子要紧，骨折治疗往后放放，没有什么比腹中孩子更重要的了。她不希望做任何有可能会损伤小孩的事。这位准妈妈的选择让我们非常感动，但考虑她的预后，并没有直接采纳她的想法。因为我灵机一动，想到了石膏房有个手持式透视仪，一般用于手法复位，不需要通过拍片可以了解骨折情况。于是就立即联系石膏房，带了设备到床边，经透视一看情况很不妙，右踝关节粉碎性骨折，不手术残疾率肯定百分之百。

粉碎性踝关节骨折、孕 25 周，是摆在面前的难题！此时，老于还躺在胸心外科监护室生死未卜。但我觉得小雨面临的问题更难，甚至超越了生死。

三、三个家庭的悲与困

看到小雨骨折情况后，我陷入了沉思。我把她的家属全部叫到小雨床边，跟他们一起分析病情。右踝关节粉碎性骨折移位明显，手术后尚可能遗留部分残疾后遗症，不手术的话，残疾率百分之百，可能后半生都要在一瘸一拐中度过，这对一个中年女性来说是非常残忍的。如果冒险手术的话，麻醉药物、手术后抗感染等都将可能导致胎儿畸形或智力发育异常，意即如果选择手术，小雨肚子里孩子十有八九保不住了。早上妇产科医生已经会诊过，认为如果这次流产，后续小雨再怀孕几率几乎为零，也就是说，这是小雨最后一次做妈妈的机会。

之所以将情况全面告诉家属，是希望他们综合考虑，做出最理智选择，不要留下遗憾。小雨首先说，经过一晚上的思考后，她更确定了，她就想要孩子，孩子才是她最重要的寄托，她不能没有孩子。说完头转向一边，显然是哭了。小雨爸爸问了一句，这种情况不手术，后面是不是没法走路了呢？我点了点头。小雨爸爸说，小雨才 38 岁，脚对她来说太重要了，我和她妈妈商量过了，孩子不重要，脚最重要，我们倾向于保腿，孩子以后再说。不论小雨还是她父母，都是一样心态，优先级始终是自己的孩子，父母选腿是为自己的孩子，小雨同样也是为了肚子里的孩子，真是可怜天下父母心！

听完小雨和她父母的意见，接下来小雨老公和公婆的意见无疑很关键。35 岁的小林是个从小学习成绩不错的 IT 男，这可能是他人生中第一次面临如此重大的选择。我问小林的意见时，游戏男推了推眼镜，嘟嘟囔囔地说了一句话：我听爸妈的！我之前设想过无数种可能性，但是万万没想到他的回答居然是这样的。我连问了三次后，他始终都是这句回答。按常理小林才是最该拿主意的，毕竟病床上是他的爱人和孩子。我转向小林父母，问你们的意见呢？小林爸爸没有出声，把头转向了一边。看得出来这个家庭中婆婆属于绝对强势一方。婆婆很干脆，小雨是我们儿媳妇，我们都很欢喜她，出了这桩事体，我们都很伤心，小雨腿很重要，但是我们林家就一个独苗，肚子里的孩子没了，我们林家就绝后。我们三个人商量好了，要孩子，腿嘛以后再慢慢治吧！

听完婆婆一席话，看着闷在一旁的老公，小雨突然情绪有些失控，对婆婆说，你们就要孩子，你们就要孩子，没人关心我的死活。虽然婆婆一家的选择跟小雨是一致的，都是要保孩子，但是从病人角度看，她此时需要的是更多关爱和理解，是来自亲人的支持。老公关键时刻不发声，让本已备受折磨的小雨顿感失望，而婆婆的话更是让她感觉自己的身体健康在婆家眼里是那么无足轻重，有一种强烈的被抛弃的感觉。

由于还有大批昨晚入院的伤员需要去逐一查房，我看他们家一时半会拿不出具体意见，就跟小雨爸爸说你们再商量商量，不着急，一起想办法。小雨爸爸点了点头，我就继续去看别的病人了。第二天查房时，我问小雨家里都商量好了吗？小雨说商量好了，准备离婚、流产、做手术。我一听愣住了，一夜之间怎么会商量出这个结果？

原来昨天两家人就此事产生了巨大分歧与争执。问题显而易见，对一位高龄孕妇来说错过了孩子，再没机会拥有一个自己的孩子，她不愿意放弃；婆家不愿意第二代一个亲生骨肉也没有，不想放弃。娘家与婆家争执不断，围绕着是保腿还是保孩子，很难拿出统一意见。作为亲生父母，父母担心女儿的右腿，希望尽快进行骨折复位治疗，保证下肢功能，孩子虽然重要，但又有什么能比自己亲生女儿的健康更重要的呢？婆家就不这么想，儿媳妇已经 38 岁，一旦错过这次机会，很难再有生育能力，射线、药物会增加孩子畸形和流产风险，是他们无法承受的。双方争执不下，谁都无法说服对方，小林从小就是个妈宝男，基本都是听妈妈的话，一边是深爱的妻子，一边是生养自己的父母，他该如何选择呢？

面对这一家人的困境，相信很多人都会感同身受，对于即将中年得子的一家人来说，抉择确实太难了。不管最后选择是什么，都会有人被伤害，但是再这样等下去，不仅伤者病情得不到及时有效控制，就连家庭关系怕也会出现重大问题。有什么办法能够既保证孩子健康，又治疗骨折延续功能呢？

四、小雨的坚与忍

离婚、流产、手术，小雨将三个选择简单清晰明了地表达给我，在场每个人都听得很清楚。这三个选择如三座大山压得小雨父母、小林及小林父母一时喘不过气来。看着面无表情的公婆、杵在一旁无声无息的小林、满是不舍的小雨父母，我相信这一家子昨天肯定经历了非常痛苦的争执与讨论。小雨之所以最终会做出如此艰难的决定，无疑是她感觉自己未曾受到小林一家的尊重。我无法复盘他们过去所说的话和所做的事情，对我来说这本就是他们的家务事，他们做了怎样的决定，医生只要顺势而为就行了。清官难断家务事，何况是无权无势的医生呢！

很多人看到这里都会有要怒斥小林的冲动，会觉得他窝囊透顶，毫无担当。但我反对这种做法。从医这么多年来，我始终让自己尽量客观地去看待每一个家属，尽可能站在他们的角度去体会他们面临的困境，尽可能去理解他们每一种看似匪夷所思的选择，除了前面讲到的打自己父母耳光的禽兽实在无法理喻不可原谅之外。我们不能脱离客观实际去对某一个病人家属进行道德绑架和批判，因为你没有经历过他的成长轨迹、没有接受过他的家庭教育，更重要的是你不知道他所面对的又是何种压力。如果我们抛开这一切，简单粗暴地对小林进行道德批判，这是极为不公平的。

应该是小雨受伤两个多月后的一天，准备重新安排她入院手术前，小林独自到我办公室询问何时可以手术以及手术方案。那天我正好有点时间，就谈起当时小雨为啥要离婚流产。小林在我面前痛哭流涕，说起自己对小雨的爱，说起要孩子的不容易，说起妈妈对他的好，说到父母对孙子的渴望，说到家族的期望，每一份都是沉甸甸的爱与责任，每一份都随时可能把他压垮、随时可以把他击倒。他起初也想把孩子流产掉，毕竟老婆是自己的，这么年轻就残疾的话多遭罪啊。但他的想法刚说出来，就被妈妈一顿劈头盖脸地骂，骂他没有良心不理解父母良苦用心。从小他就习惯了由妈妈掌控他的一切，这次他也无力反抗。最后妈妈警告他不要乱表态，一切都由她来解决。妻子与母亲、孩子与妻子，谁能在短时间内做出最佳选择呢？这才是小林当天早上默不作声、把决定权交给父母的最重要原因吧。

看着即将分崩离析的三个家庭，我有些不忍心。医者救人有时更要救心，我们可以简单就病论病，不用顾及背后的家庭和社会矛盾。但是医者的担当，不仅关乎疾病、关乎病患，更关乎其身后的家庭乃至社会。因此，我们必须审慎看待每一种抉择。其实昨天我都一直在思考小雨的治疗问题，考虑良久有一个初步方案，只是方案风险太大，我并没有十足把握。我再次把他们叫到一起，当着大家的面谈了自己的想法：右踝关节粉碎性骨折不手术，残疾率百分之一百；手术中麻醉剂及术后各种用药，对孕25周胎儿会有特别多风险，畸形或智力障碍可能无法避免；小雨38岁高龄孕妇，按照会诊意见此次怀孕是她人生最后一次机会，如果流产就将宣告妈妈梦破灭。

我接着分析，对于小雨当妈妈的愿望应该想办法保全，流产做踝关节手术方案最好暂时搁置；小雨孕25周了，再过三个月差不多孕38周左右，可以接受剖宫产，那时为她同步做踝关节手术，当然这不代表放任右脚不管，目前可以采用相对折中办法，暂时给右踝关节做一次透视下手法复位＋石膏外固定，暂时维持关节位置，避免进一步移位。处理风险是三个月等待之后，骨折畸形会更加严重，解剖位置一定程度上会丧失，手术难度会非常巨大，手术后遗留残疾几率会大大增加。风险瞬间都转移到我身上。

小雨一听可以采用既保腿又保孩子的方案，擦了擦泪水两眼放光，连声问：真的可以吗？小林也从之前的沉默中醒转过来，大声说："太好了，我们接受!"四位老人各自心情复杂地看了看对方,欲言又止,不约而同地向我点了点头。其实从现在来看,这未必是最优方案,却是在当时情况下能够最简单有效地解决现实困境的方案了。

我后来问过很多不同职业、不同年龄、不同经历的人,对这个病例如何看待,每个人的选择都截然不同。或许任何涉及伦理问题的选择,都是世间最难抉择、最难评判的吧。

生活给予小林和小雨的考验实在太多了!方案确定之后,我们迅速行动,推着小雨去石膏房,经验最丰富的于技师亲自手法复位打石膏。至少到目前为止,这个家庭至少可以暂时喘口气了。这三天的考验,让这个家庭濒临破碎的边缘。车祸是意外,而意外则连带着人性的拷问。选择方案的最大风险已经从保不保胎儿转向了未来腿部功能的恢复问题。在不经意间,我不由地被卷入到这个复杂多变的家庭关系中,而我本可以做得很超脱,完全不必让自己深陷这种矛盾之中。万一将来小雨的腿功能恢复得不理想,这三对夫妻三个家庭又会如何对待我呢?

一切都是未知数,谁知道呢?

五、抓住的喜和爱

小雨与家人听从建议选择稳妥方案,回家休养。我带着团队继续投入到老于的救治之中。老于的生命力确实很强大,经过胸心监护病房严密调理,颅脑外伤渐趋稳定,肺部情况恢复迅速,不出半个多月从胸心外科监护室转到烧伤监护室。经历大大小小五次手术,彻底恢复全身状态。当年12月,经历了三个月炼狱般治疗后,他出院转康复病房继续康复。他没能再重返工作岗位,因为发生特大交通事故被吊销驾照,终身不得再考。但他因为劫后余生而特别感谢我,一年后和弟弟特意到我办公室,专门送了个牌匾给我,我一直保留至今。

老于出院半个月,小雨孕期近39周,妇产科会诊后觉得满足剖宫产条件，当即安排把她收入病房。后又考虑到产科术前的准备实在太特殊，商量后出于安全考虑，暂时住到妇产科，产后护理骨科病房不擅长。术前，特意邀请妇产科专家、麻醉专家共同商讨对策，专门为她制定了个性化治疗方案。

小雨不仅有右踝关节陈旧性骨折，还合并妊娠高血压，大大增加了手术难度。术前我找了小林、小林父母和小雨父母，明示了术中可能出现的风险，也向他们承诺会尽最大努力来保障母子平安。另外我也坦承如果术中情况不好，我们可能剖宫产后不再做骨科手术了，留待后期再选合适时机。命、肢体与功能关系，如同树干、树枝和树叶，命如同树干，肢体如同树枝，功能如同树叶，没有树干，树枝毫无意义；没有树枝，树叶也毫无意义，从临床角度，只有生命存在，肢体才有意义，有了肢体再谈功能才会有价值。取得了小雨及家属信任，并不意味着手术成功以及母子平安皆大欢喜结局就一定会出现。对一个合并妊娠高血压的孕妇来说，麻醉和手术都面临着巨大风险，这一切只能由医生自己承担！妇产科、麻醉科、骨科紧密携手，认真制定手术预案，当一切准备工作结束后，时间到了深夜。

第二天一大早，我先赶到病房看望小雨状况。经过昨天的谈话，她心情很放松，睡了个好觉。等待了那么久，即将迎来自己的孩子，也非常期待踝关节手术。她微笑着表示对我们非常有信心，家人也纷纷表示对我们充满信心。7点半，病人被接进手术室，开始进行麻醉。

考虑到小雨患有妊娠高血压，为预防麻醉意外，大家严阵以待。麻醉医生们密切观察生命体征，产科专家率先给小雨进行剖宫产手术。半个多小时后，小孩顺利出生，随着一声响亮的啼哭声，手术室内陡然亮堂很多，每个人都在为这个坚强母亲鼓掌、开心。妇产科做完各项术后工作，然后就转交给我们了。因为术前已经有了很成熟的方案，我小心划开皮肤暴露骨断端，骨折过去三个多月，各种杂乱骨痂影响正常复位，虽然很难还能够克服，固定、透视、缝合……陈旧骨折复位手术持续了一个半小时，术中各项指标正常，出血仅40毫升，手术过程十分顺利。

待彻底苏醒后，小雨被推出手术室，家人立刻都围了上来，看到母子平安，全家人高悬的心总算都放了下来，都来向我们表示感谢。我对于手术结果非常满意，并告诉他们，过了产后及骨科术后恢复期，就可以正常下地走路了。

小雨由于年纪较轻，恢复状态很不错，术后一切平静。"教授，真的太感谢您了，我什么时候可以正常走路呢？"虽然这位新妈妈此刻还躺在病床上，但是她却迫切地想要恢复健康，期待像正常人一样行走。我向她交代了骨折术后的注意事项，希望她能在遵照医嘱前提下早日康复，术后恢复任务主要是康复训练。虽然治疗过程比较曲折，但通过团队精心治疗，最终取得了满意疗效。

半年后我在特需门诊看病，喊号系统叫到了小雨名字，我猛地一激动，稍微算了一下小孩该半岁了吧。这时，小雨、小林以及双方父母齐刷刷到我门诊来了，小林扛着一箱子喜蛋开心地说，医生，这是给你们的，谢谢您！小雨怀里抱着一个小孩子，许是看到陌生环境好奇吧，眨巴着眼睛很是可爱。我特意用手指碰了一下小朋友，他立马对我笑了。看着恢复良好的小雨，看着小小林天真的笑容，看着其乐融融的三家人，我心里想，这个小朋友，如果不是我们坚持，也许此刻已经不在了，而眼前幸福的三个家庭，如果不是我们努力坚持，此刻又会如何呢？

母爱是世间最伟大的感情，母亲对孩子的爱永远是那么深沉，不求回报，面对这样一位年轻而伟大的母亲，每个人都应该给予她祝福，尽管上天对她有些不公，但是经历了十分复杂的医治过程后，终于圆了她的母亲梦，从狭义上看，我保住的是她的孩子和她的腿，而事实上，我保住的不仅仅是两个生命，还有三个幸福的家庭！

初稿：2020－01－26 周日 17：50
修改：2020－02－22 周六 12：08
校对：2020－02－27 周四 01：24

抓住最后一根稻草

医生与患者从来都是一个战壕的战友，共同的敌人是疾病。

——迦钰小语

一、意外，不期而至

2017 年 1 月 3 日，南通某工地。高列兵如果能预想到当天即将发生的一切，肯定会请假待在家里。但是谁能预见未来呢？

小高，33 岁，南通人，独子，已婚，有两个学龄期孩子。这天早上，他像往常一样去上班。他是一名从事高空作业的工人，日常工作虽然危险，但是他一直都非常注意自我安全保护。身为年轻的老工人，小高一直是单位岗位能手。父亲在乡下务农，是典型的中国农民，老实巴交，一副憨厚的样子。妻子在家带小孩，偶尔打点短工贴补家用。在 2017 年 1 月 3 日之前，小高家庭跟许许多多普通家庭一样，简单、快乐、祥和。

当天是一项常规工作，既不新颖也不复杂，就是在十多米高空处理一些安全隐患。工友们如往常那样用升降机把他送到指定位置，与他一起的还有两个工友，三个人在高空中熟练作业。年关将近，大家心情愉悦，时不时吹个口哨、哼个小调，希望把工作抓紧做完早点回家，趁年前挤点时间买买年货，布置布置环境，收拾收拾心情，营造一点过节气氛。普通中国人忙碌一整年后，最盼的就是好好过个年，辞旧迎新，迎来新一年的幸福如意。工作很顺利，按照进展午饭时就可以搞定。当大家都以为很快就能顺利收工时，意外突然发生了，升降机莫名其妙断裂了，小高和工友从11米高的操作台上跌落了！

从11米高直线坠落，强大冲击力让他们瞬间失去心跳和呼吸，如此高位置坠落，生命不保几率非常之高。120紧急赶到现场，从白金到黄金时间，抢救说白了就是在跟死神拉锯，哪怕是短短一秒钟，都有可能是生与死的分别。很不幸，小高工友瞬间献出年轻生命，各种手段都无力回天。小高经过紧急心肺复苏后，奇迹般恢复了心跳呼吸，被医生从死亡线上暂时拉了回来，但生命体征非常不平稳。120紧急将其送到当地医院急救。此处很有必要为南通的急救水平打个call，这种高度坠落死亡率几乎为百分之一百，南通急救医生们却用快速响应机制和过硬急救技能，将即时死亡率降低至三分之二。

老高和家人得到消息后心急如焚，立即扔下手中农具向医院赶去。到医院时，小高已被送进重症监护室：高处坠落伤、心跳呼吸骤停心肺复苏术后、创伤性休克、颈椎高位骨折脱位半截瘫、胸椎骨折、锁骨骨折、右前臂骨折、肺挫伤……虽然对每一个诊断名词一知半解，但每一个字都如锥子般深深刺痛着老高和他儿媳妇的心。监护室冰冷的玻璃，暂时性隔开了父与子、夫与妻，短短半天时间差一点阴阳两隔，生命就是如此脆弱，让你没有太多时间防备。对老高来说，这个年注定过不好了，多少年辛苦建立起来的幸福家庭，此时轰然崩塌了。

在监护室的最初几天，小高病情时而波动，人始终处于昏迷当中。病危通知书、病危告知书，各种并发症，一次次告知与谈话，让老高和家人一次次陷入心情谷底，但又一次次被医生从鬼门关拉了回来。虽然看似暂时生命体征稳定，但并不代表他得救了，未来救治之路中还有"九九八十一难"在等着他。这其实很正常，危重合并伤，如此之多脏器损伤，内在修复过程非常困难，需要耐心、耐心、耐心。

从 11 米高脚手架摔下的高列兵头颈部着地，当场心跳呼吸骤停，急救人员凭借过硬心肺复苏技术将他数次从死亡线上拉了回来，但这表明不了任何问题，危险期还很漫长。当地医院医生非常认真负责，经过近一周抢救，心跳恢复，人也逐渐有了意识，也就是说小高醒了。监护室外老高和儿媳妇听到消息瞬间感觉天亮了，泪水不由自主从脸上滑落，焦急等待了一周，有太多坏消息，太多无可预知状况不断刺激着他们脆弱的神经，这个家庭需要一点点喘息机会。心跳呼吸暂时恢复了，小高能够在呼吸机辅助下维持呼吸，然而由于颈椎爆裂骨折导致高位截瘫，呼吸肌受累，不仅无法完全自主呼吸，而且肋骨骨折等限制了他咳痰能力，因此首要解决的就是呼吸问题。但是对小高来说颈椎手术风险太大了，危机重重，当地医院根本没有能力进行。麻醉风险也极其巨大。没有办法，不得不暂时先行保守治疗。

高位截瘫的高列兵此刻静静地躺在病榻上，危险如影随形。他将要面临哪些风险？高处坠落伤病人死亡率非常高，高位颈椎截瘫加上肺部挫伤，患者会因为多器官功能衰竭产生各种并发症而危及生命；因长期卧床发生泌尿系感染，尿潴留需长期留置导尿管，易发生泌尿道感染和结石；四肢活动受限会产生关节僵硬和畸形，肢体瘫痪或痉挛常发生足下垂、髋内收畸形、关节僵硬；卧床对皮肤压迫会产生褥疮，截瘫病人皮肤失去感觉、局部血循不佳，骨隆起部皮肤长期受压后易发生褥疮引起感染和炎性渗出，向深部发展到骨骼引起骨髓炎，褥疮不愈合可因大量消耗和感染而死亡；最要命的是呼吸道感染，高位截瘫肋间肌麻痹，肺活量小，呼吸道分泌物不易排出发生肺部感染；高处坠落伤导致内环境彻底破坏，血压基本上要靠药物维持。

上述种种都极其凶险！随便哪一种并发症都可以随时要了他的命！现实就是这么残酷，老天爷不会垂怜你，可怜你的只有你的家人，还有可爱的白衣天使们，因为他们要陪着你与以上敌人作斗争！

小高面临伤后的第一个难关，就是颈椎高位截瘫之后胸部呼吸肌瘫痪，无法自行咳嗽咳痰。肺部创伤加上抵抗力弱产生大量浓痰，痰液本身带有非常多细菌，加上肺部温暖潮湿环境，特别适合细菌生长。起初当地医院医生每天使用化痰排痰药物、增加吸痰频率，全力守护高列兵的肺。痰液排出为什么这么重要？因为人活一口气，这口气就是依靠肺来进行交换，假如肺被痰液占满了，肺就失去弹性，没有气体交换能力，人就会被活活憋死。2003 年 SARS 以及 2020 年新型冠状病毒肺炎，攻击的都是肺组织，攻击肺组织之后疾病进展很快，导致急性呼吸窘迫综合征及炎症大暴发，死亡率很高。化痰和吸痰对小高来说杯水车薪，吸出的痰压根赶不上体内产生的痰液，痰越积越多越来越浓稠。

没有人清楚病床上的高列兵是怎么想的。担心他病痛加上心里烦闷会产生躁动，医生给了他一定量镇静剂，有助于他进入浅睡眠状态，暂时与外界隔绝信息往来，不让他跟家人交流。监护室外，老高内心的痛苦与无助是显而易见的，看着高列兵躺在病床上，虽然情况有些许好转，但是坏消息接踵而至。老高不知道路在何方，更不知道希望在何方：血压不好、肺部很差、痰非常多、高位截瘫，要手术但当地又不具备条件，想转运又担心出危险，怎么办？怎么办？怎么办？一系列问题始终折磨着他，他不知道向谁诉苦。此时此刻，他是这个家庭的中心，他不能倒也不能软弱。这个之前 170 多斤的老汉，经过一周等待与煎熬日渐消瘦，平时非常坚强的硬汉子，常常一个人躲在无人角落偷偷抹泪。小高妻子一面照顾重症监护室里的丈夫，一面要回家照看年幼的孩子，两点一线奔波与巨大压力合围，让这个普通农村家庭妇女一夜间苍老许多，几次都差点被人碰倒，在她内心里有着更深的无奈与无助。

老高天天守在监护室门外，晚上就在门口走廊凳子上随便躺一下，走廊里有灯光加之有其他家属来回走动的声音，他压根就睡不踏实，差不多整宿整宿醒着。醒着时老高就不断在想，就这样等着吗，还是另寻他路？老高经过仔细、冷静思考后跟家人商量，等下去完全没有希望，也不知道何时是个头。他跟家人说不能再等了，他要把高列兵带到上海去治疗，老高觉得只有上海才有希望，才能救他儿子的命。可是偌大的上海，又时近年关，哪家医院愿意接收这么一个危重病人呢？又有哪个医生愿意给他做这个风险极高的手术呢？

一切都是未知数，一切都没有答案。

二、转机，曙光微露

老高虽已决定要把孩子送到上海治疗，可是上海那么多医院，该去哪一家呢？经多方打听，老高听说我们医院创伤救治水平很高，正好有个邻居曾经找我治疗过，效果很理想，老高通过邻居联系了我，之后就急忙出发，十万火急地赶往上海。当月 10 日就是我的专家门诊，这天堵车，老高到医院时专家门诊已经结束了，老高心急如焚，暗自抹泪，只好通过老乡与我取得联系。我当时正在餐厅吃饭，得知后草草结束午饭赶回了办公室。中午 12 点多就在办公室见到了老高，并召集组里副教授、主治医生一起讨论病情。认真看过小高所有资料后，慎重起见，我想派下面的一位医生去南通了解一下病情，并嘱咐老高回去跟医生交代继续加强肺部排痰，维持生命体征平稳，尽可能早日转院，争取手术机会。老高欲言又止地看着我，最后终于大胆说出了他的想法，恳请我能否去南通帮忙会诊。我让他先回去，因为工作很忙实在抽不开身，周末再看看有没有时间。现在小高病情也不适合转送，如果将来病情平稳，经评估符合转运后，可以为他协调安排过来治疗。

老高带着复杂心情回到了南通，他不敢肯定我说的一定会有结果。马上就要过年了，一年忙到头谁还愿意在这个节骨眼上接收这样一个病情危重的病人啊！回到家后看到家人，老高心里七上八下，实在不知道该怎么说，总觉得一颗心悬着空落落的。

周五接到了当地医院邀请我去会诊的邀请函，权衡之后我决定利用休息时间自己去看一次，评估一下病人实际情况，对后续治疗有个具体判断。

周六早上出发到达南通已接近中午，苏通大桥堵车耽误了一些时间，司机驾驶技术不算娴熟，一路急踩油门与刹车，搞得我胃里面上上下下七荤八素，好在一路还算安全。顾不上吃午饭，决定先去医院看病人。患者情况比想象中要危险得多，一般状况非常差，伤势十分严重，双肺满是湿罗音，高烧不退，不要说手术，命能不能保住都是一回事。

从老高及家人角度来说他们非常清楚，手术是拯救小高唯一的出路。但从当时情况来看手术条件根本不具备，风险大到难以想象，现实又是如果不及时手术的话，情况将进一步恶化，甚至很快走到生命尽头。手术还是不手术，对于在场每个人都是一个难以抉择的选择题。选择手术，医生和家属都将面临患者术中死亡风险，即使手术成功，截瘫恢复也十分渺茫；放弃手术，患者将彻底失去重新站起来的希望，将在病榻上走向生命尽头，整个家庭也可能面临崩塌。手术带来的风险可能会让一位外科医生的声誉与前途受损，保守治疗是规避风险的最好选择。

后退一步可能海阔天空，往前一步可能荆棘密布，此时方能理解举步维艰这个成语的真正内涵了，就是无论你迈哪条腿、踩哪块砖，都有可能造成难以挽回的后果。

从我多年诊治无数危重创伤案例经验看，如此危重病人是很多医生不愿意接手的。医疗圈有个比喻叫做：湿手抓面粉，碰上就甩不掉。当然我深深理解一位青壮年受重伤后对家庭所造成的损失是无法估量的，希望能够为这个家庭做点力所能及的努力。综合评估小高病情后，我尽可能专业地分析小高现状，对小高表现出极高的救治热情，这都让老高和他儿媳妇重新燃起希望。他们强烈请求把小高转入我们医院进行手术治疗，起码还有生还的机会。他们恨不得病人马上跟着我回上海，这种迫切心情可以理解，但时机并不恰当，小高现在情况还不很稳定，盲目转运路上很容易出危险，应先在当地医院就地稳定病情，待病情进一步稳定后尽快安排转院事宜。同时我告知他们回上海后会继续和当地医院医生保持密切联系，选择最恰当时机将他转到上海。

转院还有希望，等待就是坐以待毙。经过我一遍遍不厌其烦的解释，老高一家人终于从黑暗无比的天空中看到了一丝曙光。老高想天是不是该亮了？我们总喜欢把微弱曙光称为黑暗里的希望，也许这一点微弱曙光能给这家人冬天里最温暖的慰藉。但我心里清楚，其实距离天亮还早着呢！

回到上海后虽然很疲惫，但是我一刻没有停歇，着手组建抢救小组。对于高列兵这样的患者，抢救团队成员非常重要，需要考量能力、技术、责任等综合因素，这将直接关乎最终的手术结果。我首先找到自己合作搭档了十七年的烧伤监护室老贾。多年来我们亲密合作，同甘共苦，共同成功抢救了许多危重伤员，我们的友情始于我刚读研究生时担任副协理经历，那时候老贾受科室委派到创伤骨科来轮转，我们彼此之间十分默契。当然对小高来说，肺部管理相当关键，我们不约而同地想到了呼吸科年轻专家张教授，麻醉科则选择了经验十足的马教授。

从我离开南通那一天开始，老高就眼巴巴在等待，盼望收到小高可以转院到上海的消息。高列兵似乎已经知道自己即将转到上海治疗的希望，潜藏许久的求生欲望陡然升腾了起来。他虽然不能说话，但是老高可以从他眼神中看到对生的极度渴望。

15号没有消息！16号没有消息！17号还是没有消息！小高媳妇每次进去探望，都能够感受到他的那种烦躁与急切，眼神中紧张与无奈相交集。可这又有什么办法呢？在他们等待过程中，我一直与南通的医生保持联系，持续监控着小高病情，我告知当地医生给小高从16号开始尝试撤掉部分升压药，为了保证转运过程中血压平稳可控，同时肺部情况必须放在第一位，考虑到小高的特殊性，路上不能出一点危险，务必做到万无一失。转院时机终于来临，18号我跟当地医生打去电话，询问后明确告知他们，第二天可以转院！

经过周密调整，小高好不容易满足转院需求，19日周四患者从南通转到了长海医院重症监护病房。南通医生很负责，专门安排一个医生随车保障，极大提升了转院安全系数。原发创伤加上并发症，小高入院诊断达到

16条之多。看着长长的诊断我陷入了沉思，我知道这个时候把小高同志接到医院意味着什么，意味着将有一大批医护人员这个春节要围着他转了，对我来说如果想要保住小高的命，似乎又没有更好办法可以选择。到院第一天，照惯例第一时间组织了全院会诊，会诊情况很不乐观，高烧与双肺的痰，如两大黑手笼罩着小高和治疗组，麻醉与手术风险太大了。

20、21、22日连续三天赶上周末，给了我们继续观察和处理的时机，周一一大早小高情况突然恶化，深部浓痰始终无法排出，最主要原因是颈椎不稳定骨折导致医护人员畏手畏脚，不敢搬动、翻身，导致高烧不退。情况非常危急，怎么办？我当时考虑得非常清楚：23日是周一，周末28日除夕开始放假了，连续放假七天，意味着如果27日之前不安排手术，小高手术最快也要等到2月5日之后，漫长等待对小高将是非常致命的打击，他等不起！节日期间手术保障团队肯定没有办法跟节前比。我判断下来节前这个手术时机是最佳的，一旦错过小高可能就没有机会了。

我当即召集小高单位负责人、小高父母和媳妇一起开了个碰头会。我跟他们说情况已经非常危急了，现在手术有非常明显的手术禁忌证，医学上是禁区，闯或不闯由你们做决定，冒险一搏也许小高还有生还希望，如果不手术，周末就过年了，很难保证他能否挺过这个春节假期。小高单位领导非常犹豫，从国家安全生产角度来说，小高两个同事已经去世，如果小高在一个月之内死亡，这就是严重生产安全事故，单位负责人可能要面临很大麻烦，而如果小高能够捱过一个月，那么即使一个月后再死亡，就不算重大生产安全事故了。单位领导希望先稳住不动，等捱过一个月再说。估计单位领导也或多或少有跟老高家人做过思想工作，一向坚定态度的老高及其家人突然之间有些六神无主，似乎完全慌了神，死活不肯给一个明确回答。

作为临床医生在抢救现场，我曾遇到过许许多多这样的情形，也能理解单位和家属心思。对我来说单位和家属做出的决定，只要按照他们的意思做就可以了，没有必要把自己放到危险境地，但如果在这种情况下真的只是一味考虑自己的话，那我就不是多年前立下要救死扶伤志愿的军大少年了。我跟单位领导及家属坦诚说，小高目前不手术，按照医院条件，完全可以捱过一个月，但是第 32 天、33 天，小高可能就去世了，单位可以免去重大生产安全责任，但是对小高生命毫无益处。目前手术也许有术中发生生命危险可能，但是在我们医院有非常完备的手术预案和保障团队，能够努力保障手术顺利进行，做手术，是拯救小高唯一的希望！

经过长达两个多小时的耐心说服，单位领导和家属终于决定接受我的建议，24 日手术！很幸运的是在医院的保驾护航下，高列兵顺利接受了颈椎爆裂性骨折前路减压内固定手术。手术非常成功，术后小高四肢有了知觉，可以微微活动，自主呼吸也开始有力了，最重要的是颈椎骨折已经稳定，医护人员敢于给他翻身拍背，对于肺部管理是一个巨大利好，无疑让每个人看到了巨大希望。

三、手术，曙光重现

手术过后患者在烧伤外科监护室接受严密管理，所有人都觉得可以松一口气时，我并没有很乐观，再次跟老高一家交代病情，很严肃地表示这么大手术对高列兵是二次创伤打击，能不能顺利度过围手术期及术后并发症危险，还有很多关口要闯。术后呼吸道管理以及伤口管理是最主要的，一旦出现并发症，对他来说可能是要命的。

希望总是与危机并存。术后第三天，高列兵开始出现间断高热，最高达到 40℃，肺内开始出现黄脓痰，痰量日益增多，床边胸部 X 线检查后结合一系列临床表现，小高出现了肺炎！我所担心的事情果然发生了，随之带来一系列并发症，体内出现严重电解质紊乱，颈部切口开始出现渗液。病情急转直下，小高再次戴上了呼吸机，再次下了病危。马上就要过年了，无疑给这个刚刚看到希望的家庭来了当头一棒，老高脸上重新阴云密布，眼中满是狐疑，我可以明显感受到老高一家与我交流时的急躁与不安，以及单位领导跟我交谈时的那种担心。可我无暇顾及于此。

眼看马上就要过年，老高担心小高过不了这个年，几次找到我求我救救他儿子，但面对如此危重病人哪个医生又敢打包票呢？很多时候即使医生付出了全部智慧，使出全部力气，也未必能够如愿。但我每次都宽慰老高说，你放心，我这个年不放假，会一直陪着你儿子的。医生有三重境界：第一重叫治病救人，你能够看好病人的疾病，说明你是一个医务工作者，跟一个技工和修鞋匠没有任何区别，完成了本职工作；第二重叫人文关怀，不仅看好病人的病，还有悲天悯人之心，对待病人像亲人一样；第三重叫拯救灵魂，即医生与病人及其家属的心灵相通，甚至能成为他们的精神支柱！老高对于医生的信任就是这样，他无疑已经把治疗组当作他整个家庭的精神支柱！

根据他的病情，我们在过年之前多次组织全院会诊，讨论分析病情，多次更改治疗方案。高列兵是幸运的，我们有着丰富的创伤患者救治经验，救治手段丰富，医疗设备先进。整个过年期间医疗团队和烧伤贲教授团队全程守护在高列兵身旁，每日两次查房，讨论病情及救治计划。我每日带人亲自给小高颈部切口换药，仔细观察变化情况，必要时准备二次手术对切口进行清创术，否则一旦发生内固定感染，可能引起椎管内及颅内感染，一旦发生处理起来将会非常麻烦，对他的大脑会产生永久性损伤。经过多次调整抗生素，体温逐渐稳定，血象中感染指标逐渐趋于正常，痰量也少了很多，最主要四肢和呼吸肌肌力有了进一步恢复，无疑为呼吸道恢复创造了有利条件。贲教授团队对切口和创面管理经验非常丰富，颈部切口也在第21天顺利愈合拆线。高列兵安稳度过了伤后第一个春节，可喜可贺！

随着治疗进行，高列兵病情渐趋稳定，四肢可在床上稍微移动，不需要依靠呼吸机进行呼吸，可以自己咳痰，肺内情况好了很多，他的眼中流露出对美好生活的向往。老高一家人看着儿子一天天在好转，嘴角出现了笑容。这个家，重新燃起了生活的希望！

鉴于高列兵病情已经基本稳定，决定对他锁骨及右上肢骨折进行处理，确保以后能够保证上肢运动功能，至少可以完成简单生活动作，康复路漫漫，他能不能站起来谁也说不好，有了上肢可以做很多事情。受伤时间跨度较长，右上肢及锁骨已经变为陈旧性畸形骨折，骨折断端产生大量零散骨痂，给手术造成极大困难，好在我以前专攻骨不连，善于处理各种复杂骨断端，经过妥善处理，基本恢复上臂解剖结构和外观。

看了看日历，从老高来上海找我到高列兵病情稳定，已经两个月过去了。高列兵达到了出院标准，出院前老高特地到办公室找我，对我当面表示感谢。我跟老高建议转回当地医院做进一步康复治疗，并向其详细交代了未来康复要点和注意事项。

而后忙碌工作让我渐渐淡忘了小高，但偶尔还是会想起那个惊心动魄、危机四伏的春节抢救经历，之后一段时间小高没有再到上海来复查，说明他恢复非常良好，毕竟外地病人来上海复查很麻烦，没有来表示一切都很好！

2019 年元旦刚过，我与往常一样在专家门诊坐诊，临近中午快结束时，老高推着瘦了好几圈的高列兵出现在我诊室门口。小高人虽然瘦，但精神状态良好，颈部气管切开地方已经封口，留下了一条淡淡的瘢痕。了解情况后得知，高列兵回南通后经过积极治疗，恢复良好，现在四肢活动自如，肌力有了很大改善，可以自己吃饭、洗漱、完成简单生活动作，给家人减轻了很多生活负担，重要的是他自己心理也不再失落，不再认为拖累了家人成为他们的累赘。他们这次来的目的是想取出锁骨与上肢的内固定，并想让我做手术时对功能受限患肢做进一步处理，恢复更好的功能。

一年多以前高列兵还在死亡线上挣扎，而今天他已经有了如此好的恢复，并开始展望新生活，看着他们全家已经从阴霾中走出，留住了高列兵的命，也就拯救了这个家。想想一年前自己的坚决，还是很自豪的。虽然只是短短一年多时间，却真是恍如隔世！

人的一生，职业也好前途也罢，你都有选择和转变的机会，而生命只有一次，不可逆转。也许不到绝处逢生，你不会真正了解生命的意义。在你健康的时候，你体会不到健康的价值，也体会不到病人的痛苦。只有你躺在床上不能动弹，需要别人照顾，看着窗外鸟在飞、花在开、小孩唱歌的时候，你才知道失去的是什么。在这个世界上，所有英雄人物故事都是相似的，无论是西方的奥德赛还是东方的西游记，在通往成功行将成名的道路上，都要历经九九八十一道磨难。

有的人天资可能比我们好，可是他们没成为一名合格的医生，是因为他们差了一点点的东西，那就是信念。一个有着坚定信念的人，才能在经受各种打击和磨难之后无怨无悔。作为医生，首先要有仁心，其次才谈得上仁术。经过对高列兵的救治，让我更坚定了从医之心，与我同心者我必竭尽全力，用尽全部的努力让他恢复健康。

初稿：2020 - 01 - 23　周四　21:18
修改：2020 - 02 - 22　周六　15:30
校对：2020 - 02 - 27　周四　13:02

爱与哀愁：伤痕

爱，有时是衡量一切的金标准；爱，有时是掩盖一切的遮羞布。

——迦钰小语

一、情　深

阿燕，26 岁，浙江金华人，已婚，怀孕三个月，同济大学研究生，毕业后留在上海工作。妹妹 17 岁，在杭州就读于某国际学校，高二学生，为人乖巧，学习认真，正为来年出国留学做准备。阿燕的父亲是当地著名企业家，旗下掌管着好几个大型企业，财力雄厚。父亲对于膝下无子这件事，嘴上虽从未表露，但内心却深以为憾。平日里，阿燕和妹妹被父母视为掌上明珠，从小到大，要风得风、要雨得雨，享受着同龄人羡慕的优厚生活条件。

阿燕从小就是个特别有主见的女孩，思想成熟，特立独行，原本父母希望她高中毕业后能够去国外深造，但她坚决不听从父母安排，一心一意坚持要走自己的路，并通过努力考上同济大学，留在国内读书。在她内心深处，不想受父母太多管束，渴望走一条自己的路。这一点上，妹妹就与她截然不同，聪明伶俐，乖巧听话，走的每一步都是根据父母安排，轻易不发表太多个人意见。在父母心中，妹妹更像是一个乖孩子，可以培养和依赖的乖小孩，从小更是受尽父母万般宠爱。

　　研究生毕业后，阿燕在上海顺利找到一份外企工作，上班地点在浦东张杨路附近。毕业当年，她跟相爱多年的男朋友结婚了。如果说此前阿燕跟父母之间存在的一些冲突属于"小打小闹"的话，那么上述两件事则让父母特别恼火。父亲渐渐年事已高，近些年来总感觉力不从心，打心眼里希望阿燕研究生毕业后回家族企业上班，给父亲帮帮忙，并且父母已经替她物色、挑选了一位他们觉得门当户对的"乘龙快婿"，条件远胜于女儿自己谈的天津小伙。不过儿大不由娘、女大不中留，再怎么说毕竟是自己女儿，经不住阿燕的苦苦哀求和极力抗争，父母最终勉强同意了这门婚事，但是内心中对她失望到了极点。

　　阿燕出嫁后，父母亲将原本对她的期望全部转移、倾注到小女儿身上，同时似乎像吸取了教训似的，更加注意对妹妹思想上的培养与控制。他们希望小女儿不要重蹈阿燕的覆辙，准备等她高中一毕业就将她送到美国读书。学校都选好了，是世界上最好的商学院，学成归来后接父母亲的班，掌管家族企业，承担家族责任。阿燕父母与许许多多中国家族企业管理者一样，世俗又短见，他们很多时候因为自己事业的成功而极为自负，却不知世界上还有一种职业经理人的职业。本来专业的事情交给专业的人才去做，总比违背子女意愿强行要求他们接班强。

　　"我从来就不在乎这些东西，我更加注重自己生活和工作的独立性，并不想一辈子被父母亲所谓的责任死死捆住，那样的生活想想就觉得可怕。"阿燕如是说。在很多人看来，她的选择显得不可思议，因为大多数人会选择走一条循规蹈矩又看似顺畅的路，但阿燕显然没有。可能每个人的生活轨迹、生活环境、成长压力不同，所以每个人的人生都只能由自己去选择，根据他人写就的剧本来安排自己的生活，显然只能做一名自己人生舞台上的演员，而非导演。

　　五年前的夏天，学校放暑假，妹妹想到马上就要出国读书，便跟父母提出想到上海看望姐姐，在姐姐家住一段时间。虽然父母对阿燕有些成见，但对两个女儿的爱是一以贯之的，更不会干涉姐妹俩的感情。他们毫不犹豫地答应了女儿的要求，让她去上海多走动走动、放松放松，再说在上海有姐姐照看生活起居，他们也没什么好担心的。于是，父母特地安排司机把她送到了姐姐家。阿燕非常欢迎妹妹的到来，特意请了几天假陪她，从外滩、南京路、新天地一路逛到东方明珠、金茂大厦。妹妹其实以前也总到上海来，但是每一次都来去匆匆，要么时间紧，要么跟父母在一起很拘谨，似乎这一次玩得比较放松，想着一年后即将与姐姐分别，内心也万分不舍，格外珍惜难得的相聚时光。

　　阿燕老公是高他三级的学长，天津宝坻人，是一个品学兼优、积极向上的年轻人，学的是土木工程设计。硕士毕业后在一家大型设计公司工作，单位就在杨浦区五角场国宾路附近。夫妻俩的房子买在距离翔殷路隧道浦东出口不远处的一个新小区，上下班往返很方便。此时，阿燕已经怀孕三个多月，公公婆婆退休在家，主动提出到上海来照顾小两口，一家人和和美美，憧憬着几个月后家庭新成员的诞生。

　　一天下午，阿燕带着妹妹在同济校园逛，跟妹妹分享自己当年的大学校园生活，每一个角落似乎都有故事，都曾留下过许多美好的回忆。这种游览大学校园活动，对许多即将高中毕业的学子特别有吸引力，毕竟经过十年寒窗苦读，即将迎来最终的挑战，他们都想从大学校园中汲取一些动力，获取一些憧憬。游到中途，老公给阿燕打来电话，询问她们的活动进展，并相约晚上在五角场共进晚餐，他想请小姨子吃顿"大餐"，地点就定在五角场，一是最近单位边上有一家网红餐厅很值得一去，二来是吃完饭还有些工作需要继续回办公室处理。阿燕心想最近老公一直忙着加班，基本上没有陪妹妹吃过饭，做姐夫的表示一下心意也特别好，于是就愉快地答应了。

　　晚餐就在五角场万达广场内，那里有很多的美食餐饮店。五年前的五角场已经是非常繁华的城市副中心了，与二十多年前相比，根本不可同日而语。二十年前的淞沪路，有杨浦区最大的地摊市场，我在学生时代经常去那里买海关罚没的打孔磁带和冒牌奢侈衣服。中国人常说民以食为天，此言不假。很多人经过一天辛苦无比的工作，都会用美食犒劳一下自己，顺便邀请三五好友联络一下感情。阿燕老公特意选了一家最近刚刚开张的台式火锅店，食客众多，座无虚席。三个人从 6 点钟开始，点了各种各样的台式美食，配上新式火锅，边吃边聊，惬意无比。

大概 7 点半的时候，阿燕老公因为惦记着单位还有未处理完的工作，就提前埋单先行离开了。阿燕考虑到妹妹最近读书很辛苦，也在准备申请国外学校，就特意多陪她聊聊天，为她解解压。如果单纯从教育角度，她们的父母都是要求很严格的，即使家庭条件很好，也希望她们能通过自己努力争取获得更好的教育。

"虽然父母对我有些意见，甚至是有些不满意，但我们之间感情其实很深厚。我从小性格比较叛逆，不大听他们的话，不喜欢按照他们设计的路线来走，但是，无论如何妹妹都是我这一辈子拼尽一切都要去保护的，我跟妹妹的感情天地可鉴。"提起妹妹，阿燕总会唏嘘不已，情不自禁地泪流满面。

二、意　外

8 点左右，餐厅服务员不断在她们桌旁转来转去，很热情地倒茶添水，嘘寒问暖，虽然没有出声打断她们之间的热聊，但是潜在的意图也显而易见，希望她们用完餐能早点离开。其间，阿燕上了一次卫生间，怀孕之后女人经常会有便意，属于正常反应，路过门口看到许多门外排队的食客不断往里张望。于是，回到座位后，阿燕便跟妹妹示意了一下，觉得该给别人腾位置了，再坐下去就显得不那么识趣了。于是姐妹俩收拾东西离开，空位立马被等待多时的食客填上了。起初，阿燕还想陪妹妹再逛逛商场，给她买件心仪的东西作为礼物，不过有身孕在身，不知不觉在外逛了快一整天了，感觉略有些疲惫，便跟妹妹商量决定早点回去。起初老公离开时，说好到公司加一会班，等工作搞定就可以跟她们一起走，打过电话后方知工作进展不顺畅，今晚估计要加班到凌晨了，就嘱咐她俩先自行开车回家。

"这一切的发生，归根到底都怪我，我是个新手，本来就很害怕晚上一个人开车的，路也不是很熟悉，当时要是跟妹妹打车回家，把车留给我老公就好了；或者我当时提前看好路线，不走错路，就不会有事了；或者我不着急，陪我妹妹再逛逛就没事了。"阿燕有时候也会如祥林嫂一般，后悔自己当初的选择。经历过意外创伤的人，往往都会有阿燕这样的心理表现，在她们内心中，始终无法接受的就是不期而至的意外和无法改变的现实。

阿燕一听老公暂不回家，起初有些犹豫，虽然这几天都是由她驾车载着妹妹四处游玩，但毕竟还是生手，便想打车回家算了。五角场的夏天人流如织，横跨大转盘的中环彩蛋闪烁着五彩缤纷的灯光，令妹妹兴奋不已。姐妹俩在繁华的淞沪路旁边聊边招呼出租车，但正逢周末夜晚，淞沪路边等待打车的人太多了，两个人在路边等了十多分钟也没有等到出租车，无奈之下最后决定还是自己开车回家。反正有导航，应该问题不大。

阿燕开车驶出万达的地下停车库，路线应该是右转走国宾路，再右转到政通路，然后折到淞沪路，过五角场大转盘后从翔殷路一直开，上中环就可以顺利回家。当天晚上，当阿燕走到政通路、淞沪路口时，右转车道突然变成最靠边的一条道，她没有提前发现车道变化，快到路口时才发现自己行驶在直行车道上无法右转，正好前方又赶上绿灯，后面都是直行的车辆，害怕堵着别人的道，没有办法，只能顺着政通路继续直行。

导航里不断传来"淞沪路请右转"的提示音。阿燕老公是天津人，平常工作很忙，加班多压力大，闲暇之余喜欢听相声解乏减压，久而久之阿燕居然也喜欢上了听相声，在若干次陪同老公一起听相声后，阿燕也成了郭德纲的忠实粉丝，他们有一个统一的外号叫"钢丝"。有一次，俩人休假特意去了一趟北京，并提前好几个月预定了德云社的相声票，现场听了回老郭和相声皇后于大妈的相声，实实在在过了一回瘾。家里有许多郭德纲的元素和痕迹，连导航声音都选用的是郭德纲。

车过了淞沪路口一直往前开，郭德纲提醒她到国和路右转，然后顺着国和路开到翔殷路左转，开上往浦东的中环上匝道就可以顺利回家了。当天的车流量不少，政通路有些堵车，不过对于初级女司机来说，堵车有时候反而是好事，可以安安心心慢慢开，尤其有助于行车安全。从淞沪路到国和路，速度很慢，阿燕大约走了八分钟，到了国和路口顺利右转，但此时国和路、政通路路口有大量车顺着国和路往南开。

国和路上的中环上匝道，车流量向来比较大，政通路右转过来的车辆如果赶上国和路南北方向绿灯的话，很难及时转换到直行通往翔殷路的车道，会被直行车辆裹挟着往中环上匝道行驶。一般有经验的司机，右转之后都会暂停一下，观察直行车辆情况，等待合适时机再右转。但是阿燕这位新手，显然没有经验，她看到可以右转就放松下来，一刻也没有等待，待其右转后才发现只能往前走，根本无法变道。她只能放慢速度，一点点往前腾挪，后面的司机既不肯等待也不肯让她，车行速度都很快，好几次从她车旁一闪而过，还差点剐蹭到，有些脾气大一点的司机还抱怨式地使劲鸣喇叭，向她表达不满，吓得她赶紧打方向盘，妹妹在副驾驶位置看得心惊肉跳，时不时地一惊一乍，令她压力更大，吓得她好几次感觉双手都快握不住方向盘了。

好不容易蹭到中环上匝道时，阿燕已经差不多快变换车道成功了，心里还在暗自庆幸马上就可以捱过这个难堪的时刻了。忽然，后面一辆直行车辆可能为了赶时间，使劲摁喇叭，闪着大灯往前奔去，阿燕顿时显得六神无主，右侧就驶上中环，与回家之路南辕北辙，左侧有车辆无法变道，突然之间她的思维停滞，意识短路，不知所措，既不变道也不踩刹车，只是茫然地开着车直接向中环匝道口左侧水泥墩冲了过去，车瞬间就侧翻在中环旁边左侧的直道上，翻转后的车身没有停住，继续向前滑行了十来米。

因为是周末，政通路、国和路路口以及翔殷路、国和路口都有交警执勤，车辆翻转的巨大声响提醒他们迅速赶到现场，并紧急呼叫119和120。救援是及时而且迅速的，他们联手把姐妹俩从车里救了出来，阿燕受到强大的冲击力，头颅有撞伤，上肢有不同程度骨折，呼之不应处于昏迷之中，而妹妹救出来时心跳呼吸都没有了，急救人员现场给予胸外按压等措施，仍然无力回天。当天车祸发生时，作为新司机的阿燕，牢记学车师傅教诲，上车系了安全带，而妹妹上车后光顾着与姐姐聊天和欣赏美景，全然忘记了安全带这个弦。一根安全带，让姐妹俩顷刻间阴阳两隔。

五年前的上海，对于副驾驶佩戴安全带并未有强制性要求，戴与不戴似乎全凭自觉，因此导致许多不幸的发生。每一个安全规章与措施的制定，都是一次次意外和血泪教训的深刻总结，因此，牢记并践行良好的行车习惯和乘车习惯，不仅可以保护他人，也可以保护自己。试想一下，如果当时阿燕边上和后面的司机能有一点礼让他人的品德，那么阿燕的这一次事故是完全可以避免的。

三、急　救

虽然阿燕妹妹当时就失去了年轻的生命，但是急救人员出于人道主义也好，抱着最后一线希望也罢，将姐妹俩一起送到了医院急诊室。对于他们来说，这是非常正确的操作，不放弃每一次可能的希望和机会是急救人员的必备素质。

姐妹俩被送到急诊时，我还在手术台上。当天有一台很复杂、很麻烦的急诊手术，做得我相当伤神疲惫。手术从下午 3 点开始，一直持续到晚上 9 点才开始收尾。听到急诊有病人需要抢救，我赶紧嘱咐小曹先去组织一下，我处理完手术台上的病人随后就赶过去。一刻钟后，等我到达抢救室时，小曹已经了解了全部情况，汇报说年轻伤者送来时就已经不行了，没有心跳和呼吸，做了很多努力却没有任何效果；另一个伤者有脑外伤合并上肢多处骨折、失血性休克。另外他提供了一个非常关键的信息，阿燕的 B 超显示已有三个月身孕。一听我脑袋"嗡"的就响了起来，大人小孩，压力太大了，弄不好就是"一尸两命"啊，但即使再努力，胎儿估计也很难保住。经过紧急插管、输血、输液，情况有所缓解，脑外科会诊后决定等血压平稳后抓紧做一个头颅 CT。

　　阿燕老公接到消息后马上赶过来了，看着抢救室里的两个亲人，天津小伙子泣不成声，一个是至亲的老婆，一个是老婆的亲妹妹，此刻都无人回应他。他完全失去了方向，不知道该如何让自己冷静，又如何去跟岳父母报告这个突如其来的可怕消息。他痛哭着、颤抖着，拨通了岳父的电话，他没敢把实情全部告知，只是说两个女儿出车祸了，正在医院抢救，请他们抓紧时间赶过来，他甚至能够听到电话另一端岳父当即情绪失控、心碎流泪的声音。小姨子已经没有生命体征了，但是他不敢也无权力让抢救暂停，他的夫人、他未来孩子的妈妈，此刻生死未卜，他心乱如麻。岳父母接到电话后，跟他交代说，他们立即出发，请他一定尽全力拯救他们的两个女儿。

　　失血性休克稍有缓解，医护人员齐心协力将阿燕送到 CT 室做了一个头颅 CT。结果显示颅底骨折合并少量出血，脑外科专家认为不需要手术治疗，但是必须严密观察。跟阿燕老公做了病危告知并且向他下达了病危通知书，再三强调一旦情况恶化，随时可能急诊开颅手术。阿燕老公脑子一片空白，机械地点头签字，满脸都是痛苦的泪水，他根本不能接受这个现实，两个多小时前，他们还是幸福的一家人，吃着美味的晚餐，甚至开玩笑说等小孩读幼儿园，就去美国找小姨玩，而现在，抢救室两张病床上，夫人危在旦夕，小姨子魂归他乡，一切美丽幻想都已经灰飞烟灭。

　　由于阿燕老公坚持要等到岳父母到来才能决定小姨子的抢救是否终止，我们只能暂时将她放在一边维持，其实也希望给她父母一次跟她告别的机会。做完头颅 CT 之后我们直接将阿燕转入重症监护病房，继续进行全方位的监测。到达监护室的阿燕病情渐趋平稳，暂时没有生命危险了。在将阿燕送到监护室安顿妥当后，我接到多年好友阿斌打来的电话，他跟我说阿燕是他现在的同事，为人友善，乐观正直，工作努力认真，是一个非常好的人，希望我们能够尽全力拯救她的生命。其实对医生来说，不论是否有人打招呼，凭多年的职业素养，他们都会竭尽全力去拯救每一条生命，只是未必每一次努力都能够有幸运相伴。如果说阿斌的招呼能够影响什么的话，那么唯一不同的就是因为阿斌的关系，后来阿燕与我多了几分熟悉，才会跟我讲许多关于她和她家人以及妹妹背后的这些故事。

凌晨1点不到，阿燕父母终于赶到了急诊室。阿燕母亲的身体一直在发抖，看起来极度虚弱，几乎无法站稳，许是极度悲伤所致，我赶紧让她坐到办公室的椅子上。当我告知他们，他们的小女儿在车祸发生当时就已经不治的情况时，阿燕母亲终于放声痛哭出来，极度的凄惨、极度的哀伤，其悲痛无法用语言形容。告知完小女儿情况，我又将阿燕目前的伤情做了详细通报，强调她还处于危险期，虽然暂时没有生命危险，但是病情千变万化，不能掉以轻心，最严重结果就是大人和小孩都保不住。跟两位老人做完抢救谈话记录后，我就留下他们和女婿继续处理后续工作。

阿燕父亲是一个成功的企业家，更是一位坚强的男人，谈话过程中始终紧紧握住妻子的手，希望能给妻子尽可能的支撑。强忍痛失爱女的巨大打击，他办完一切相关手续，直至将爱女送到了太平间。而后二位老人又强忍悲痛，走到监护室门外，希望能够看望一下阿燕。值班医生告诉他们，目前不能探视，让他们先行回去休息。据阿燕老公后来说，他们三个人都没有回去，直接在监护室门口连成一排坐在地上，互相之间没有说一句话，每个人的心中都有不同的思绪在翻腾，能够肯定的一点就是，那一夜所经历的每一分每一秒，甚至每一次呼吸，对他们三人来说，都带着沉痛和哀伤，让他们时不时都会有一种强烈的窒息感。

第二天早上，我去监护室查房时，走到门口看到阿燕父母那浮肿、发红的双眼，持续流泪、一夜未眠与极度悲伤摧残着他们，两个老人撑到现在没有崩溃已经是奇迹了，是需要何等坚强的内心。看过阿燕后，我跟他们报告了一个相对积极的消息，阿燕全身情况尤其是颅脑损伤在好转，没有继续恶化，生命危险在渐渐远离他们的女儿。两个老人听后，脸部紧绷的肌肉略微放松了一点，他们已经失去一个女儿了，不能再失去另一个。

阿燕老公听后长舒了一口气，默默地站在一旁，一句话也没说。对他来说，暂时的好消息至少可以让他紧张的神经暂时地缓一缓。

精湛的危重急救技术、丰富的抢救经验加上阿燕相对不错的年轻体质，在医护人员齐心协力救护下，半个月后阿燕奇迹般苏醒了。在等待的时间里，阿燕老公和父母铁定是度日如年，闻讯后他们相拥喜极而泣，过去半个月的时光，对他们来说数着每一分每一秒，他们经受了人生的至暗时刻，对他们来说，阿燕的苏醒是半个月来最好的消息。

四、远　走

阿燕苏醒后，对她来说，只是万里长征走完第一步。她醒来后第一件事，马上着急询问妹妹的情况。为了有利于病情恢复，我们与她父母以及老公一致决定对她隐瞒妹妹的死讯，对于一切都还未知的阿燕，越少干扰越好。我跟她说她妹妹有几处皮肤损伤，正在整形外科做手术恢复，没有办法让她们相见。她隐约有些感觉，却又默不作声。我们在确认各项指标安全后，将她转到普通病房，胎儿、骨折，对她来说，接下来要面对的境况可能更加残酷。阿斌跟同事到病房来探望过，我陪同他们一起跟阿燕进行了沟通，就此相识。

对阿燕来说，面临的第一道坎，就是腹中孩子问题。妇产科专家会诊后认为，胎儿刚刚三个月，处于生长发育关键期，抢救期间使用过各类药物，加上车祸巨大的创伤，对胎儿影响相当巨大，为了避免后期发育畸形和智力障碍，妇产科专家建议做流产手术。阿燕根本无法接受，车祸带来的伤痛没有让她流泪，但是即将失去孩子让她泣不成声。她恳请医生能不能想办法帮她保全孩子，吃多少苦她都愿意，毕竟是她第一次做母亲，三个多月来日思夜想盼着孩子的降生，夫妻俩甚至根据孩子不同性别想好了不同的姓名，现在却告诉她这些都将失去了，这如何让她接受得了？

阿燕老公是一个很不错的男人，跟他多次交流后，我对他印象相当好。

他接受过非常良好的教育，憨厚老实，有思想、有担当，作为一个孤身到上海读书、工作、成家的新上海人，他拼尽一切努力在维系着自己虽然清贫却很幸福的家，即使他的岳父是亿万富翁，他们仍坚持用自己的双手创造自己的幸福。他耐心听完医生的专业分析，非常理解医生的建议，情感与理智是许多人无法迈过去的坎，他在情感上虽然跟夫人一样无法接受，但理智告诉他如何选择是正确的。他努力说服自己勇敢去面对，积极配合医生劝说阿燕接受现实，一意孤行生下孩子的风险是相当巨大的，孩子这一次失去了将来可以再生育，万一生下来的是一个身体畸形或者智力障碍的小孩，如何对得起他的一生呢？阿燕终究是一个受过良好教育的新时代女性，她听从爱人的耐心劝说，接受了医生给她的建议，做了流产手术。

妥善解决好胎儿问题，对于我们放手处理阿燕身上的骨折，至关重要。摆在阿燕面前的上肢骨折有三处，右侧肱骨髁部粉碎性骨折合并右尺骨鹰嘴粉碎骨折，左侧肱骨近端三分之一粉碎性骨折合并肱骨头骨折。双侧骨折都很复杂，手术时间基本上在五个小时以上。考虑到阿燕身体尚处于恢复期，我决定将手术分成两次，间隔一周左右时间来完成。原因很简单，她颅内骨折虽然稳定，但是如果手术时间太长，再引发危险的可能性很大，希望用最小代价达成最好的结果。手术前，我跟阿燕以及她的父母和老公谈话，手术方面的策略和可能的并发症，他们都没有任何疑义，谈话结束前，阿燕问了一句话："医生，能否告诉我，我妹妹现在情况怎么样了？我很想她，能让她来看看我呀！"我看着病床上的阿燕，静静对她说："你先别想太多，当务之急把身上的病治好，出院了想看妹妹才有机会。"听完我的话，她立马沉默不语，而父母也赶紧安慰她，让她放宽心好好治疗。

阿燕身上的三处骨折，按照预定的手术方案，通过两次手术为她一一完成，治疗组十分细心地为她实施每一个处理，希望能够让这个可怜的女孩尽可能恢复正常，让她未来有能力去抵抗暴风雨的洗礼。两次手术期间包括手术后，她没有再跟我提起任何关于她妹妹的话题。"其实问过两次之后，你们始终不肯告诉我妹妹的情况，我已经大致猜到事实真相了，我不是个傻子，也了解世界上有一种叫作善意的谎言，没有说透是因为不想让大家在尽全力救治我的时候，还要为我操心。手术之后的每一个日日夜夜，我都是从关于妹妹的噩梦中醒来，独自垂泪。"阿燕是个聪明的女性，对自己身边所发生的一切，心如明镜。

在确认了阿燕术后恢复的情况后，她顺利出院，回家疗养。回家后第一件事当然是确认了妹妹的离世，令她内心备受折磨与摧残，而父母对她的态度似乎也慢慢在变化。每个月阿燕都会如期来复查，看得出心情一直很消沉。生活对她太残酷了，妹妹和孩子，在一瞬间都离她而去了，她根本无法原谅自己。她经常选择周二下午特需门诊时候来，每次拍完片子、看完伤情，她都会絮絮叨叨说个没完，好几次都聊到快下班。身为一名医者，很多病人身体上的伤病好治，心理上的创伤难疗，但每次我都尽自己所能帮她一起分析，鼓励她勇敢去面对，希望她能够早点走出自己的心理阴影。半年后再一次复查，确认她身体全面康复，我建议她可以去上班了，毕竟重返工作岗位，回到熟悉的同事中间，能够有助于她心理创伤的愈合与重塑。也许是即将重返工作岗位的喜悦，阿燕看起来乐观了许多，还跟我说有机会喊阿斌一起聚聚。此后她就从门诊暂时消失了。

一年后，好久不见的阿燕突然打电话给我，希望我能够为她去掉体内的钢钉和钢板。对医生来说，骨折愈合后去掉钢板是很常规的工作，我满口应承下来并很快安排她入院。手术很简单，我亲自为她取出了内固定，一切恢复很快。临出院时，她到我办公室来道别，我嘱咐她以后要当心，开车千万注意安全，还开玩笑说宁停三分不争一秒。她犹豫了一会后跟我说，她来跟我道是可能很久甚至一辈子都见不到了，她特别感谢我们对她的精心治疗，她和爱人已经办理了移民手续，将去欧洲某个小国定居。我听后十分诧异，因为此前她从未提及这样的决定。我对她说，你这样离开的话，父母一定会很担心的。阿燕说妹妹离开的这一年里，父母始终无法原谅她，一直活在痛苦的纠结中，好的时候对她关爱如常，不好的时候总责怪她，咒骂她有意害死妹妹，为的将来想要独霸家里的家产，是一个狠毒的姐姐，毫无情意可言。

"不要说我爸爸妈妈，就是我自己，始终都无法迈过这道坎。留在上海的每一时，或者回到老家的每一刻，处处都有妹妹的影子在跟着我。我每一次闭眼，都能看到妹妹在对我哭对我喊，都能看到我的孩子在喊妈妈，没有一个夜晚能够睡安稳。每一次跟父母在一起，他们总会说是我害死妹妹的，对我极尽各种辱骂，家族里的人也对我指指点点，没有人相信我，让我生不如死。医生，您知道吗？每当面对父母的时候，我都特别难过，我甚至都特别希望死掉的那个人是我。"阿燕轻轻说道。好在老公对她很好，始终坚定地站在她身边支持她、鼓励她，才让她没有走到轻生那一步。

我不知道该如何去劝说她，对阿燕和她父母来说，他们都有非常严重而明显的创伤后心理、情绪障碍，始终得不到合适的宣泄和释放。对他们一家人来说，有形的伤口貌似已经愈合了，但是无形的心灵创伤，没有一种灵丹妙药可以治愈。隐形的伤痕不知道何时才能愈合，大多数只能寄希望于时间，而有些人甚至终其一生都未必能如愿。

道别之后阿燕就出院了，从此消失得无影踪。多年之后，我收到了一张来自挪威的明信片，上面有一张合影，是阿燕和她老公，笑容满面，老公怀里抱着一个小孩，快乐地在向前方招手……

初稿：2020-03-07 周六 22:25
修改：2020-03-08 周日 14:08
校对：2020-03-09 周一 09:58

微粒、尘埃与星光

即使卑微如尘埃，也有照亮天际的闪耀时刻。

——迦钰小语

一、拾 荒 女

2005 年 2 月，我在做住院总医生，天天忙得昏天黑地，即使春节假期也没有休息时间。其实不只是当住院总医生时没有假期，只要是创伤医生，一旦选择入这行，从此假期是路人。印象中从 2000 年 1 月下临床至今，基本上每年大年三十或者大年初一都是我值班。即使是刚过去的 2020 年春节，我依然是除夕和初四值班。过去二十年，印象中我从来没有回福建老家陪父母吃过一顿年夜饭。

元宵节刚过，正月十六晚上 8 点多，急诊室送来一个特殊病人。此时我和张博士正在协理办吃东西。因为晚上要加班开刀，有个开放伤患者在办理住院手续，乐观估计接进手术室时差不多 11 点左右，我们就趁这个空隙抓紧补充点能量。现在很多人都说因为工作压力而长胖是一种"过劳肥"，但对许多医生来说，还有一种肥胖叫"加班肥"。当年我做住院总医生时半年内能胖二十斤，是因为经常要吃夜宵补充能量，才能时刻保持更好的状态。

　　不久，张博士接到呼机叫，回了个电话就跑急诊去了。五分钟不到，他就给我打电话了。他说急诊有个车祸伤患者非常危急，请我去抢救。一听有危重患者，我把刚吃进嘴里滚烫的元宵重新吐回碗里，三步并作两步撒腿就往急诊室跑。老急诊室抢救室就在骨科诊室边上，急诊室大门朝西开，一进大门马上右转，过了一段走廊朝右一拐就到了，骨科诊室对面是口腔和皮肤急诊室，这两科室的急诊医生晚上基本都可以回病房睡觉，骨科急诊医生则比较苦逼，经常只能下半夜躺在检查床上应付一下。我跑进抢救室，看到抢救床上躺着一个穿着破破烂烂的中年女子，看不清年龄，血压 80/40 mmHg 失血性休克。我来不及多问，让护士在原来一路通道上再开一路通道增加补液，并交代张博士赶紧备血，告知护士通知麻醉科二线来急诊插管。

　　120 急救医生还在，我边指挥抢救边询问病人情况，他们说这个病人是接到警察电话过去的。在共青森林公园北边有一条小马路，通向一个海鲜市场，晚上很黑没有路灯，有个卖海鲜的收摊回家路过，看到垃圾堆里面躺着一个人，微弱喘息声夹杂着呻吟声，便赶紧报警。警察到了现场后发现在场没有人知道她是怎么受伤的，应该是被车撞倒后车逃逸了。那个路段没有监控，或者说那个时候监控很少，尤其是在这种偏僻小马路。警察一看找不到肇事者，只好呼叫 120 把伤者送到了医院。

　　120 医生提供完如上信息就走了，还有病人需要他们去接送。抢救室护士问我病人名字怎么写，我说就写无名氏吧。病人送到时候已经昏迷，高度怀疑有颅脑损伤和骨盆损伤，头部有撞击伤，骨盆部位有血肿和开放伤口。张博士填好单子后，我交代护士赶紧去备血，正常情况下的备血手续需要家属去输血科办理，但显然一时半会找不到也等不到无名氏的家属了，本着救命第一的原则，只能由医护人员亲自去跑。当天值班的小姑娘不多一会就办好全部用血手续。此处有必要再啰嗦几句，现在急诊抢救手段比起十五年前要进步不少，很多抢救室都会常规备血以保证紧急情况下救命，但当年没有这么好条件。办好用血手续后又遇到一个问题，没有家属去交钱。用血要有人担保，小护士问我谁担保，我毫不犹豫说我担保，然后让小护士打电话划血，同时交代张博士跑步前进，立刻去取血。

在张博士跑步去取血时，麻醉科二线已经给拾荒女插上管开始了生命支持，这无疑为我们争取了不少时间。拾荒女失血性休克的主要原因是骨盆骨折后出血导致的，当时急诊没有条件做外固定支架固定术，床单加压包扎成为临时而有效手段，待麻醉科医生插上管后我请脑外科会诊兄弟帮忙，交代护士拿来两床床单，从病人骨盆身下穿过去，然后在侧面交叉打上几个扣，果然我发现床单包扎后，拾荒女的血压有稳住迹象。这时跑步健将正好取血回来，输血科说暂时只能先给 1 200 毫升全血、800 毫升血浆。非常时刻能给这么多已经相当不错，我让护士赶紧比对信息尽快输血。

血是人的生命源泉，跟呼吸一样掌控着人的生死命脉。当全血顺着输液管道一点一滴进入拾荒女的体内，我依稀可以看到一个个担负着救治任务的小兵，迅速攻占各个主要路口，架起她的生命之桥。随着 2 000 毫升血输入体内，她的血压暂时停止了波动，虽没有再往下降但仍然处于严重休克状态。之前跟脑外科协理、麻醉二线认真而又自信地会诊了一下，感觉她的生命垂危，颅内情况应该相当严重，抢救回来的可能性百分之一都不到，但是为了这百分之一我们必须拼尽全力。很多时候，我们都会遇到这样没有家属没有钱而又需要紧急抢救的伤员，对他们来说时间就是生命。外界经常说没有钱医院不给治，也许某些地方存在这种现象，至少在我从医这么多年，碰上急诊救命时，没有人会去探讨钱的事情。

我抬头看了一下抢救室墙上的钟，时间指向晚上 10 点半，张博士问我怎么办，开放伤病人还做不做？我问他准备工作做得如何了，他说还有一个小时可以开始手术，我说那就推迟到 12 点之后开始吧，我要再观察一下拾荒女情况。忙乎了两个多小时，输血间隙我才有时间观察一下她。身上衣衫褴褛，脸上黑乎乎、脏兮兮，也许是岁月和生活双重磨砺，看起来应该 50 岁左右，当然也许三十多也说不准，双手布满老茧和黑色泥巴，刚才她应该是在垃圾堆里扒拉，寻找一些可换取零钱的东西。我不知道她是否有家人比如老公或者孩子。黑色的衣服、黑漆漆的夜色、黑乎乎的垃圾堆，许是某个司机路过此地不小心撞上了她，观察前后无目击者也无监控，就趁着夜色逃跑了。她是谁？来自何方？住在哪里？这些问题似乎永远都不会有答案。在我沉思时候，抢救室护士喊了一声："不好了，血压又掉了！"

麻醉医生努力尽力维持血压，张博士再去周旋取血，血压一直不平稳，始终不敢搬动病人去做检查，威胁她生命的不外乎两大致命伤：颅内损伤和骨盆出血，骨盆暂时没有更近一步手段可以做。我嘱咐脑外科医生抓紧处理颅内问题，其实我知道他也没招。他又检查了一遍瞳孔，判断情况不妙，估计是颅内出血引起急性脑水肿，搞不好已经发生脑疝，脑外科协理一说脑疝我就知道希望微乎其微了。她的生命体征急速下降，张博士取来的血输上后也没有明显改善，麻醉医生赶紧用上救命三联也无济于事，接着我们几个轮流进行胸外按压，累得气喘吁吁，根本毫无希望，我们心存一线期盼，希望有家属立即过来认领她，舍不得就这样宣布抢救结束，商量后决定给她使用自动胸外按压仪，按压仪的声音特别响，一下、一下、一下……敲击着她的胸口。12 点，我离开急诊后走到了老病房楼下时，还能隐隐约约听到按压仪敲打的声音。我问张博士有没有听到，他故意驻足认真听了一下，笑笑说，师兄，你幻听了。

当天凌晨，带着抢救拾荒女的诸多疲惫，我坚持做完开放伤患者手术，交代张博士关好伤口送病人，就在手术间门外靠着墙进入了梦乡。在梦里感觉自己化身为三头六臂，一个手指轻轻一点拾荒女就复活了……当我从甜蜜梦里醒来时睁眼一看，天已大亮，病人也早送走了。我身上盖了一块厚厚的毯子，张博士居然没有叫醒我。早上 8 点多交完班，查完房后，我带着张博士又去了一趟急诊室，在跟警察确认没有任何人报案或者认领之后，我们无奈宣布了拾荒女抢救结束，将她推去了太平间。

她如同一颗微尘般随风而去了，自始至终我没有听过她说一句话，送往太平间后姓名一栏填着无名氏。无从知晓她从哪里来，家住何方，是否还有亲人，她也不会知道在她离开这个世界的最后一个夜晚，有一群素昧平生的人为了挽救她的生命在奋力拼搏，即使最终她依然如断线风筝般从我们视线中消失得无影无踪，也不代表这群人的努力完全白费了。生命之火会熄灭，希望之光永存。个人的努力再微小，但能够为了他人的希望拼尽全力，人性光辉终会照耀她生命最后旅程。而我在不经意间，脑海里经常会不断回放拾荒女胸口上的按压仪，声音还是那么清脆：嗒、嗒、嗒……

二、公园保安老方

老方，56岁，上海本地人，在东北角某大公园做保安，妻子在白城路菜市场摆摊卖菜，儿子大学刚毕业没有找到工作，天天待家里看电视、打游戏，生活很颓废。老方原来在工厂干过，都是重体力活，年轻时还能忍受，过了40岁就越干越吃力，索性在45岁时找个理由就申请病退。单位也乐于接受，本来活就不多，多养个人是负担，二话不说就批准。老方病退回家后觉得总要找个事情做做，正好有个亲戚在公园里做管理层，就把他招进去做保安。

老方所在的公园非常大，周一到周五客流量不大，一到周末节假日，往往人流如织。单位对他们还不错，一周有一天休息时间，只要避开周末就可以。老方的活不复杂，主要负责公园南门入口以及周边一带管理。每天傍晚5点开始，在南门一带负责巡逻提醒游客从公园离开，晚上6点公园正式关门。领导担心有些游客因为逛到比较偏僻的地方，来不及赶在正式关门前离开，因此老方所在的南门要晚一个小时下班。听说之前曾出过事情，一对大学生恋人，到了公园下班时间后还没有及时离开，下班后管理员就锁门离开了。两个大学生待到八九点，一看没法出去，就想从南门爬出去。小伙子没有问题，小姑娘爬门时一不小心摔下来，导致双侧小腿粉碎性骨折。小姑娘家请了好几个律师硬是把公园告赢了，赔了好多钱。

老方在这个公园干保安，日子还是非常舒适的，一晃十年过去了，收入中等，不过他还相对满意，毕竟在公园当保安，环境好、空气好，心情自然也不错。老方爱人卖菜比较辛苦，一般要到晚上 8 点多钟才会收工。老方心疼爱人，每天 7 点下班都会匆匆忙忙赶回去烧饭。从公园到老方家里要路过一个铁路道口，火车很少，一般每周会有三到四次运送货物。每次有火车经过时，道口管理员就会把路拦起来。大部分时间都是晚上 7 点半过火车，管理员 7 点 20 分左右提前封路，老方对这些道口管理员很有意见，觉得他们提前那么多时间封路，会对自己的下班出行造成不便。不过老方跟这些道口管理员都很熟悉，他们对老方的抱怨一般也就笑笑不搭茬。一般来说，铁路道口封路时间前后 20～30 分钟，根据火车通行时间而定，有长有短，并不是很固定。

以前老方上下班都是骑小电驴，当保安时间久了，活动量不是特别大，血糖有些高，听邻居说走路有助于降血糖。于是几年前老方开始走路上下班，单程二十分钟左右，早上 6 点 50 分出门，7 点 10 分左右到单位。回来也是如此，晚上 7 点准时从公园南门出发、7 点一刻路过道口、7 点 20 分到家，开始准备晚餐，基本上 8 点多一家人可以坐在一起吃晚餐，菜都是老婆中午趁买菜人少时插空送回家的。

老方每天把各种时间掐得很精确，一旦哪个事情有耽搁，兴许就赶不上烧晚饭，老婆收摊回家就没饭吃，尤其那个不争气的儿子，晚饭稍微吃得晚一点就一副臭脸，边吃边唠叨。8 月的一个周六晚上，老方跟往常一样 7 点锁门准备回家，就在这时走来两个小伙子，感觉刚吃过晚饭喝了一点酒，走到老方面前说想进去转转。老方说下班了，一个小伙子很不客气骂了一句：老东西，进去转转怎么啦？老方很生气，回了一句：小赤佬，下班了就是不行。小伙子一听老方骂他，冲上去揪住老方的衣服就要打他，幸亏另一个小伙子还算清醒，把喝多的同伴拉走，边拉边跟老方道歉，连说对不起。一来一去耽搁了四五分钟，老方急急忙忙往家里赶，一路要经过四个红绿灯，由于担心路上碰到火车，老方有意加快了步伐。要说也真邪门，当天老方每到一个路口都碰上红灯，往常觉得红绿灯时间挺正常，那个晚上老方觉得每个路口红灯时间都特别长。"有好几次我都想闯红灯了。"老方说。

路上儿子打来电话问老方到哪里了，老方这几天本来就不高兴，骂过儿子好几回了，大学毕业好几个月，同学都早去上班了，他倒好天天在家混吃混喝。他觉得这个儿子是被他老婆惯坏了，从小娇生惯养，夫妻俩总觉得自己条件差，要把最好的给儿子。谁想到越惯越不成器，高中毕业时勉勉强强考了个三本学校，没怎么正经读书，毕业后情愿在家待着也不愿出去工作。老方接到儿子电话，又扯开嗓子骂开了，叫他没事帮家里烧烧饭、干干活，别整天活得像寄生虫。老方儿子电话里估计也没啥好态度，接完电话老方更心塞了，看看时间差不多道口该封闭了，他就更慌了。

火急火燎的老方想着到道口一堵就是二十多分钟，到家烧饭来不及了，儿子摆臭脸不说，老婆下班也没口热饭吃。怎么办？老方突然想到道口往前不远处有个小缺口，平常看到有人爬过，应该可以节省不少时间。老方想到这里马上就拿定了主意。他快速拐进一条小胡同，走到底左转，立马就来到了那个小缺口，此时是 7 点 20 分，道口已经封闭了，老方一步跨上那个缺口，一把拉住一根铁栅栏，这个位置应该是被人为拗断的，接着他使劲穿过了缺口。就在这一刹那，老方远远看到了火车的灯光，他庆幸自己的临时变通，晚上应该啥都不会耽误了。老方快速往铁轨对侧跑过去，一边想着家里的事情，一边还在生气刚刚两个小赤佬耽误他的时间。当然，他有些高估自己的跑步速度，他觉得自己这几年天天走路身体很好，谁知就在他跨越铁轨时，电话铃声再次响起，略作迟疑，火车飞快地从他身后驶过，老方惨叫一声就晕死过去。

老方醒来时，已经被送到医院急诊了。当时晚上 8 点左右，躺在抢救室的老方，因为疼痛数次晕厥过去。曹医生第一时间看到老方时，他左侧肢体从小腿中下三分之一以下全部被包裹着，血压很低，有明显失血性休克表现。他没有检查伤口，先给老方下肢绑上一个止血带，安排马上备血、输液，一切有条不紊，训练有素。干完这些他立即打电话跟我报告，说实话，起初曹医生跟我报告情况的时候，我以为是卧轨企图自杀的人，否则按照常理，不大可能有人冒险去穿越铁轨。

等我赶到急诊跑进抢救室看到老方时，他的血压已经基本平稳了。曹医生跟家属了解清楚了情况。铁道口工作人员首先发现有人偷偷穿越铁轨，发出预警给列车驾驶员，但是因为距离太近，列车驾驶员虽然已经开始制动，却还是轧上了老方。他的左小腿中部被碾压得稀巴烂，120 急救人员没有办法区分组织，只好用纱布将左小腿裹在了一起。我感觉应该已经完全离断了，但必须要有影像学资料。就嘱咐推一个床旁拍片机来，直接在抢救室给老方拍片子。片子很明显，左小腿中下三分之一已经被压烂离断了，没有太多保的价值，我走到门外跟他老婆和孩子交代病情，他老婆静静听着泪水不断往下流，至于他儿子嘴里不断高喊，要求医生保他爸爸的腿。我说没有条件保，他说是不是你没本事，找你们医院最好的医生来，不行找全上海最好的医生来，给他爸爸保腿，多少钱他们都可以出。

我当时并不清楚老方儿子的底细，甚至有些佩服他这个儿子对老爸的孝心，愿意为了爸爸如此用心。那个晚上我们花费了相当多精力给小方做思想工作。他在急诊大吵大闹，坚决要求给老方保腿，否则不允许妈妈签字手术。我当时只是把他当作一个儿子对父亲浓烈的爱，为老方有这样的好儿子而高兴，还感慨遇到的众多家属里，这孩子是最有孝心的。当然感情不能代替理智和科学，治疗也不可能因为他的吵闹就会有转机。老方伤腿还在流血，越快越早手术对他越好，小方一直阻拦，导致手术迟迟无法开始准备。我有些担心这样下去会威胁老方生命。老方弟弟知道消息后也赶过来了，我们好说歹说终于一起说服了小方，在老方弟弟力主之下，老方老婆终于签了字。当时我如释重负，并为这一家人的团结友爱深深感动。

说实话，虽然当时老方老婆在截肢手术确认单上签了字，但我还是抱着一丝想法，万一术中存在一点希望，我都要努力为老方保腿。只是他的腿被轧得实在太厉害了，我必须根据术中具体情况再来决定。由于是严重毁损伤，手术室启动绿色通道，老方很快被接进手术室。打完麻醉后打开包裹着的纱布,第一次看到老方被轧过的腿,如同我之前所说的"肉糜"一堆,而且这里面还混着老方的鞋子和袜子,污染非常严重。我原来还抱着一丝要保腿的希望,看到伤腿之后彻底打消了念头。残端修整对我们来说变得非常简单,为了给老方留尽可能长的肢体,我们花了很多心思,并为他未来穿假肢位置和长度进行了充分考量。手术很快就结束了,老方安全返回了病房。

后面的康复训练老方很配合,也很给力,他唯一的念头就是要尽快穿上假肢自己行走,尽快重返工作岗位。非常可喜的是,半年后他就做到了,公园并没有开除他,依然给他保留着岗位。复查过程中,老方跟我越来越熟悉,一来二去渐渐成为朋友。有一次我特意跟他说,那个晚上小方坚决要我们给你保腿,死活不肯签字,差点要了你的命。你儿子真不错。老方听后笑了笑,一脸平静地说,他在全力穿越铁轨时,打进来的那个电话,就是小方打的。之后就沉默不语了。

小方,自从那个晚上大闹过急诊之后,我再也没有见到过他,包括他父亲之后数次来我专家门诊复查时。

三、大学生小庄

小庄,男,20岁,河南安阳人,军工路某高校大一新生。小庄父母都是安阳本地人,父亲是中学老师,母亲是小学老师。小庄从小学到中学,全都在爸妈眼皮底下长大。小学阶段妈妈教了六年,中学阶段父亲教了三年,又看了他三年。一般人可能很难理解,整个读书阶段都在父母触目可见的范围内会是啥感受?小庄说别人放学回家是开心放松时刻,他放学回家基本上是学校生活的延续,有时候比在学校还要严格。在学校父母还要顾及其他学生,并没有把全部精力放在他身上,一回到家就不一样了,爸爸妈妈两个老师全部精力都倾注在他身上,此中压力非常人能够忍受,就好比你上学时候偶尔调皮老师批评几句,放学回家就没事了。但是对小庄而言，放学后的家里成了课堂的延续。

在这种环境中成长起来的小庄自我保护性很强，极度担心受伤害，心理特别敏感脆弱，时刻担心会遭受父母无休止的说教。父母望子成龙心切，恨不得他们俩没有实现的梦想都由小庄去实现。父母的严厉教育让小庄表面异常乖巧，学习成绩也非常好，但叛逆之心却暗自滋长。他心里已经做好准备，要好好学习，争取高考能考个好成绩，尽快离开父母，离开这个让他有些恐惧的家。小庄成绩本来一直不错，但心理素质一般，越临近高考压力越大。父母也不重视对他及时进行心理疏导，只是一味加压，从而使的成绩不断下滑。父母对他的期望从北大清华、985 高校、省部级重点慢慢滑落到能够考上大学就可以。嘴上虽然不说，但小庄明显感觉出父母的失望，这些情绪通过很多细节传递给了小庄。"那时候我就想，干脆死了算了，一了百了，不想读书了。"小庄跟我谈起高中生活时如是说道。

小庄最后还是"如愿"考上大学，这是他十九年人生中最令他欣喜的事情，但他没有在父母面前表露出任何的兴奋快乐之情。他最大的快乐在于，从此可以远离家乡，去一个没有父母管束的地方。因此在填写志愿时，他毫不犹豫地填上了一个离家非常遥远的上海三本学校。离开父母来到上海，他开心异常、兴奋异常，终于没有父母每天耳提面命的唠叨。他想起中学时代看过的那部片子《勇敢的心》，男主角面对着一群战士振臂高呼：Freedom！是啊，自由，多么美好的自由！

初尝自由滋味的小庄对自己要求很严格，父母长期管束对他还是有点影响的，他并没有完全像脱缰野马般脱离控制，而是认真做了大学四年的学习规划。他希望四年后可以继续深造，到上海其他更好的高校读研究生，以后就在上海工作。小庄把自己课程安排得很满，他不想虚度光阴，也不想跟宿舍其他同学那样翘课睡觉或去网吧打游戏。但由于长期生活在父母羽翼下，他的性格缺陷十分明显，遇事很容易生闷气，有时候即使宿舍同学随意开个跟他不相干的玩笑，他也能往自己身上联想，然后心里偷偷生闷气，好几天不说话。他不大懂得去排解自己心里烦闷，一味采用闷在心里自己消化的方式，积攒时间久了自然容易出问题。

不论如何，小庄的大学生活如愿开始了。虽然学习比较紧张，好在基本都能应对，最重要的是，他还谈恋爱了！小庄长得很帅，身高175厘米，体重125斤左右，皮肤白皙，面目清秀，温文尔雅，属于女孩子比较喜欢的类型，学习成绩又不错，偶尔来一点冷幽默。他的女朋友是淄博人，山东女孩性格比较粗线条，豪爽，属于敢爱敢恨类型的。对小庄来说这是他的初恋，因此特别珍惜。初尝爱情甜蜜的小庄，学习生活和恋爱生活两不误，每天都觉得活力四射，信心满满。他的女朋友性格开朗，很活跃，经常参加各种社团活动，但小庄对这些素来不感兴趣，每次女朋友喊他参加，都是不情不愿陪着去几次，过后就不再参加。他总是习惯于一个人拿着书本在教室或者图书馆学习，他总惦记着将来要考研，要留在上海工作，可不能虚度光阴啊。

可惜小庄的想法并不被他女朋友接受，在学习、社团活动、兴趣爱好这些方面，他们俩之间有着截然不同的观念和看法。后来小庄住院时，我们闲聊过程中他曾经给我展示过手机里淄博女孩的照片，长相算秀美，但体格明显比小庄健硕。我猜测这是因为小庄潜意识里还是希望找一个比自己更强势更开朗的女孩做女朋友吧。转眼间，期末考试结束，马上就要放假了，小庄计划跟女朋友去淄博玩，这样不仅可以避免回到安阳的家，还可以跟女朋友共度春节，顺便体验淄博的风土人情，这个假期应该会过得很有意义吧。当他正想跟女朋友商量这个计划时，女朋友却向他提出了分手，而且心意已决，无回头可能，因为她明确告诉他已经喜欢上了另一个上海男生，她过年不回山东，就在上海过年。

这个突如其来的消息对小庄来说不啻于是晴天霹雳，他女朋友压根没有给他任何一点时间缓冲。小庄很郁闷地回到宿舍，室友们都在谈论假期去哪玩，去哪吃什么好吃的。这些在小庄听来都是对他赤裸裸的讽刺，他一声不吭往床上一倒，拉过被子盖住了自己的头和身体。平常小庄跟大家的交流就很少，室友们见他这样子也没觉得有什么异常。闷在被子里的小庄左思右想，翻来覆去，觉得自己长得帅，成绩也不错，几乎没什么缺点，怎么就会被人踹了呢？他内心挣扎了一整晚，片刻都没睡着。

　　早上7点多，小庄从床上爬起来，走到四楼宿舍侧边的阳台上，毫不犹豫地纵身跳了下去。之后，他被120迅速送到了医院急诊，路上120很警觉，预先打电话到急诊通知我提前去候诊。我是在抢救室等待小庄到来的。他被送进抢救室时，口鼻满是血，双下肢开放性骨折，有两处骨头都戳在外面，他在抢救车上痛苦呻吟着。有很多从四楼摔下来的人当场就挂了，这在高处坠落伤中很常见，可见小庄从如此高的楼层跳下来，充分表明了他寻死的决心。这几年大学生跳楼自杀日渐增多，基本上每年都要遇到一两例。真心希望家长们在密切关注孩子学习成绩的同时，能够走进他们的内心世界，多做了解和沟通。

　　见到小庄之前，我一直担心他会不会有重度颅脑损伤，毕竟是从那么高的地方跳下来。不过他还算幸运，据陪同来的同学说小庄掉落的地方是一堆泥沙。那几天学校准备趁着寒假把底下花坛修整一下，小庄落下时，先掉在一堆泥沙上面，再翻滚到边上的水泥地，泥沙无形中卸去了许多力量。谢天谢地尤其感谢那堆泥沙，否则小庄的抢救将会非常棘手。排除掉颅脑损伤之后抓紧给他拍片，发现小庄最主要就是右上肢骨折、双下肢开放性骨折以及右侧股骨颈骨折。由于骨折部位较多，担心会有失血性休克，就抓紧给他备血、双通道输液，等取来血输上之后血压渐趋平稳。小庄身上所有的骨折里，我最担心的是右股骨颈骨折。因为其他骨折相对便于处理，而这个股骨颈骨折如果处理稍有不慎，很容易导致股骨头坏死。躺在病床上的小庄，此时一副事不关己的淡漠神情，我猜测他内心中还是有非常强烈的求死决心，这说明他内心一定有着难以解开的心结，而我则善于解心结！

　　由于小庄的骨折部位比较多，我们必须根据轻重缓急一步步来处理。最关键的当然是先调理身体状态，选择合适时间进行手术。小庄父母接到消息后，第一时间差点晕倒在家里，他们怎么也无法想象自己乖巧懂事的儿子，到上海读了半年书，眼见就要回家过年团聚了，怎么会突然跳楼了?! 他们对自己的多年教育很有信心，觉得如果小庄真是自杀跳楼了，将是对他们夫妻俩多年教育的莫大讽刺。现实不容他们有太多疑惑或自责，事实已经如此了，他们立即踏上开往上海的火车，带着满心担忧奔向儿子所在的医院。

在我跟小庄父母的交流过程中，我没有感受太多小庄所描述的那种父母给他营造的"白色恐怖"。我所接触的小庄父母如同天下大多数望子成龙的父母一样，谨小慎微，对孩子十分严厉，生怕孩子一不小心走了歪路。谈到过往对小庄的严格管束，他们陷入沉思之中。我不舍得过多批评小庄父母，他们本身也没有错，经过跟他们一家人的深度接触，我感觉问题可能更多源于小庄的性格缺陷和心理素质，以及长期和父母的交流匮乏。

当务之急是对小庄的治疗，这是他今后能否重新走上正轨的前提。我为小庄多发骨折制定了非常严密的手术方案，分阶段、分步骤逐一实施。除了给他开刀治病之外，还与他聊学习、生活、爱好等，让他逐渐打开心扉。随着交流的不断深入，我发现他其实是一个聪明、上进、优秀的孩子，只是一时冲动才造成了今天的事故。我便给他讲了许多自己大学本科时候的遭遇，许多自己初来上海的不适应，很多自己郁闷到不能自拔的至暗时刻。小庄渐渐明白，没有哪个人的生活是一帆风顺的。经过几次治疗，他的骨折慢慢好起来，心境也逐渐开朗起来。手术全部做完已经是一个月之后，小庄妈妈为了便于照顾他，特意跟单位请假半年，在上海照顾他的生活起居，学校也非常负责任，帮小庄在学校附近租了套房子。

小庄是个很要强的人，这次事情对他触动很深，他似乎一下子想明白了父母对他的一片苦心，也理解了自己现阶段应该把心思放在学业上。他没有按照辅导员的建议选择休学，而是继续跟其他同学一起同班上课。他不再畏惧他人的看法和眼光，而他的同学们也都十分友善，不断给他支持、温暖和关爱。

此后每个月，他妈妈都会带他来我专家门诊复查。每次我都特意把小庄留在最后，专门抽十几分钟跟他聊聊理想、谈谈人生，他似乎非常乐意与我之间的这种交流。一直到半年后，他身体完全恢复正常，我们原来担心的股骨头非常争气，暂时看不到坏死迹象。之后小庄和他母亲就从我的工作中消失了。骨科医生大多有个不成文的自我安慰定理：病人没有消息往往就是最好消息，因为病人不来找你，说明他恢复良好没啥不舒服。

　　三年后小庄跟他妈妈再次走进我的诊室，笑容满面地看着我，他举着上海某985高校研究生入学通知书，兴奋地展示给我看，而后朝着我深深鞠了个躬……

　　　　　　　　　　　　　　初稿：2020－02－07　周五　22:58
　　　　　　　　　　　　　　修改：2020－02－22　周六　20:51
　　　　　　　　　　　　　　校对：2020－02－27　周四　16:47

刀尖舞　春秋·伤痕

追寻"黑玉断续膏"

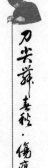

> 每一次不求回报地努力尝试，都可能助你向胜利迈近一步。
>
> ——迦钰小语

一、渔民老关缆绳击伤

老关，舟山人，时年53岁，某渔业公司员工，长年打鱼为生，为人敦厚老实。妻子是当地农民，平时种点菜，养点鸡鸭。儿子28岁，跟老关在同一公司工作，有些子承父业的意味。小关已婚，育有一儿一女，平时由老关妻子帮忙照看，父子俩从不一起出海，许是公司规定或是行业"潜规则"吧。这份工作还不错，不会一年忙到头。除了在禁渔期偶尔要去遥远海域找机会，直到渔期再回来，大部分禁渔期以休整为主。如果休整在家，老关就帮夫人带带孙子种种菜，跟三五亲戚朋友喝喝老酒打打牌，不亦乐乎。

2012年9月，禁渔期刚结束，老关随船外出捕捞。有一次他们追着鱼群跑了一整天，到了晚上终于要收网了，船员们都热情高涨，准备干完后畅畅快快吃顿丰盛晚餐、喝点小酒，再美美睡一觉。老关在甲板上负责控制渔网方向，站的位置比较高，手里抓着一根钩子用于把控方向。谁知道一个刚来的年轻船员，拉缆绳时因经验不足甩错了方向，缆绳冲着老关狠狠甩了过去，只听"啪"的一声，又粗又重的缆绳击中了老关小腿，无异于给老关来了个扫堂腿。毫无防备的老关立即连人带钩子被甩到甲板上。渔船上缆绳本就非常粗重，约莫有老关五个大拇指那么粗，缆绳的外力加上肢体与甲板的撞击，导致老关双小腿开放性、粉碎性骨折，白白的骨头露了出来，红色的鲜血流了一地，他当场痛晕过去。船上没有太多急救装备，船员们手忙脚乱找了一些过期的、泛黄的纱布应急，咬着牙强忍恐惧，愣是把老关两条腿裹了起来。因为并非专业人员，裹的时候手上也不知轻重，把他搞得死去活来，哇哇直叫。

渔船距离岸边比较远，临时返航肯定来不及，路上要一天左右时间，不仅会影响老关后续治疗，更担心有可能会因为出血过多危及生命。船老大一看老关伤得如此严重，安排联络员马上向公司发出求救信号。公司得到消息后一刻也不敢耽误，赶紧联系海上紧急救援中心启动应急营救方案，用直升机把老关送到了舟山某医院。舟山医院医生很有经验，考虑缆绳上面沾有海水，没敢耽误，连夜对老关双小腿进行急诊清创手术，并用外固定支架对骨折进行固定，因为伤口损伤比较严重无法关闭，暂时敞着口子换药。换药进行了一个多月，老关双小腿伤口居然都愈合了，没有明显感染迹象，医生和家人都为他感到高兴。医生担心外固定支架时间久了会导致钉道松动、感染，就按照常规为他去掉外支架并更换了内固定，受伤当时断端有些骨头缺损，医生顺便取了一点骨盆的骨头植入进去，希望有利于老关骨头愈合。手术后老关在医院又住了一个多月，在医院有人照顾，吃喝拉撒睡相对比较方便，一直到身体恢复差不多后才出院回家继续康复锻炼。

老关回到家，老老实实按照医生交代的方法进行锻炼。复查也很及时，每个月都去找医生复查拍片子，起初几次拍完片子医生啥也没说就让他回去，基本上就两句话：恢复得挺好，继续锻炼。老关自己也觉得应该很不错，他基本上单拐行走，除了左腿偶尔有点疼之外，一切都很顺利。

手术后六个月复查时，医生突然严肃地对他说，右腿骨头长得很好，恢复蛮好，可是左腿恢复不理想，骨头受伤时缺损比较多，手术时植进去你自己的部分骨头被吃掉了，没有长出新骨头。老关听不懂医生说什么，赶紧打电话叫儿子过来，小关到了后，医生先把前几次片子按时间顺序摆好，而后一五一十跟二位详细告知目前情况。最后医生说，老关，你的左腿受伤太重了，缺损太多，目前发生骨不连了，需要重新手术。

骨不连？啥是骨不连啊？老关有些丈二和尚摸不着头脑。对骨折治疗大家都不陌生，伤筋动骨一百天，传统观念中骨折后经包扎固定，静养数月即可愈合，可以重新正常工作和生活。但骨折愈合是一个相当复杂的过程，微环境受多重因素影响，如受到侵害而受损，骨折愈合会停止从而导致骨不连。骨折后未能形成骨连接，愈合过程停止称为骨不连，诊断骨不连确切时间一般认为是六个月。据报道，美国每年平均 500 万例骨折病例中，10％患者最终发展成骨不连。我国 2015 年全国交通意外事故 15 万余起，事故造成创伤病人数量庞大，很多创伤病人骨折后无法完全康复造成残疾，造成此情况的"罪魁祸首"就是骨不连。骨不连不好治，会给病人带来巨大痛苦，例如肢体畸形与肌肉萎缩，移动时容易产生疼痛以及负重功能丧失等，始终无法正常生活甚至导致终身残疾。

老关跟主刀说，是不是因为我年纪大了才会得骨不连啊？医生摇摇头说骨不连发生原因很复杂，不只是年纪大。这些年随着社会发展，突发交通事故不断增长，高能量创伤导致的骨折，已与传统的因跌打损伤引起的骨折大为不同。高能量开放骨折多呈粉碎性，软组织损伤严重，血运破坏严重，比如老关的伤情就是如此，骨折处细菌进入髓腔形成感染，导致并发骨髓炎，使治疗更加困难。同时，由于生活水平不断提高，糖尿病、高血压等慢病人群迅速扩大，再合并吸烟、嗜酒等不良习惯，使得骨折后骨不连发生率急速上升。目前数据显示，骨折骨不连发生率 10％～15％左右。

骨不连很多时候会成为创伤骨科医生的梦魇。创伤骨科是非常难的一个学科，老一辈骨科专家经常说没有两个创伤病人是完全一样的，受伤方式、力量、部位都会导致受伤结果不同，创伤骨科医生常规工作是骨折手术，但更重要的是修复重建，比如骨折后出现骨髓炎、骨不连等。我从研究生开始跟随导师研究骨不连和骨髓炎，因此骨折之外，我对这两个创伤难题的治疗理解要深刻一些，遇到过各种稀奇古怪的病例。骨不连治疗涉及方方面面，比如原有固定是否更换、有无更优良内固定物、植骨来源、植骨方式等，都需要医生术前进行很好规划，骨移植物来源矛盾尤显突出。

很早之前，我在临床中发现进口器械和耗材太贵了，如人工骨移植材料一克就要近 3 000 元，对不少伤者家庭来说是沉重的经济负担。我经常问自己，一边是不断攀升的发病率，一边是越来越难治的"骨不连"，作为一名创伤骨科医生该怎么办？为了实现"做自己技术"的梦想，2008 年开始我师从著名生物材料学专家刘昌胜教授做博士后研究，刘教授已经有产品在临床应用，给众多患者带去愈合与康复福音。当时我刚提副教授，正是他人眼中生活工作渐趋安稳的时候，我却决定继续深造。生物材料始终是国际前沿热门研究领域，骨修复材料市场潜力巨大，我希望能用自己所学知识研发出老百姓用得起的植骨材料。

其实有一种东西，科学家孜孜以求的，就是金庸先生武侠小说《倚天屠龙记》中提到的黑玉断续膏，为金刚门独门秘药，外表呈黑色，气息芬芳清凉。其药性极其神奇，常人手足身体骨节若遭重创从而伤残，敷上此药膏后伤患仍可痊愈，从而逐渐恢复正常活动。若是伤残时日长久、骨伤已经愈合者，则需先将其断骨重新折断，敷上此药膏后亦可使骨骼恢复正常，可恢复正常行走等能力。胡青牛医经记载，金刚门的外门武功将人肢骨重创后，唯有此药可治。此药配方秘密至极，不轻易传授于人，本门寻常弟子难以知其名，只有门中的少数高手方可得知其秘。张无忌曾用此药治愈了殷梨亭和伤残了数十年的俞岱岩二人的伤残，使他们恢复了正常活动。对于每一个医骨匠人来说，发明出真实可用的黑玉断续膏，是许多人一生的追求。

二、伤员老关断骨不愈

　　从我导师开始，骨不连始终是我们团队的专攻领域。团队在骨不连、骨缺损修复领域的研究与治疗一直保持领先地位，当然我们并没有黑玉断续膏。2001 年中央电视台《健康之路》刚开播不久，就邀请导师去做了一期骨不连节目，我作为团队成员第一次走进央视大楼。《健康之路》邀请的都是各个领域的顶尖团队。节目播出后很长一段时期，天南海北的骨不连病人瞬间涌入医院周边宾馆，真有些应接不暇。多年来我亲眼目睹了许多病人因骨不连而丧失劳动和生活自理能力，甚至常年卧病在床，给自己和家人带来了极大的痛苦，因此一直希望能做一些事情来改变他们的状况。

　　主刀医生不厌其烦地给老关讲了一大堆关于骨不连知识，当然如果在治疗伊始就讲解的话效果会更好。老关第一次听到这些信息，一时半会有些蒙，他想当然以为不就是骨头断了吗？怎么开了两次刀变成什么骨不连了？难道还要再开吗？医生说了这么多，父子俩回想受伤当时情况，觉得确实伤得很重，医生已经非常尽力。怎么办呢？医生说做就做吧，总不能干等。老关左小腿是胫腓骨中下三分之一粉碎性骨折，第一次手术做了外固定支架，从开放伤处理角度来说没毛病，正确；第二次手术医生不知出于何考虑，给右侧胫腓骨骨折胫骨髓内钉＋腓骨小钢板固定，正确，但左侧胫腓骨骨折医生都给上了钢板，这并非绝对不可以但是值得商榷。

　　老关住院后，主刀医生显现出前所未有的重视与认真，每一个准备工作、每一个细节都要亲自过问。舟山是个小地方，方圆十里八村就那么点大地方，抬头不见低头见，多少都沾亲带故的，治不好没有面子不说，会极大影响他在周边群众心目中的地位。主刀医生已经给老关开过两刀了，第三次必须成功，而且治疗费用颇高令老关所在单位也颇有微词。

　　医生考虑手术方案时，舍不得去掉原来的钢板，担心大动干戈的话老关和单位都会有意见，就暗自寻思简单点，直接从老关骨盆处取块骨头，再挖一块填到小腿缺损处。有人可能不理解为何要取自己骨头，难道没有别的替代方案吗？骨不连植骨常规采用自体骨、同种异体骨和人造骨材料植入三种方法。自体骨移植应用最多，取病人髂骨等供移植用，就是主刀给老关选择的，这种“拆东墙补西墙”方式，会令病人非常痛苦，带来并发症也非常多，如出血、供骨区疼痛、感染等；同种异体骨移植采用非自体骨易引发机体排斥反应；而第三种用人工材料植入修复，诱导新骨重新长出，能有效抛弃自体骨移植缺点。

手术中主刀医生使出浑身解数、用尽毕生所学，努力做到全方位、无死角、把老关骨不连缺损处都尽量填上了，看着完全填上的骨头，主刀医生非常满意，他似乎看到了老关腿伤痊愈后满面笑容前来给他送锦旗的美好画面。手术之后，医生非常满意地宣布手术相当成功，嘱咐老关回去继续加强功能锻炼。

老关回家练得更认真了，自己经常偷偷加练，做梦都希望骨头长上。他实在着急：折腾了七个多月了，单位嘴上不说，其实很着急，花钱是一方面，缺人也是现实。家里也很麻烦，老关生病在家，夫人只能花时间照顾他，本来照顾小孩就很吃力，地里种的菜也没时间拾掇，经常叫儿媳妇回来帮忙，儿媳妇工作也很辛苦，三天两头请假也不方便。全家因为老关，原有的平衡被彻底打破。老关待在家里虽然是在养病，心里却比坐牢还难受。不过医生说了这一次肯定没问题，他也信心百倍地期待迎接美丽新生活。

术后第一个月，老关准点去复查，拍过片子后医生说的话给了他极大信心。医生告诉他植进去的骨头有愈合倾向，让老关继续锻炼就行。他一听高兴坏了，心里想如果这一次顺顺利利的话，应该能够赶上8月底的开渔期，弄不好还能赶回公司去上班。老关回到家，高兴之余偷偷给自己倒了一小杯黄酒庆祝一下，从受伤开刀到现在，他始终很克制，完完全全戒烟戒酒，不折不扣遵守着医生的圣旨。

2013年6月，术后第二个月，伤后第九个月，老关再去复查拍片。跟前一个月相比，似乎有进步，又似乎没有太多进展。医生拿捏不准，反复追问老关有没有偷懒、有没有抽烟喝酒、有没有好好训练等，老关想了想除了一小口黄酒外，其他烟酒都没有碰过，当然他还是很老实，坦白了黄酒的事情。医生听了觉得不应该是这口黄酒问题，不过谨慎起见还是严厉批评了老关受伤期间私自喝黄酒的行为，再三嘱咐他千万不可以喝酒，而且要继续锻炼，现在是治疗关键时期，千万要配合。

治疗到这个阶段，单纯植骨并不能解决问题，近年来我们团队不断努力研发，在骨不连传统治疗技术基础上，提出新的治疗手段——组织工程化骨移植治疗。即通过抽取病人少量脂肪，体外分离、培养、诱导，扩增出大量成骨细胞，种植在类似于蜂窝状的支架材料上，并移植回病人体内，这些成骨细胞逐渐生长达到修复骨不连、骨缺损目的。医生可以在术前根据骨缺损形态对支架材料进行预塑型，接种成骨细胞，体外构建组织工程化骨并回植体内骨缺损处。支架材料在体内逐渐降解，由新生骨组织所替代，在功能上与形态上实现骨缺损完美修复。与传统技术相比，新技术不但提高骨不连、骨缺损修复成功率，而且大大降低传统植骨术所带来的风险和并发症。

千万不要认为骨不连是老年病，只有老年人才容易罹患，其实不然。曾经有个病人是位年轻白领女性，假期自驾去外地旅游，路上发生车祸导致左侧股骨干粉碎性骨折，送往医院急救治疗，术后回家静养近一年，日常活动时突然发现骨折处肿胀及疼痛逐渐加剧，前往医院就诊发现原骨断端出现骨吸收征象，骨折未愈合，钢板断裂，发生了骨不连，后长期卧床在家无法正常工作和生活，经手术后才重新恢复原来状态。

老关受伤时伤情的复杂性，决定了治疗是非常麻烦的，之所以内心会对治疗产生想法，跟主刀医生预估不足有一定关系，没有在第一次住院治疗时果断明确告诉他未来治疗的长期性，同时一次次帮老关开刀，导致主刀医生有些投鼠忌器，出现骨不连时不敢彻底手术，采取侥幸手段，寄希望于用最小代价获取最终胜利，这种心理驱使下，往往结果只会越来越糟糕。

三、无助老关钢板断裂

第三个月，老关继续如约而至，他期待主刀医生能够有好消息给他，对他来说十个月太难熬了。其实他可能不知道，主刀医生也许比他更加盼望好消息，这段时间以来，他被七大姑八大姨各种电话骚扰得不行，哪怕是在路上、车上、厕所、门诊、手术台上、餐桌上都会有电话短消息过来，使他深受其扰！他有时甚至被逼得想改行算了，或者觉得是不是该找个地方重新进修学习？主要是老关每天除了在家锻炼康复外，没有别的事情好干，唯一能做的就是挖空心思找各种跟主刀医生可能有关的人际关系，远房十八代表亲都用上，目的就是让他们给主刀医生打电话、打招呼，帮忙上好药、用好方法，抓紧把毛病治好。

治疗至今不要说老关心急如焚，医生也受不了，换个心理素质差的可能手开始抖了、心开始慌了。这是正常现象，创伤医生就是经常被蔑称为"扛大腿的"，这种轻视毫无根据，因为扛大腿也需要很高的技术含量。对一个优秀的骨科专家来说，扛大腿是基本功，多少英雄好汉因为第一关大腿没有扛好，后面连做一助机会都没有！何况骨科真不只是扛大腿，虽然确实都要从扛大腿干起，练就一定的基本功。接着说老关的治疗。一次次手术、复诊让老关很烦躁，主刀医生抓破脑袋，觉得自己实在找不到骨头愈合缓慢的原因，锻炼也认真、植骨也确实、钢板也稳固，到底啥问题啊？他安慰自己说，随着时间的推移，说不定老关的腿会自然痊愈。

上一次复查时，医生郑重劝告老关不要再喝酒，对康复绝对有好处。老关心里不服气，心想隔壁邻居老李几年前摔倒骨折了，也开了刀，这哥们天天在家里喝酒，一天半斤，骨头也没有不长啊，我一口黄酒就不长啦？不是说喝酒舒筋活络有助于长骨头吗？说实话喝酒对骨头是好是坏一时没有特别明确的科学定论，但喝酒多了伤身是肯定的，身体不好骨头肯定也长不好，不管别的医生如何规范病人，反正我从来不允许病人抽烟喝酒，不听话者后果自负，这是我的原则。

主刀医生让老关去拍片。骨科毛病就是这么麻烦，必须一次次拍片才能明确骨头里面具体情况。我有时候会异想天开地幻想，未来发明一种专门的透视眼镜，医生戴上后可以透视病人骨头、脑子、心脏，透视五脏六腑，就不需要病人再做任何影像检查了，医生一看就知道骨头坏了、脑子坏了、心脏坏了、五脏六腑坏了几个。虽然幻想很美好，但目前暂且只能用拍片这种又笨又传统的方法。老关拍完片子等结果的时候，主刀医生和他一样非常忐忑，既想早点看到又害怕不是理想结果。通常一个医生跟一个病人接触超过十个月的话，要么进入蜜月期，要么就进入埋怨期。谁都希望能进入蜜月期，只可惜老关和主刀医生应该不是。

片子拿回来了，谜底揭示前主刀医生有些担心，答案揭晓时觉得还可以，骨头不好不坏。看过片子主刀长舒一口气，虽然还没有愈合，但也没有往坏的方向走，是一个暂时能够接受的最好状态，还可以继续耐心等待，等待时间良医帮助老关断骨重生。"医生，怎么样，骨头长好了吗？我都急死了。"老关追着问。"骨头还在长，植进去的骨头有些在长，有些还没有长，目前还是没有完全长好，需要再等等。""我什么时候可以去上班啊？单位都急死了！"老关无形中想再给医生施加点压力。"暂时还不能去上班，要有耐心慢慢来啊，过段时间可能就好了。"听着医生模棱两可的答复，老关内心很失望。

开放伤合并骨缺损治疗是临床难题，尤其合并缆绳伤以及海水浸泡伤，会更加复杂，这些危险因素需要接诊医生有高度责任心和预见性，对困难有充足准备，心理准备一方面给自己，另一方面也要给病人，否则明明你已经尽了一切努力，但仍有可能招致患者不满，医患同心、其利断金啊，要把病人始终留在你的战壕里做你的战友，一起对付伤病这个敌人。

复诊结果打击很大，老关闷闷不乐回到家里，极度伤心失望之余训练动力明显不足。虽然还在继续锻炼，但更多了点应付糊弄的意思。他有时候还帮忙看看孩子，老太忙里忙外太辛苦了，能够搭把手就搭把手吧。大孙子上幼儿园小班了，小孙子3岁多了，乖巧可爱。老太太偶尔去菜地，就让老关看着小孙子。他虽不能完全自如行走，但撑着单拐走还是没问题的。一天下午老太去菜地，老关在家看小孙子，小孙子很调皮吵着要出去玩，老关连哄带骗好不容易把他稳住了。门是不出了，小家伙在屋里大闹天宫，翻箱倒柜，老关看着蛮开心，这就是所谓隔代亲吧。小家伙玩累了就去自己拿水喝，平常都用小水壶，碰巧水喝完了，小孩子自己拿着小水壶去灌开水，老关一看急了，大喊一声"危险，别动"，从凳子上迅速站了起来，瞬间站立的寸劲让老关左小腿发出一声脆响，紧接着一阵剧烈疼痛袭来，老关站立不稳"啪"地一下子摔倒在地，小孙子吓坏了，哭喊着跑过来想扶老关。

老关忍着痛勉强爬了起来，安抚哭哭啼啼的小孙子，小孩子可能被刚刚的阵势吓坏了，好不容易才止住不哭。老关感觉这一下要出事情了，担心左小腿里面有麻烦，腿不但痛得要命还肿了起来。以前可以扶着走两步，现在完全动不了了。他赶紧打电话给小关，告诉他抓紧回来，他在家里摔跤了。正好休渔期，小关并没有去公司，接到电话马上赶回来了，带着老关立即去医院拍片子。

检查结果非常不好，左小腿胫骨上钢板断掉了，断裂部位就在原来骨头断掉的地方，腓骨没有断并没有太大移位，片子上能够看到骨头和钢板断裂的影子。主刀医生拿着片子心情很沉重，断开的钢板和骨头就像是咧开的大嘴一样冲着他笑，他很清楚老关摔跤是导致断裂的外因，但骨头没有长上是无法回避的重要内因。他感觉有些不好意思，连开三次刀还没有好，面子过不去只是一方面，还不知道该怎么跟老关解释。最后他还是很中肯地分析，这种情况下没有其他途径了，必须手术才能解决问题。老关心情很郁闷，怪自己不小心摔跤，怪医生没能把腿治好。他让医生临时给他绑了个辅具制动，本来主刀医生想给他安排床位入住，他也不想住了。

老关想一个人静静！

四、伤心老关断骨再续

旧伤未愈再添新伤，老关把自己关在屋里伤心欲绝，连续几天不吃饭，几夜不睡觉，家人跟他说话也爱理不睬，他有太多的无法理喻，太多的悔不当初。想当初在船上自己能小心点，想当初第一次治疗换一家医院，想当初第三次手术找个大专家，想当初自己那口黄酒不要喝，想当初带小孩不那么着急站起来……这些念头每天不定期来回在他脑子里闪现，有时候好不容易前一个问题有个答案，后一个问题又迅速否定了前一个问题。心乱如麻，不知出路和希望在哪里，老关真的变成老关了，老把自己关家里！

常人无法理解受伤导致骨折迁延不愈变成骨不连的痛苦。二十年来，我接触的骨不连病人超过 500 个以上，假如有足够时间给每个骨不连病人各写一个故事的话，500 个故事绝对不带重样，他们各有各的家庭背景，各有各的受伤状况，各有各的现实问题，每个人都可以独立成文。之所以选择老关，是他相对比较典型，但绝对不是最复杂的，开刀次数也不是最多的，我遇见过开过十次刀以上还没有愈合的，遇见过数十年反复不愈合的，老关虽然不是最麻烦的，但他的遭遇却完整讲述了整个骨不连的发生、发展过程，同样见证医生治疗全过程的选择与心态。

看着老关这种状态，家人很是担心，如此自闭下去就连原本健康的人都受不了，更何况是个病人啊。家人跟老关进行多次深入贴心的交流，让老关相信现代医学技术，积极去面对，鼓励老关重新站起来。在家人劝说下，老关的心结慢慢打开，虽然还有许多内疚、抱怨与愤恨，但还是答应愿意接受进一步治疗，不过实在是不想在当地治了，省里医院也不想去，想到大地方去，希望去上海找专家治疗。在他心目中上海医生应该有办法治好他的毛病。

老关受伤后从新鲜骨折变成骨不连时，我们团队骨不连临床治疗成功率基本上在 96％以上，很多人觉得很诧异，认为不可思议，这主要归功导师发明的好武器——专门对付骨不连的形状记忆合金内固定器械，以及在骨修复材料研发和组织工程骨领域的不断探索，这可能是我们独门原创的"黑玉断续膏"。2010年起团队和同济大学开始联合攻关组织工程化骨修复骨不连、骨缺损，在临床上不断试验、改进，使治愈率大幅提升，该技术仅采集腹部15～20毫升脂肪，在体外培养、诱导、扩增大量成骨细胞。取脂在门诊手术室就可完成，病人住院三周后就可接受培养完成的组织工程化骨移植了。《解放日报》《文汇报》《新民晚报》曾用《取一块脂肪，就能修复骨头》报道我们的创新成果和技术。

大多数骨不连患者的生活和工作都受到极大的影响，寻求自我了断是很多求医无门的患者经常萌生出的念头。有一位42岁浙江台州女性，跟老关算是浙江同乡，车祸胫骨粉碎性骨折，跟老关一样的骨折类型。2009年经当地某三甲医院清创并行自体植骨术，十个月后骨不愈合并发骨髓炎，之后三年多次清创、植骨，始终没有愈合趋势，创面反复感染、化脓，骨头外露，病人完全失去生活自理能力，多方求医未果，花费近60万元后，完全丧失活下去的勇气，多次试图自杀。2014年当地邀请我去会诊，我提出使用组织工程骨植入治疗，首先将骨髓炎坏死骨组织清除，后应用病人自体种子细胞构建组织工程骨植入缺损部位，使受损骨头得到修复。术后患者康复后，经常给我们发来她正常行走的视频，现在她来上海复查都自己驾车。通过该技术不但完美修复了生理结构，胫骨功能得到完全恢复。为什么两种治疗方式会有如此大差异？传统植骨术仅靠缓慢"爬行替代"，对病患骨不连伴骨髓炎骨缺损、失去骨愈合能力当然效果很差，通过植入支架负载大量成骨细胞，好比引入大量优秀外援，大大提高骨修复效果。组织工程骨移植技术对骨不连，尤其是复杂骨不连、骨缺损治疗具有革命性意义。

老关家人开始打听骨不连治疗专家，不管是身边的还是上海的亲戚朋友，甚至各种熟悉不熟悉的医生，四处询问。我不清楚老关家人是如何找上我的。对医生来说骨不连治疗难点，是重构与病人之间的信任关系，此类病人基本都身经百战，"临床"经验比一般小医生还要丰富，医生跟他说过的很多话、指导过的很多训练，基本耳熟能详并亲身操练过。每一个骨不连病人，都是带着批判眼光到你面前来的，他都希望你有独门"黑玉断续膏"的秘方，涂抹之间解除他的病痛。你需要付出更多精力、需要拿出更多本事展示给他看，归纳起来一句话，你必须给他信心你能够治好他的骨头，让他觉得你比前面医生高明。医生治病如同攻城一般，要先攻心，你只有把病人心攻下来了，让他对你心服口服，你的治疗方案才能获得良好执行。

老关住院后，治疗团队进行认真分析，发现情况并不复杂，主要是他对原来治疗过程不清楚导致的，目前他的状况不能说是完全正常，但至少有很大概率能够康复。我把老关和他家人叫到一起，详细分析全部治疗过程，重点讲了之前医生的努力以及可能存在的误解。骨不连治疗不能成为一个否定前任医生的医疗事故鉴定会或批判大会，这在业内是相当忌讳的，作为医者要实事求是，不能因前面治疗不理想就展开批判，这会无意间引导病人还在病床上治疗时就一心想着出去后如何告前面医生。令我欣慰的是，经我治疗的几百个骨不连病人，在获得良好治疗效果后，没有听说过哪个病人回头去告前面医生。这绝不是所谓的医医相护，而是处在每个治疗不同时间节点上，技术、经验、理念不同所产生的结果会截然不同，不能只站在自己的立场上妄加评判。

根据老关的现实问题，我们没有"黑玉断续膏"，只能为他制定严密的手术方案：第一断裂的钢板必须去除，换成髓内钉固定；第二去掉腓骨钢板同时将骨头截断；第三取髂骨部位骨头植骨。老关和家属对第一、第三条没有意见，对第二条百思不得其解，问我为何要将愈合的骨头再次打断，岂不非常残忍？担心会导致后续左腿用力困难。看着一家人疑惑的眼神，我没有简单用所谓权威去压制，而是心平气和解释下肢力学行为，让他们明白小骨头应力遮挡是如何导致大骨头不长的，小骨头把力都吃走了，大骨头没有力通过，所以就不容易长了。其实第三次手术时，假如主刀医生大胆一点，植骨时把小骨头钢板去掉并截断，让下肢应力改道，当时是有可能治愈的，只是主刀医生那时已经不敢决断。每个病人治疗都是单通道的，没有办法也没有机会回到从前去假如。

老关跟家人非常一致、愉快地接受了手术方案。在大家通力配合下，手术非常顺利，更换了钉子，打断了小骨头，取了骨头植骨，一切按照既定方案进行。有人可能要问为啥没有使用组织工程化骨移植技术呢？道理很简单，使用技术需要时间，但是他已经被伤病折磨得死去活来没有耐心等待，必须尽快让他接受治疗，尽快站起来。手术后恢复非常快，一个月他就能扶拐下地，参与部分负重训练。两个月左右，已经可以扶拐完全负重行走。三个月后能够完全脱拐，独自行走。不到半年，老关就已经行走自如了。他每次到我诊室来，都是面带笑容开心不已，每次都说一定要亲自打条鱼送给我，我笑笑说好好锻炼更重要。半年后老关恢复健康，就再没有来复诊了。

一年后的一个周二下午，我特需门诊刚结束，我跟学生走出诊室，门外小关捧着一条鱼，开心地大声高喊着：医生，这是老关亲自抓的……

初稿：2020 - 02 - 11　周二　01:26
修改：2020 - 02 - 23　周日　13:26
校对：2020 - 02 - 27　周四　18:18

尊重每一个卑微的生命

不论你是教授、总裁，抑或工人、农民，脱去衣服换上病号服，只有一个共同名字——病人。

——迦钰小语

一、汽修工阿达

阿达，35 岁，上海金山人，离异，有一子，曾经是一名汽修工，父母住金山乡下。父亲以前是远洋货轮船员，母亲是家庭妇女。阿达自记事起就很少见到父亲，长年在各大洋跑的阿达父亲并没有多少时间管他，一年难得回来一两次，每次待上个十天半月。每到父亲回来时，阿达就可以在左邻右舍小朋友面前显摆。父亲会带回世界各地好玩的东西和好吃的零食。他的童年生活虽然缺少父亲关爱，物质条件却并不匮乏。平时，母亲独自带着阿达，还要伺候爷爷奶奶，种种田，显得异常忙碌。当然在七八十年代的中国，大部分家庭都如此，父母拼命工作以求糊口，小孩放任自由期待自学成才，很少有父母能够像现在一样，恨不得将所有的业余时间都用来陪伴孩子，并尽自己最大努力创造最好的物质条件来保障孩子的生活学习。

阿达的童年时光是快乐自由的，他手里有小朋友羡慕的硬通货——玩具和零食。小朋友都是现实的，他便当仁不让地成了孩子王，时常率领着一群孩子四处闲逛，"打家劫舍"。分享物质能够带来别人的尊重，从那时起他就对此深信不疑，只是后来他对于分享的理解有所偏差。在阿达母亲的思想里，父母生儿育女的主要责任就是不要让孩子忍饿挨冻，让他们没病没灾长大成人就好。因此，平时疏于对阿达的管教，使他基本处于散养状态。农村孩子聚在一起天天玩过家家很没劲，时间长了自然想办法换点新鲜刺激的。村上人家门前屋后都会种些果树，于是他就带领着伙伴们今天偷李家葡萄，明天摘王家桃子，既冒险刺激又能解嘴馋。

他们运气时好时坏，时不时会被主人逮个正着。遇到大度点的主人就摆摆手让他们回去了，较真点的就会紧追不舍，人赃俱获后就到他妈妈面前告状。妈妈只好不停向别人道歉，说尽好话，低头认错，等人走后就抄起扫把一顿猛揍，直打到他哭爹喊娘才罢休。母亲信奉棍棒底下出孝子的传统教育方式，打骂是唯一的教育手段。阿达在一顿"竹笋炒肉"之后通常会老实一段时间，三四周后就又故技重演了，这让妈妈伤透脑筋。

俗话说3岁看大7岁看老，意思是说一个人从出生开始到7岁这个阶段是习惯养成期，此时每个孩子都如同一张白纸，通过模仿、学习、感知形成自己的价值观念和行为习惯，而这种观念和习惯将会影响他之后的人生。若要论及小偷小摸的习惯会对一个人产生多大的影响，我们闽南话有句俗语叫做"小时偷针，长大偷杉"，意即一个人小时候偷了人家一根针，长大了就可能去偷人家一棵杉树，跟"3岁看大，7岁看老"的意涵相近。

等阿达7岁时，母亲把他送到了学校，交由老师来教育管教。上学期间，阿达还是偶尔会有小偷小摸的习惯，经常趁人不注意，就将同学的铅笔、橡皮、作业本等小东西占为己有。有同学发现后会告诉老师，老师就会把他母亲叫去学校。阿达母亲只得频繁出入老师办公室，低头接受批评，并保证一定严加管教，下不为例。这样的状况一直持续到阿达初中毕业，他死活不肯再读书了，正好外面又结交了一帮小弟兄，天天聚在一起抽烟、喝酒，没钱就去偷别人东西，反正能换钱就成，偶尔打打散工赚点生活费。日子就这样一天天混着，很快就到了20岁。此时的阿达，既没有固定工作，也没有女朋友，父亲觉得他终日不学无术，无所事事，这样下去不是办法。正巧这时他有位多年好友刚开了家汽修店，就想把阿达送到汽修厂去。老板对阿达很了解，知道他手脚不干净，怎么也不肯招他，阿达父亲好说歹说才让朋友答应下来，并且约定阿达如果学好了，可以留汽修厂当工人。汽修厂的日子虽然辛苦，至少能够混口饭吃。可能在社会上混了太长时间，阿达非常珍惜这个机会。初到汽修厂，工作认真刻苦，对人礼貌有加，而且学习能力特别强，各种汽修技术领会、掌握比一般学徒快很多。老板很高兴，好几次主动打电话给他父亲，说他洗心革面、痛改前非了，父亲听了很欣慰。

二、赌 徒 阿 达

父亲50岁时从远洋货轮公司退休，辛苦那么多年，多少攒了一些积蓄，老两口安度晚年应该没有问题。阿达在汽修厂的最初几年非常努力，工作越干越好，还跟安徽来沪打工的一个小姑娘谈起了恋爱。小姑娘在汽修厂附近的厂里上班，为人乖巧，空闲时常到汽修厂找老乡，一来二去就跟阿达熟悉了。双方家长见过面后都比较满意，阿达就在26岁那年跟安徽小姑娘结了婚。婚后两年，妻子生了个儿子，平时小两口忙着上班，就由父母帮忙照看孩子，一家五口住在一起，其乐融融。

安逸的生活容易让人懈怠，干了七年汽修工的阿达有些职业倦怠。一周七天，忙里忙外，周而复始，毫无新意。渐渐地，阿达下班后就会找借口跟一些社会上的朋友吃吃饭、喝喝酒、打打牌，想放松下心情。老婆本来就是外地媳妇，自觉低他一等，对他的事情从来就不敢管，父母能管但也不想管，想着他都是当爹的人了，总不能管得太死。俗话说，由奢入俭难，由俭入奢易，辛苦工作了好多年的阿达似乎又找到了在外吃喝玩乐的快感，渐渐地就三天两头找借口请假不去上班，跑到外面四处瞎玩。汽修厂老板本来挺器重他，觉得他是老员工了，还担任着小班长，多少也是个小头头了，就常提醒他父亲要多管教他。"他啊，就是被那些狐朋狗友带坏了！"后来我跟他父亲熟悉后，他经常这样愤愤不平地说。

父亲苦口婆心劝他收收心，回去好好上班，已经当爹的人不能丢了工作。阿达满嘴答应，可内心却置若罔闻，毫不理会。很快，他迷恋上了打麻将和赌博。初中刚毕业混社会时，他就学会了打麻将，那时候以打发时间为主，筹码不大，输赢几十元钱之间。他自认麻将水平很高，"医生我跟你讲，我打麻将水准跟你看病水准差不多，都是赢多输少"，言语间流露着自信。刚赌博时手气很旺，有时一晚上能赢好几千，顶他个把月工资。看到来钱那么容易，他有些看不上汽修那个行当了，又苦又累不说，来钱太慢。"赚到几回钱之后，我已经决定不回汽修厂上班了，打麻将赌博来钱又快又轻松。"不出三个月，他就把汽修厂工作抛之脑后，老板打过几次电话给他，他就推说自己身体不舒服请假，老板没有办法只好重新招人顶替他的工作。

妻子一开始并不知道阿达迷上了麻将，走上赌博之路，她以为阿达可能只是偶尔去玩玩，放松放松而已。以前谈恋爱时，她有空时常去汽修厂走走看看，跟阿达同事聊聊家常，婚后由于忙着工作和带孩子，基本上就没有空闲再去了，因此对阿达在那里的情况也不甚了解。当阿达妻子得知丈夫已经离开汽修厂时，已经是半年之后了，放高利贷的人找上门来催债，她差点被吓晕过去，而父亲更是当场气出了心脏病，连夜被送去医院急救。

阿达这么描述他的赌博生涯：在一次次被狐朋狗友拉去吃饭喝酒打牌后，他疯狂迷恋上了这种轻松快乐的日子，为自己前几年的艰苦生活感到遗憾和悔恨，我干吗要累死累活只赚那么点钱呢？赌博就像吸毒一样可怕，都是会上瘾的！阿达发现自己居然能够迅速赚到那么多钱，头一个月基本上每晚都在赢钱，多则几千，运气差时也有几百，一个月轻松赚的钱比过去一年辛苦挣的还多。怎么没有想到见好就收呢？见好就收？为啥要见好就收啊？你见过哪个涉入赌场的人会自己收啊，凡是收的大部分都是没钱了，输光了才被迫收的！阿达说的这一点我很认同，我认识几个资深赌徒，其中最极端的一人坚持赌博二十余年，始终迷途不返，不断重复着工作—赚钱—赌博—输光—工作—赚钱—赌博—输光……循环往复，周而复始，最后连家也不回了，四处流浪。我曾经有个远房亲戚，一入赌场深似海，从此亲友是路人。很多赌徒都是六亲不认的，听不进任何人的劝，有时候接近你、跟你说几句贴心窝的话，无非是想从你这边借点钱，转头继续到牌桌上一赌为快了。

头三个月的好运很快就用尽了，从一开始夜夜赢钱，到好几天难得赢一回，赢的时候几百几千赚，输的时候一万两万地输。最初牌友还借钱给他，后来输多了他自己也不好意思找牌友借，转而找高利贷借。赌徒心理让他翻本的心情急速加剧。一次次咬牙投入，一次次失望而归，他输红了眼，一刻也不肯歇，经常通宵达旦赌，结果是旧账未平又添新债，输掉的钱如滚雪球般越滚越大，窟窿越挖越大，越来越填不上，高利贷就上家门来催债了。于是家里本就不多的积蓄，悉数被阿达拿去填高利贷的缺口了。我疑惑地问他，你为啥不报警呢？赌博和高利贷都是不合法的啊！他不吭声，可能他觉得我这个问题很幼稚，憋了好久扔了一句话：道上规矩！我听后不禁哑然，何为道何为规矩？

阿达勉强把高利贷窟窿堵上，但并没有吸取教训，妻子经常哭着求他看在年幼的孩子分上，改掉赌博的恶习。但他就像中邪了一样，总在想别人为什么能够在赌桌上赚钱，我为什么就不行？于是，他依然我行我素，屡教不改，时好时坏。妻子哭过闹过后看他毫不收敛，家里基本上也被赌空了，就连父母的养老钱也时不时被他找各种理由骗走些。绝望的妻子眼看着日子过不下去了，坚决要求离婚，孩子也不要了，扔给老两口看养，独自回安徽老家了。

三、小偷阿达

自打离婚后，阿达感觉在家里也待不下去了，就跟父母说想去市里碰碰运气找个工作。老两口想想也是，在金山看不出有啥出头之日，就立刻同意了。离开金山到了市区，阿达起初还是想找份正经工作的，但他一无学历，二无技能，三不肯吃苦，就只能天天瞎晃荡。这时，小时候偷偷摸摸的恶习又如鬼魅般缠上了他。

　　某天中午 1 点多钟，我正在办公室看书，小曹打来电话说急诊抢救室送来了个特殊病人，是个小偷，从二楼高处掉下来。有好几个警察在场，让我去看看，警察也想了解后续治疗方案。我一听有高处坠落伤病人，担心有生命危险小曹应付不过来，赶紧扔下书就往抢救室跑。抢救室门外站着四个警察把门，走进去看到伤员躺在抢救床上，因为疼痛嘴里不停哼着，双手被铐在抢救床边上的挡杆上，左右两边各站着一个警察盯着他。但即使是无人看守，以他当时伤情的严重程度来看，已是举步维艰，更不要说夺路而逃了。小曹工作很扎实迅速，我到抢救室时阿达的全套片子都做好了，平片加 CT，脑外普外都会过诊了，排除了各科可能合并伤，只剩下骨科毛病。这个很符合多发伤诊治现状，不论是多严重的多发伤复合伤，各科住院总会诊后常见一句话是，A 说我们科没事，观察就行；B 说我们科也没事，观察就行；C 说我们科更没事，观察就行，结局就是创伤骨科揽下全部的责任，这符合国际惯例，多发创伤诊疗流程多数情况下就是创伤骨科专家领衔。

　　拿起片子仔细看了一会，高处跌落导致腰椎爆裂性骨折、双跟骨粉碎性骨折，脊柱骨折很幸运没有损伤或压迫神经，大小便及双下肢运动感觉没有异常，不幸中的万幸！担心阿达会否有其他合并伤，我急切想了解受伤情况，参与现场抓捕的警察跟我说，中午 11 点左右，他在某网吧里装扮成上网人员，伺机偷盗别人手机，偷得第一部手机后准备偷第二部时，被机主发现马上高喊抓小偷，网吧管理员显然训练有素，应对很机智，迅速把一楼门堵住。他一看无处可逃有些慌张，就在二楼来回逃窜。当天网吧里的人并不多，群情激昂，有的操棍子、有的端椅子合力要揍他，他犹如人人喊打的过街老鼠，惊慌失措，辨不清东西南北，仓皇中看到有扇窗户开着，慌不择路，从二楼窗户纵身跳了出去。

　　没想到，网吧二楼比一般二楼高不少，他高估了自己的身体素质，落下时立即觉得双足跟部剧烈疼痛，让他无法站立，整个人包括屁股重重摔在地上。闻讯赶来的群众立即把他按在地上，阿达当即求饶说我骨头断了，别动我！见义勇为的群众才不理会呢，还是不依不饶压着他不放开，一直到警察来了才松手。警察看到阿达捂着腰部非常痛苦地惨叫，双侧跟部肿得像馒头，本着以人为本的理念，并没有把阿达带去警局，而是一路闪着警灯先把他送到医院。

　　林警长向我补充了一个情况，阿达是偷窃惯犯，在辖区因为各种偷窃已经被抓到好多次了，但每次都因为财物金额不大，抓住后并没有坐牢，拘留所倒是进去好几趟了，此次被抓住是要被判入狱的。不过对我来说，无论面前躺着的是总裁还是小偷，此刻他就是一个普通病人。

　　阿达父亲在晚上6点左右赶到医院。看着这个年近60岁的老人，为了儿子奔波数小时从金山赶来，风尘仆仆，焦急万分，看着实在让人有些心疼。有人说做父母的都是在还债，有人还一时有人还一世。遇到前世结的是善缘，孩子长大后就会懂事体贴，如果不幸遇到了恶交，那孩子就是来讨债的。阿达父亲显然属于后者。退休多年，他除了头几年享受过天伦之乐外，之后很长一段时间都是在为阿达还债，我不知道他忍受了怎样的难过与辛酸。

　　"其实我也不想偷啊，但是没有办法，我又不会啥，找工作嘛找了几次，给人送快递、送饭、搬东西，啥都干过，但每次赚点钱总有人喊我去赌，好几次都不想去。三弄两弄就没有人肯雇我了，找工作找不到就只能去偷啊，再说偷东西来得快啊。"阿达轻描淡写地跟我讲述着他的经历，时间久了他知道哪个地方好偷，什么东西到哪里好卖。看着滔滔不绝的阿达，我真有种恍惚感，他那么善于琢磨，干点正事不是更好吗？

四、病人阿达

　　在此之前，我不知道根据法律规定，此类犯人后续治疗该怎么办，因此亟须与警察做进一步沟通。我特意把林警长和阿达父亲请到隔壁一个没人的办公室商量。林警长很直接地问我，阿达的伤是不是必须住院治疗，如果不需要，按照法律规定他们就准备启动收监程序；如果确实需要，相关处置措施就要等到他伤愈之后再执行。阿达父亲同样很关心到底儿子伤势如何，严不严重，孩子再不争气终归是自己的孩子。

我很客观地跟阿达父亲和林警长说，阿达三处伤，腰椎和两个脚后跟，从医学角度来说都需要手术治疗，否则后期后遗症会很严重，可能会落下终身残疾，估计走路都成问题。阿达父亲一听可能会残疾，神色紧张了起来，他马上站起来朝着林警长就要跪下去。我赶紧扶住他，男儿膝下有黄金，何况是这么大年纪的老人。阿达父亲恳请林警官放阿达一条生路，让阿达先治病。林警长跟阿达父亲说，老先生，您先别着急，法律面前人人平等，我们一定会保证他的健康。林警长又问我整个治疗周期大概要多久。我说顺利的话一年到一年半吧。林警长听完我的话，说那就先给他开刀治疗吧，身体很重要，其他事情我们回头按程序再说。我不清楚他是否担心阿达后续逃跑问题，反正我看到他单独跟阿达父亲聊了好久，然后给他办理了一个类似于监管人手续，就是需要阿达父亲履行对他的监管。林警长办完相关手续之后，就让我们把他收进病房，做后续手术前准备，所有警察就撤走了。尽管阿达是一个犯罪嫌疑人，但在法律执行层面上，林警长兼顾正义与情理，首先保证阿达基本就医权，瞬间让我觉得冰冷的法律原来也是有温度的。

去掉手铐换上病号服后，阿达平躺在病床上，双下肢抬高，手上打着液体，鼻子吸着氧，精神状态明显比下午好多了。他住在大房间9床，夹在两张床中间。下午在抢救室时我忙着跟警察协商，没有来得及仔细打量他。阿达身高一米八三上下，体重160斤左右，长得壮实且帅气，跟我想象中小偷猥琐的形象相差甚远。他父亲打来一盆热水，帮他擦洗手上的泥土，可能是摔下时沾上的。关于手术治疗方案，是我与他们父子重点要谈的。阿达很害怕未来的牢狱之灾，况且开刀的钱也没有，他不想开刀，他的想法是希望身上的伤都别开，就让他躺一辈子算了，好处是既能够省钱又可以躲避牢狱之灾。这个想法应该说我早就有思想准备，也能够猜到他会这么想。因为人都会做出趋利避害的选择，既然治好了可能会坐牢，那还不如索性不治拉倒。阿达父亲则坚决反对这种想法，老先生坐在床边，用我完全听不懂的金山方言跟他说着什么。说了好一会，父子俩在病房一起哭了起来，声音虽不大，但还是引来其他病床病人和家属的侧目。

哭了一会，阿达父亲说，来之前妈妈听说他偷东西摔下来后急火攻心，被送去医院住院了，请了亲戚陪护，孙子没人带只好拜托邻居帮忙照看，他自己身体不好，他恳请阿达不论以前做了什么错事，希望这一次能够彻底痛改前非，把摔伤当作一次重生，堂堂正正重新做人。阿达听完后沉默良久，躺在病床上独自流泪。由于阿达的双足跟骨粉碎性骨折后局部肿胀很厉害，手术并没有那么着急，腰部骨折虽然也比较重，但骨折块没有突入椎管，没有神经症状，我想索性让他们多在一起交流交流也好。我不清楚阿达母亲情况如何，反正从入院到出院，始终是老先生自己在陪着。

我只要在办公室总有个习惯，会到病房走走，跟病人或者家属聊聊天，有时候看到老先生给阿达喂饭，就调侃他一句"还没有长大吧"，他就满脸通红转向一边。手术方案是我们聊得最多的，对于他们家来说，这么多年下来已经非常困难，甚至是捉襟见肘，阿达从没有往家里拿过一分钱。老先生的退休金要应付老两口的日常生活，还要支付孙子的各种学费，所剩不多。相伴这几天里，他们经常用金山方言说着悄悄话，没少见到阿达哭。他经常跟我表露出不想手术、不想拖累家庭、要给家里省钱的想法，我就激励他一定要积极面对，以前犯了错不代表不能改，关键是决心有多大，你儿子那么小，你爸妈年纪那么大，他们还能够帮你带多久呢？你如果不重新做人，不给你儿子树立一个好榜样，将来你小孩怎么在社会立足呢？你可以一时做缩头乌龟，不可能一世做缩头乌龟，要一直躲到啥时候呢？

导师以前查房时，特别喜欢给病人指导人生路，不管病人啥身份，他总能给人家指点一二，我跟导师除了学做学问之外，他那种治病又救人的工作方式，我还是深以为然的。阿达父亲听着我教育他儿子，一点都没有不高兴，还反复说非常感谢我帮着他教育儿子。

手术方案还是必须要明确。综合判断阿达的伤情后，我大胆帮他们出了一个方案，腰椎骨折虽然严重但没有伤及神经，卧床休息后似乎有稳定迹象，可以考虑继续保守治疗；双跟骨粉碎性骨折牵涉到未来下地行走，必须重点保障，我建议一定要选择手术治疗。父子俩与我接触一周下来，彼此已经很熟悉，对我也非常信任，极度赞同我的治疗方案。伤后一周，待双足肿胀消退之后，我为阿达双足跟骨做了切开复位固定术，手术相当顺利。

术后阿达似乎有些脱胎换骨，对医生护士态度都很友善，人也乐观很多。阿达父亲说，阿达跟他私聊时曾不止一次表达过，这一次没有摔死，是老天爷不肯收他，老天爷想给他重来一次的机会。假如能够重新站起来，他一定彻彻底底改头换面，重新做人，像医生说的那样，一定要给儿子做个好榜样。因为阿达良好而积极的配合，术后身体恢复很快。

五、拉面师阿达

由于惦记家中生病的老太太和无人照顾的年幼孙子，连日来的奔波与陪伴让 60 多岁的老先生也快支撑不住了。阿达父亲一周后跟我提出能否让阿达转院，他希望带着阿达转回金山乡下去康复，一是自己实在吃不消了，乡下有人可以帮忙一起照顾；二是家里方便做些营养食物给儿子补身体，在医院没法做到；第三是实在放心不下家里老太太。我特别理解他们的不易，要是说阿达小时候他忙于工作很少着家，导致阿达教育缺失，他有不可推卸的责任，但是从他退休开始，就一直在为当年缺失的教育买单。如果说一件事的错误是有保质期的话，阿达父亲过错的保质期应该早就过了，毕竟阿达是一个成年人，该为自己的每个行为负责。我赶忙帮他们联系了金山当地医院，找了一个熟悉的医生，交代他们平时可以去找他，让他帮忙指导功能训练，省得他们每个月横穿大半个上海到我这边来复查。

术后两个月，阿达父亲和阿达到我的专家门诊来复查。总在乡下看，他们不是很放心。阿达由救护车一路送过来，拍片后，我发现他腰部骨折地方虽然略有压缩，但是粉碎骨头愈合得非常不错，双侧跟骨已经完全愈合，能够耐受下地行走了。便尝试着让他带着腰围慢慢坐起来，起初他有点害怕，坐了好一会，觉得一点异样感觉都没有，我就让两个学生一边一个撑着他慢慢站了起来。受伤两个月来，他从来没有站起来过，他有些兴奋又有些紧张。大概站了五分钟，他出了一身虚汗，我便让他在检查床边坐一会休息休息。考虑到他来一次不容易，骨头恢复情况那么良好，必须尽快让他想办法走起来。休息几分钟之后，我让他尝试在没人帮助的情况下自己站立看看。他起初摇摇晃晃，似乎随时要摔倒的样子，最后终于能够自行站立了，他兴奋地冲着父亲喊："爸爸你看，我能站起来了。"阿达父亲冲着儿子开心地笑了。

其间林警长到我办公室来过两次，了解有关阿达的治疗进展，并跟我交流一些对阿达事情的看法。他说他专程去金山找过老先生，谈了许多关于阿达的情况，对他们一家现状非常清楚并深表同情。说实话，阿达的偷窃行为是非常可耻和可恨的，虽然他父母和孩子很可怜，但他是个成年人，理应为此付出应有的代价。但对我来说不管法律也好，医学也罢，最终的指向都是为了"治病救人"这个终极目标。

每一次接触，都可以看到阿达慢慢变得积极乐观，他已经没有了当初那种对牢狱之灾的恐惧，相反他好像很期待去赎罪一般，非常积极恢复身体，希望把身体养好后，能够有一个强健体魄去接受法律应有的制裁。术后半年，阿达已经完全恢复到伤前状态，这跟他原本身体底子好有关，并不全是医生的功劳，医生最多是帮他推动一步而已。他跟父亲说要赶紧学一门手艺，以后监狱里出来后好有一碗饭吃。正巧他们家有个远房亲戚在宝山开了一个拉面店，就主动提出去做帮工，学一学拉面手艺和下面功夫。他果真去学拉面了，因为我每个月都可以看到他，从宝山到医院来复查很方便，他每个月都会来，一方面拍片看看，另一方面他说特别喜欢跟我聊天，喜欢听我说话。不管是不是拍马屁，至少说得很中听，我听了很舒服，也就更加起劲地跟他谈理想聊人生了。

手术后一年，阿达再次住进医院，我特意让他住到8床，我希望他从此之后生活一路发下去，顺顺利利、真真正正去做他儿子的英雄和榜样。本来作为一个信奉唯物主义的医学专家，不应该如此唯心，给病人传递如此这般的暗示，但是我能够看到阿达出院时满含泪水的双眼。医生与患者之间的缘分就是这样奇妙，原本没有任何交集的两个人，却因为疾病结缘。我尽力去拯救阿达的身体，努力去涤荡他的内心。从此阿达和他的老父亲淡出我的视线，金山到杨浦距离很远，来回非常不方便，我也不清楚阿达最终是否去接受本该受到的法律制裁。

两年后的某一天，一个特殊的病人住到了我病床上，他就是林警官。林警长前天晚上抓捕一个罪犯，不慎踩空一节楼梯，导致左足粉碎性骨折，他思来想去还是决定过来找我开刀。很巧，他就住在阿达住过的9床，这大概也是种缘分吧。手术后林警长要出院了，出院前问我最近碰到过阿达没有。我很奇怪林警官这么问，就回他说，手术后两年多没有见了，怎么他出来啦，情况怎么样啊？什么出来啦，他压根没有进去啊！这个说起来多亏了阿达父亲，老先生拿出自己最后仅存的一点养老积蓄，通过林警长帮忙去积极退赔，又请林警长帮忙寻找法律援助，希望给阿达留一个机会，而且阿达确实有悔罪的表现，最后在大家的共同努力下给阿达争取到了一个缓刑。他在宝山和家人一起开了一家"达达面馆"，怎么样有空一起去吃一碗？我很惊讶林警长左足手术恢复居然如此之快，这么快就恢复食欲想去吃面了。

半年后的某个傍晚，我和林警长得了个空，一起驱车去"达达面馆"，到的时候还不是饭点，客人不多。面馆不大，阿达父亲在门口点餐加收银，一个老太应该是阿达母亲，这是我第一次见到他妈妈，此外还有一个跟阿达年龄相仿的女子。父子俩看到我们都兴奋极了。我点了一碗最爱的辣肉面，林警官点了一碗大排面。阿达手艺真的不错，面条拉得很筋道，浇头也很好吃。林警官悄悄问了一下阿达父亲那个女子是谁，阿达父亲说是阿达原来的老婆，在阿达第二次手术前就回来帮忙照顾家里了，她对阿达还是有感情的，毕竟有个孩子，他们俩已经复婚了。吃完面，父子俩死活不肯让我们结账，我们没再坚持。坐着喝了会茶，东拉西扯闲谈了十来分钟就到饭点了，客人越来越多，他们也开始忙碌起来。我因为还要赶回单位，而林警长晚上也有任务，便起身告别。

离开时候，跟阿达和他父亲逐一握手道别，走到门外，看着"达达面馆"的招牌，我和林警官各自拿出手机，扫描对方的支付码，然后不约而同相视一笑……

初稿：2020 - 02 - 09　周日　21:00
修改：2020 - 02 - 23　周日　17:12
校对：2020 - 02 - 27　周四　21:36

授人玫瑰，手有余香

当他人处于危险境地，需要紧急医疗救助时，请勇于伸出援手，没有比死亡更糟糕的结局了。

——迦钰小语

一、虹桥高铁站的见义勇为

城市，犹如一个个能源补给站，交通线是大动脉，旅客是动脉里流淌的血液，每个人清晨出发，夜晚留宿，迁徙着、流动着、奔忙着，带给城市无穷的活力。2016 年"五四"青年节，天气渐暖，艳阳高照，是出行的好时节，虹桥火车站跟往常一样忙碌，小长假刚结束，车站内除了回程客流稍多外，并无特别之处，一切依旧井然有序，一列列飞驰而过的高铁，迎来送往一批批南来北往的旅客。

早上 10:10 "五四"当天我接到通知，要去北京参加一个表彰座谈会，预定了 11 点从虹桥出发去北京的高铁。通常，我都会在 10:40 分到达高铁站，当天居然提前到 10:10 分就到了。下车时我有些懊恼来早了，距离开车还有四十多分钟时间，闲着无事。安检一结束我就拎起行李，想找家旅行书店买本路上可以看，这是多年出差养成的习惯，不论飞机还是高铁，只要有点时间总要去旅行书店转转，买一本看起来顺眼的书，旅程中一路相伴，几年下来书也越看越杂，越看越多。

就在我过完安检准备往候车厅走的时候，听到广播里传来一条与平时通告不同的消息，瞬间盖过了嘈杂声，很多人都安静下来，播音员的声音有点急促：现在广播急寻医生！有乘客突发紧急情况，现在广播急寻医生！有乘客突发紧急情况，请医生迅速前来13A检票口给予援助，请医生同志迅速前来13A检票口给予援助。我一听到广播急寻医生，心中猛地一震，下意识地带着行李三步并作两步，直奔13A检票口而去。

早上10:15 广播里的求助信息还在循环播放，我匆匆赶至事发地点，视野所及处许多围观群众绕成一圈，人群中央有一名老人晕倒在地，边上有工作人员在维持秩序，有群众在拨打电话，周围声音比较嘈杂。老人边上有个小姑娘在使劲拍打他的肩膀。我一看有人在帮忙，并没有第一时间上去，也许先来的人会比我更清楚情况。我站在一旁观察。看了大约三分钟后，我马上觉得不对劲，小姑娘明显不懂急救，没有进行任何针对性检查，只会拍拍肩膀喊"老爷爷醒醒，老爷爷醒醒"，我猜测是某医科大学本科生或护理学校学生，没有太多临床经验尤其是急救经验。我立即拨开人群走到小姑娘边上，说："我是长海医院教授，让我来。"我知道此时不容过多考虑和解释，之所以直接表明我的身份，一是让乘务人员立即了解我的单位和身份，对我有信任感，同时也让小姑娘能够信服地把抢救任务移交给我。对于晕倒的病人来说，时间就是生命。

早上10:20 乘务员一听我是长海医院教授，立即对我投来信任的目光，小姑娘本来也是好心，但面对如此复杂情况，显然不是她能够应对的，就马上让到一边。我并没有让她走，而是请她留在边上给我帮忙。随后我迅速俯身到老人胸前，简单评估一下周围环境。我轻拍老人肩膀，发现没有反应，触摸他的颈部动脉搏动及脉搏，脉搏略虚弱、脉速偏快，然后我又把耳朵贴到他的胸口听心跳，老人生命体征尚可，脉搏是有的，口鼻喘着粗气，但明显很虚弱。我快速观察老人面色，比较黝黑现偏黄，我判断老先生肯定是重体力劳动者。在迅速向目击者了解老人晕倒前情况的同时，询问是否有家属陪同。接下来继续评估，老人脸色苍白，满头大汗，面容也比较烦躁，眼睛是睁开的，瞳孔并没有散大。为了不让衣物限制他的呼吸，也便于进一步施救，我解开老人上衣和裤带，发现老人身体稍微有些僵硬，但四肢肌张力没有明显增高，身体也没有发现明显的外伤痕迹，没有合并肢体畸形和流血伤口，排除外伤引起的晕倒。

我为他做了几次心脏按压，老人渐渐有些苏醒，我再次提高音调呼喊他几次，他微微点头回应，睁开双眼无力地看着我，时不时向四周张望，像是在寻找家人。我让他配合着张口，仔细查看口腔确定没有明显堵塞物后，排除了窒息风险，但仍然需要严密观察。由于已知的病史信息太少，时间也不容耽误，在最快时间内评估并基本确定老人病情后，结合意识和其他情况来看，我又排除了脑出血可能，认定应该是熬夜后早起赶车，没有吃早餐导致一过性低血糖晕迷。

早上 10:23 我帮老先生摆正头部位置，并且将他随身携带的一件衣服折叠后放置在老先生脖子后方，将他头摆成稍后仰位，这样做的好处是可以让他保持呼吸道通畅，果然头部位置摆正后老先生呼吸较前略顺畅，嘴也开始微微张开，我马上判断刚刚应该是晕倒后有些呼吸困难缺氧所致，我迅速再次拍打老人肩膀，老人有一些反应地摇头。这时又来了一个工作人员打断我说："请问，你是医生吗？""我是长海医院教授。"我头也没抬，当时情况紧急，我只简单回复了一句，没有时间跟他啰嗦，但心中不免有些不快，我在这抓紧时间救人，你在那边问我是不是医生，难道还要看我的医师资格证吗？那个工作人员马上不做声了。

早上 10:25 很快高铁站又有几位工作人员赶到现场，有一些从旁边经过的群众看到老人渐渐恢复意识，还有些热心人在旁不断询问："请问您是医生吗？您是医生吗？"工作人员也在一旁说："需要我们做什么吗？您说。"鉴于当时情况紧急，我没有过多回应，只是说："有没有糖水，麻烦给我来一杯热水，加多一点糖，请赶快。谢谢！"工作人员听我这么说，一边回答说"有！有！"一边转身赶快去准备，几分钟后就端来了糖水。我确认老人意识有所恢复后，让小姑娘帮忙扶住老先生的头，同时让高铁站乘警和乘务员帮忙，一起把老先生扶起来。我的想法是老先生躺着喝东西容易引起呛咳误吸，把他扶起来便于喝水，可是乘警和乘务员没有一个人敢伸手，他们站着不动说："再等等吧，120 马上就来了。"听了这话，我有些不快地说："我是创伤急救的教授，120 未必有我专业，有问题我负责!"我说这句话完全没有贬低 120 急救人员的意思，只是在当时情形下老先生刚刚从昏迷之中苏醒过来，及时能量补充对他来说至关重要，耽误一分钟可能会让前期努力功亏一篑，救命机会稍纵即逝。

早上 10:30　听我这样说，乘警和乘务员便帮着我一起将老人稍微扶着坐起来一点，我接过糖水对老人说"来，张嘴，喝一口糖水"，老人微弱地点点头，嘴角微微张开，一口接一口地喝了下去。随着一碗糖水入肚，老先生面色很快就恢复了一些，不像刚开始那般苍白了，眼睛慢慢也显得有神起来了，我再次摸了一下他的脉搏，已经不似一开始那么浅快了，呼吸也慢慢均匀。见此情景，我便扶起老先生让他完全坐了起来，他看到周围站了那么多人，茫然中有些无措，可能也意识到刚刚是不是发生什么危险了。

早上 10:45　我在原地守着老人始终没有离开，有位好心的姑娘还端来了一碗稀饭。为了让老人能够更多恢复一些，我把稀饭让老先生喝下，老先生胃里有了食物温暖之后，状态就更加好转了，精神渐趋好转，开始慢慢和我有一些交流。跟我猜测的八九不离十。此时我才抽出时间来看看四周，刚才围观的人群大部分已经渐渐散去，耳边依稀能听到一些稀稀落落的掌声，之前大家高度紧张的情绪，随着老人症状好转，渐渐得到了平复。我取出一些纸巾，给老人擦去脸上的汗水，给他重新穿起上衣，扶他坐到候车座椅上，再次确认老人生命状态平稳后，我终于松了口气，对他和周围的人微笑示意。此时听到广播提醒我乘坐的列车已经开始检票，10:50 我把老先生托付给赶来的急救人员，提着行李匆匆赶去检票登车。

下午 2 点左右，上海开往北京的高铁呼啸飞驰。刚刚经历对老先生的抢救，略感疲惫，登车后我居然睡着了。半小时的抢救还是有些累，精神也略微紧张，醒来时发现手机上有几十个未接来电，谁这么着急找我呢？我抬起头睡眼蒙眬看着窗外春天里的田野和鲜花，手机正好又响了，一个陌生的号码。我接通后对方首先说了句："您好，请问，您是苏医生吗？""是的，您好！"因为平时会有很多患者打来电话，咨询我一些病情相关的事情，我的反应并没什么特别。我继续说道："您是哪位，请问有什么事吗？"对方接着说："您好！我是澎湃新闻记者，太好了！总算联系上您了，您上午在虹桥火车站救人的事迹已经传开了，我们记者后来赶往现场，有许多在场市民和网友说一定要找到您这位好医生，您施救的那位老人和家属也表示一定要当面感谢您！"听到这些我略感意外，心中有些触动。意外的是这件我觉得稀松平常的事情，居然会有人宣传，而且传播速度之快超出我的想象。触动的是我感叹人们团结相助的力量，让我对这个社会始终心存温暖和感激。我立刻回答说："谢谢您，感谢确实言重了，这只是我一件力所能及的事。我是军人也是医生，是上海医师志愿者联盟的一员，这些都是我应该做的。"对方接着说："您的事迹已经感动了很多人，传播了社会正能量，我们希望有机会能采访您，把您的好人好事让更多人知道，传承下去。"我想了想那时魏则西百度事件正闹得沸沸扬扬，医生形象受到了损害，我觉得借此适当宣传一下医疗正能量也未尝不可，并且可以通过澎湃新闻的报道促使公众重视公共交通场所的急救问题也颇有意义。我特意把澎湃新闻网的全文采访放在本文后面，对话中提到的很多问题，直至今日也没能得到很好的解决。

此处我想解释一下为什么会接连两次向现场工作人员表明我的身份。这绝对不是为了他们之后能够找到我，而是为了表明我所在医院的正规性，说职称是为了证明我的权威性，可以在短时间内获得他们的信任。大家可还记得 2019 年有位医生在高铁上出手救助一名患者，乘务员却要她写说明并出示医师资格证，这是非常荒唐和无礼的。我无意通过这个病人抢救去获得任何社会赞誉，救死扶伤本就是医生的职责，我当时没有留下姓名，只是觉得我们应该建立一套机制，让医护人员敢于在各种公共场所出手施救。

我相信布局好公共区域医疗急救才是社会进步的标志！

二、MU5112 航班的一次救治经历

高铁站救助事件过去之后，我一直在思考如何能够尽己所能，为公共救援做一些力所能及之事。对于大型交通设施来说，高铁虽然有很多突发急救医疗事件，但是显然有一个地方比它要更加急迫，那就是飞机航班。高铁发生紧急救援时，可以选择下一站停车送去医院急救，航班不同，航班紧急迫降需要解决许多技术性难题。这几年发生的航班突发性救助事件层出不穷，给航空公司增添了不少压力，尤其涉及如何判别该不该紧急迫降、航班上该采取何种急救措施等问题，都是亟待填补的空白。

前段时间某航空公司国际航班发生一起突发事件。从中国飞往美国的航班上，一个80多岁乘客在飞机起飞六小时后突然心跳呼吸骤停，从客观指标判断应该是已经死亡，但是从医学角度讲，死亡很多时候需要心电图权威判断，机上没有设备没有条件，导致无法在空中宣布乘客死亡。在未能宣布死亡的情况下，空乘人员必须继续给该乘客进行急救包括胸外按压等，这是他们应尽的法律责任，但对空乘人员造成的心理问题也不容小觑，毕竟他们并非专业医护人员，却要给一个实际已经"死亡"的病人提供将近六小时急救，内心的恐惧与压抑可想而知。如果没有专业判断标准，难保下次不再出现同样情况。

据国际民航组织不完全统计，空中紧急医学事件发生率为每百万旅客22.6例，死亡率为每百万旅客 0.1 至 0.8 例，每100万次飞行中就有大约210次因空中医学事件而紧急备降或返航。为有效针对机上医疗救援，2017 年 4 月 18 日，由上海医师志愿者联盟联合中国东方航空公司共同发起的空中医疗专家项目正式在上海东航总部启动，上海市副市长翁铁慧女

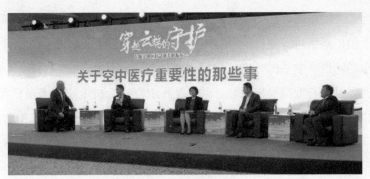

图 10 穿越云端的守护

士亲临现场，为项目启动并寄予厚望。上海医师志愿者联盟首批筛选 120 名医疗专家成为东航空中医疗专家，平时为东航培训乘务人员，乘坐飞机时候自动在空中为东航乘客提供医疗保障，让医生在医院外仍然可以为需要服务的病员服务，拓展医疗公益服务范畴。一经推出立即迎来好评如潮，渴望加入该项目的医生成倍增加，大家的公益热情被迅速点燃。

当然，为保障空中医疗专家能够更好地在空中施救，我和中国民航总医院院长李松林教授联合上海医师志愿者联盟组织近 50 位空中医疗专家，针对空中医疗救援特点，共同主编出版了《空中医疗急救手册》，该手册出版后，不仅快速成为医生空中急救重要参考书，也成为航空公司培训航司人员的主要教材，发挥着相当重要作用，填补了相关领域的空白。

2019 年 3 月 23 日周六下午 1 点 MU5112 航班，北京飞上海。我在京连续开了两天项目评审会后，头昏脑涨，十分疲劳，早上又去某会议现场做了一场学术交流，上飞机后马上就进入梦乡，连何时起飞的都不知道。直到空乘人员叫醒了我。原来有个女士起飞半小时后，突然大汗淋漓，呼吸急促，非常危急，请我帮忙去看一下。大家可能觉得奇怪，我既然睡着了，空乘人员是如何找到我的呢？既往空中发生乘客有紧急情况，民航局规定必须首先进行广播寻找医生，这是规定流程，我推测这个规定可能带有广而告之的意图，意为一旦航班需要返航，请乘客们做好心理准备。而空乘人员广播后再等待机上乘客中的医护人员自觉自愿提供帮助，有点守株待兔的味道。空中医疗专家项目的好处在于，凡加入该项目的专家，登机的时候就会有专门身份识别，意味着我刚登机，机上空乘人员已经了解到有位医生在机上，紧急情况下空乘人员能够快速找到医生寻求帮助。

听到乘务员跟我说有乘客发生情况，我马上从半睡半醒之中清醒过来，跟着乘务员去到身体不舒服的乘客身边。女性乘客 50 岁上下，坐在座位上大口喘粗气，脸色苍白，大汗淋漓。我迅速嘱咐乘务员拿来吸氧设备，利用机上吸氧装置给她吸氧，嘱咐她不要张大嘴浅快呼吸，努力做深慢呼吸动作。空姐拿来体温计给她测了体温，我摸她额头的时候，感觉体温很高应该有发烧。我打开乘客头顶的送风口，给她输送一些凉风。该乘客衣服穿得非常多，羽绒服加围巾，把整个上半身裹得紧紧的，我让乘务员帮她把羽绒服解开，去掉围巾，体温计显示接近 38.5℃，正在发烧。于是我让乘务员去拿一点冰块，裹上厚厚的布放置在女乘客颈部后方，让她朝后靠着。措施到位后，女乘客精神状态慢慢好转，我抓着她的手，不断给她鼓励，并且告诉她情况在好转不要紧张，女乘客的紧张情绪也缓和了不少。

边上的乘客是个年轻小伙子，看到邻座身体不舒服，马上热心地主动跟乘务员提出可以跟我换座位，便于我保障女乘客。我本来是蹲在过道上，半蹲着确实很累，我就换到女乘客边上坐着，还有接近一个半小时的行程，这样能相对安全一些。乘务长很有经验，她问我有没有必要迫降或者返航，这个其实是机上急救的常规动作，我很肯定地跟乘务长说没有必要，情况已经在好转，并嘱咐她去端一杯热水加点白砂糖过来。乘客状态已经慢慢稳定，我推测她可能是感冒发烧后乘坐飞机，在幽闭空间里环境压抑，起飞后气压变化导致她身体、心理不适应并发作，我让乘务员给她喝下一杯温糖水后，女乘客出了一身虚汗，明显看到脸色由白转红，有力气说点简短的话。她跟我说前天感冒了，昨晚加重，中午赶飞机没有来得及吃午饭，登机时觉得有点难受，勉强能忍受，没想到起飞后感到非常难受，差点晕过去。

安全醒转的女乘客，出了一身虚汗后，体温有些下降，精神好了很多，我建议她稍微吃点东西。乘务员给她拿来了一份面条，她吃了一小半，又喝了一杯热茶，就安静睡着了，一直到飞机安全降落虹桥机场，我的空中救治也暂告一段落。

空中医疗事件距离每个人并不遥远。讲件去年发生的事，相关内容来自新闻报道。2019 年 11 月 19 日凌晨 1:55，某航班从广州出发，飞往大洋彼岸的纽约。子夜时分旅客们大都进入梦乡，当航班离目的地还有六个小时时，有位老年旅客反映自己无法排尿，急需医疗救助。乘务员马上赶到座位，发现老人情绪不稳定，直冒虚汗，立即安排乘务员在客舱广播寻找医生，乘务组拿来机组休息室的被枕和毛毯，在服务台地板上铺了一张"临时救护床"。一边慢慢搀扶老人躺下，一边安抚焦急的老伴："老人会没事的，您放心。"

正好机上有两位医生赶过来对老人进行检查，诊断后认为老人膀胱有 1 000 毫升尿液，如不尽快排出会有膀胱破裂危险，可利用机上急救医疗设备尝试进行穿刺排尿。征得老人老伴同意后，医生立即开始准备，乘务组尽力找来机上可用的医疗救助设备及物料协助医生救治，医生利用便携式氧气瓶面罩上的导管、注射器针头、瓶装牛奶吸管和胶布自制穿刺吸尿装置，将老人固定成侧身姿势开始施救。客舱空间有限，将装置架设至高处可能性较小，针头过于尖细无法因压力差自动引流老人膀胱内尿液。一位医生想到用嘴吸出尿液，认为是控制尿液排出速度与力度的最佳方法，半小时内医生顺利帮老人排出 700～800 毫升尿液，老人病情缓解，情绪逐渐平稳。

两位医生紧张有序推进救治，随后两位医生再次为老人进行检查，老人已经转危为安。"还好发现及时，病情已无大碍，再躺 30 分钟即可行走，但下机后还是要去医院进行详细诊断。"老人的老伴一直揪着的心终于落了下来，此时距航班落地还有五小时。飞机顺利抵达纽约后，乘务组积极与地面工作人员交接，悉心安置病情好转的老人至轮椅上。用嘴对着导管吸尿对他也有感染风险，但那一刻医生脑中只有救人。事后记者采访该医生，在那样一种危急情况下，是如何毫不犹豫做到为老人亲口吸尿？医生淡然回答："当时情况紧急，一时也想不到其他更好的方法，看到疼痛难忍的老人，只想尽快帮他引出膀胱内积存的尿液，只能说是天职所在吧！"

这是一个比较极端的空中救援案例，虽然我要为医生的勇敢击节叫好，但是我们更应该去思考、去分析事件背后的深层次原因。我们不应该忽视机上急救设备的匮乏对见义勇为医生所造成的身体潜在威胁，我们不应该鼓励上述医生的行为，这会造成医生医源性伤害。北京交通广播采访我的时候，我也做了如上表述。我们应该更多反思空中医疗急救体系的建设，包括急救设备更换，毕竟空中救援比起地面有许多特殊性，第一，空间比较狭窄，无法有效展开急救技术；第二，空中很多急救设备和药品都没有配备，执行标准还是 20 世纪 90 年代老标准；第三，病人谱发生明显改变。世界那么大，都想去看看，很多六七十岁的老人已成为外出旅行的主力，但毕竟年事已高，容易发生空中不舒适。开放二胎之后，有些高龄产妇过于自信，依然坐飞机前往各地……这些变化无形中加大了空中医疗事件的压力，这当中有许多全新课题值得去探讨，也是摆在我们空中医疗专家团队面前需要共同去攻克的难题。

近年来，我国民用航空快速发展，旅客运输量不断攀升，空中紧急医学事件呈逐年上升趋势。作为空中医疗专家项目共同发起人，全国政协委员、中国东方航空董事长刘绍勇先生一直致力于推动民航空中医疗急救体系建设，希望加快完善空中旅客急救体系，提升民航服务质量。2019 年"两会"上他提出了相关提案，呼吁尽快完善空中医疗急救体系建设。目前航空公司普遍采用机上广播征集医务人员提供自愿救治的方式，并视情况选择返航或备降；机场医疗急救部门对患病的旅客采取急救措施并转送至医院。刘绍勇认为当前老年旅客乘机占比不断增加，旅客对自身健康是否适合搭乘飞机认识不足，网络购票使航空公司无法全面了解旅客真实健康状况，机上医务和急救人员又难以满足实际需求，航班返航或备降成本较高，这些情况使得完善空中旅客急救体系的紧迫性更加突出。

刘董建议从六个方面加快完善此项工作。一是加大宣传教育力度，提高全民健康乘机意识；二是加强对机组人员的培训，提升航空公司机上急救处置能力；三是扩大空中医疗志愿者队伍，推广"空中医疗志愿者"行动，开展机上远程医疗；四是推广登机前医疗咨询，减少空中紧急医学事件；五是提升机场急救处置能力，加强机场与航空公司之间的衔接；六是在征得旅客同意基础上，建立旅客医疗信息系统，为旅客提供全流程安全服务。

高尔基曾经说过：世界上只有两种生活方式：腐烂和燃烧；胆小如鼠、贪得无厌之徒选择前者，见义勇为、慷慨无私之士选择后者。在这个人与人之间的信任已成为奢侈品的时代，希望每个人都能够在他人需要帮助时候，敢于伸手，授人玫瑰，手有余香！

初稿：2020－02－05 周三 17:16
修改：2020－02－22 周六 23:28
校对：2020－02－27 周四 23:54

从石库门到万米高空的医疗急救

余愿用一颗永恒之爱心，穿越万水千山，浇灌志愿之树常青。

——迦钰小语

一、医疗志愿的萌芽

救死扶伤，是我很小的时候就懂得的，这跟很多人不一样。

我出生在一个中医世家，父亲是当地小有名气的中医。他用自己的医术，帮乡亲们看一些头痛脑热的病，甚至是一些四处看不好的病，到了父亲这里，他也能手到病除。因此，他的名气也从村里传到了村外，慢慢地，就在当地小有了名气。而我，也在旁目睹了一些至今仍深刻在我脑海的片段：有一大家子的人因为某个亲人得了"坏病"而手足无措的无奈；有四处求医走投无路而在父亲这里得到一线希望的欣喜；有大病痊愈拿上家中的一把青菜硬要塞给父亲的感谢……

那时候虽小，却渐渐开始懂得，一个人居然能有如此能耐，用一双手、用几副药、用一颗心，就能逆人生死，就能挽救一个家，就能让灰暗的眼眸闪出希冀的光。

父亲常说，既然是从医，救死扶伤那就是天职，即使不从医，向需要帮助的人伸出自己的手，那也是一份义不容辞的责任。

后来，我如愿以偿地当上了医生，年复一年、日复一日重复着查房、手术、科研、教学，做着一个医生该做的事，像父亲一样，用自己的专业挽救一个又一个伤病之人。我以为，我就应该是这样，上着班、治着病、救着人，大多数医生不都是这样吗？我以为自己也不会例外。

直到有一年"五四"，我有幸走进人民大会堂，参加一年一度的全国先进青年座谈会，现场聆听了国家领导人的教诲，让我真真切切感受到了一位青年医师的责任，青春的华章应该有更多的青年一起来谱写，开始萌生了利用自己的努力，动员更多人来为社会做更多贡献的想法。

这个想法直到伴随我踏上西南边陲的一个古老小镇——独龙江乡，才有了具体的方向和实质性的推进。

二、跨越万水千山的独龙江医疗帮扶

2015 年 6 月，在上海卫计委和团市委的支持下，我带领上海医疗专家服务团一行二十余人远赴中缅边境，第一次走近神秘的民族——独龙族。前往独龙江的路程漫漫，我们离开上海是周五晚上 9 点多，抵达昆明机场已经是半夜一两点了，多亏云南团省委的兄弟们半夜赶来接机，为我们安顿了住宿，睡下已近 3 点。第二天早上 6 点不到，我们就又出发赶往机场，乘坐早班机飞往保山。一个多小时的航程很是顺利，怒江团委的兄弟们已经在保山等待多时了。从保山到怒江州府，一路山路绵延起伏，大家一边领略着怒江的雄姿，感慨着祖国的壮丽河山，团队中来自上海肿瘤医院的小帅哥龙子雯，诗兴大发，在车上办起了诗歌大会，虽说都是一些打油诗，却又暂时让大家忘记了疲劳。

滚滚江水天上来，蓝天白云印心间。

怒江美景美似画，民族兄弟情似海。

杰青团青送医来，接骨疗伤赛华佗。

沪滇合作长久时，青年接棒代代传！

——龙子雯

　　抵达怒江州府已经是中午两点了，大家都已经饥肠辘辘，简单用餐之后没有休息，就不顾疲劳立马赶到怒江州的医院开展医疗服务了。有的去医疗查房，有的开医疗讲座，有的进行技术培训与帮带，每个人都忙得不亦乐乎，却没有人叫苦叫累。晚上10点多，忙碌的一天终于结束了，队员们休息了，而我却无法入睡，想着第二天要经历十几个小时的山路，抵达此次活动的终点站——独龙江乡，这么多队员的安全始终在我心里，我连夜带着几个核心成员，推演第二天路上可能遇到的各种困难与可能的突发状况，设想每个环节的预案。

　　夜已深，漫步在怒江州的宿营地，披着如水银般的夜色，感受着怒江香甜的山风，潺潺的流水声，内心突然有些许的触动，我最尊崇的阳明先生，当年就是在云南的某个小山洞悟出了心学的精髓，才有了知行合一，有了事上练。想到此处，不禁有些突然的感动，时光可以穿越数百年，让我在时间与空间之中感受阳明先生的伟大，很多时候我们为何会步履蹒跚，往往因为我们说得多做得少，往往因为知易行难！而医疗志愿公益之路何尝不是如此呢？

　　清晨6点半，怒江的太阳似乎比上海的要勤快，很早就在空中笑了。为了赶在黄昏之前到达独龙江，我们的车队早早就出发了，向着独龙江出发了！这里我想简单说说独龙江。独龙江位于云南西北大山三百多公里的深处，也是独龙族人世世代代生活的家园。每年冬天有好几个月，十几米厚的积雪把这里的一切阻隔在雪山之外，里面的人出不去，外面的人进不来，只有到来年6月冰雪消融的时候，才能和外界恢复联系，因此，据说贡山独龙族怒族自治县是全中国最后一个通公路的地方。说起独龙族也有一段佳话。独龙族是中国少数几个直接从原始社会进入现代社会的，以前没有独龙族这个民族的，是五六十年代由周恩来总理亲自命名的，从此才

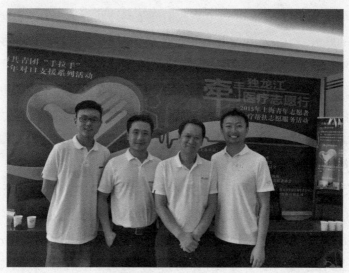

图 11　去怒江做医疗帮带

有了独龙族这个名称，因此独龙族人有一句口口相传的歌颂党的恩情的朴素话语：高贡山高，没有党的恩情高。

　　虽说是公路，但依旧遍布崎岖小路，道路一边是奔腾的怒江，一边是悬崖峭壁。我坐在车里，一边欣赏着路边绝色的美景，一边提醒后面的车辆千万注意安全，因为时不时地山边会有不大不小的石头滑落。翻山越岭虽辛苦，心里有爱，崇山峻岭只当风景！我们的诗歌小分队继续发扬革命乐观主义精神，以诗歌言志。

> 天高云淡风轻，草莽花艳人淳。
>
> 幽幽涧路追梦，隐隐山歌传情
>
> 美景入画卷里，民族情在心中。
>
> 接骨疗伤助贫，沪滇友谊长存！

——徐晓彦

颠簸了十几个小时，傍晚 6 点我们终于到达此行最终的目的地了，独龙江真的好美，山清水秀，街上人流不多，车辆也很少，街边不时有三两小孩奔跑嬉闹。时间对我们来说是最宝贵的，为了抓紧时间为老百姓服务，大家都纷纷表示不要休息，都强烈要求马上开展工作，换上白大褂，一个个马不停蹄走进了老百姓的家里。这里依然保持着比较传统和原始的面貌，大部分家里最奢侈的电器可能就是电视机了，村民们日出而耕，日落而息，过着最简单的日子。

"没有想到还有这么偏远的地方，这里的医疗条件甚至比不上上海 20 世纪 60 年代的水平，太需要外界帮一把了。"同去的医师们感触颇深。在当地百姓家中，为中国最后几位独龙族的纹面女及其家属问诊和查体，制定了专业的治疗方案。其中我印象最深的，是王应龙老先生。他夫人是中国最后仅存的二十多位独龙族纹面女之一，老先生已经 70 岁高龄了，罹患双膝关节骨性关节炎。独龙江地处山区，常年多雨水，此类病人相当多，老先生行走非常困难，基本上是在地上半匍匐前进，但是因为晕车严重，

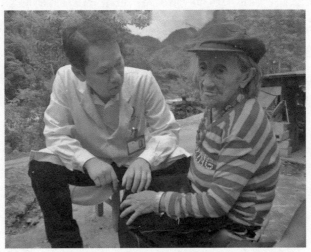

图12　在独龙江为纹面女诊治

根本无法承受十几个小时的山路去怒江州看病。我在他家里为他进行了非常仔细的检查，考虑到他的实际情况，为他制定了先行保守治疗的方案，毕竟 70 多岁的老人，经不起一路十几个小时的晕车折腾。当地的药物对于他这个阶段的病程效果都不甚理想，我特意找他儿子要了联系方式与地址，回到上海之后第一件事就是帮他配好了药，然后邮递过去了。当然这是后话了。

三、首创上海医师志愿者联盟

从独龙江回上海的路上，品味着独龙江淳朴的乡民与不带一丝杂质的如画景色，想着许许多多需要医疗帮助的人，想着许许多多如我一般爱心满满的人，我希望动员更多热心医疗公益的医疗专家和社会人士，让大家携起手来，共同传递健康、传递爱，为需要医疗帮助的人奉献爱心，于是内心中创办上海医师志愿者联盟的念头更加坚定了！

当然，一个民间社会组织的诞生没有那么简单，其困难程度超乎你的想象，何况之前从来没有任何成功经验可以借鉴，没有人可以为你提供任何有帮助的资讯，一切都是从头开始，一切都是摸着石头过河，好在我经常说：做好事的人运气都不会差！这当中遇到了许许多多的贵人相助，比如当时团市委和市卫计委的各级领导都给予了足够多的支持、指导与帮助，让我们的诞生之路虽很艰难却并不曲折。联盟成立之初，最最困难的莫过于场地、人员与经费，毕竟一个正规组织，如果没有正规的活动场地，没有正规的工作人员，就很难获得长足的发展。记得那个时候为了找场地、找经费，需要跟不同的人细说项目的社会意义与实际意义，以期望取得别人的理解、信任与支持，好在天道酬勤，最终活动的场地与经费落实了。

2015 年 6 月 28 日，上海医师志愿者联盟正式成立，成立之初联盟即确定了"传递健康传递爱"的宗旨，我当时想通过一批人的努力，能够

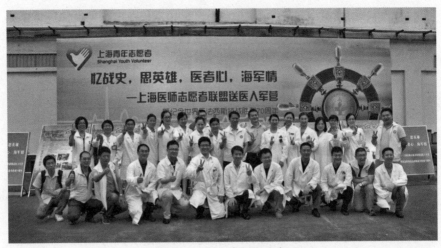

图 13　送医到海军军营

充分发挥上海医师专业优势，以社会力量参与社会救助，向社会提供医学科普、医疗救助、对口支援等医疗公益服务。成立现场，我百感交集，感慨万分，联盟的未来会走向何方，心里虽有方向，却不敢说很明确，当时想，为了众多热心公益的医疗青年，再难也要努力坚持前行。

　　上海医师志愿者联盟成立后，如何凝聚力量？我带着秘书处的兄弟们反复琢磨，针对不同层次需求，设计并开展了许多有影响力的公益活动："忆战史，思英雄，医者心，海军情"，我们送医入军营；"暖暖浦江情，健康遵义行"，我们到遵义习水县送义诊，找短板，助"造血"；"联手远赴中缅边陲，关爱义诊先心儿童"，我们送医到云南沧源；"联盟传爱心，书送日喀则"，我们翻越千里，将知识送到西藏；"链家家庭健康日"，我们利用两天的时间，召集了 35 位医师，在本市 30 家小区为居民义诊，送去健康呵护。

　　去年 6 月，为了帮助解决沧源当地的儿童先天性心脏病问题，联盟与中国东方航空公司、上海儿童医院三家单位共同在沧源设立了儿童心

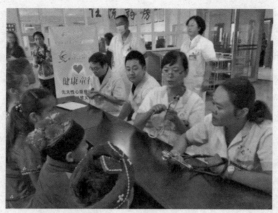

图 14　在云南沧源义诊

的项目。从上海到昆明，从昆明到沧源，路途遥远，由于沧源当地的地理条件特殊，航班经常无法正常起降，联盟办公室主任黄标通带领上海的五位小儿心外科专家从昆明起飞已是凌晨，到达沧源上空无法降落只能备降其他机场，而后驱车数小时赶在早上 9 点之前抵达了活动现场，为的是给沧源当地急需心脏手术的儿童们一个庄严的承诺！依托这个项目，云南沧源地区的儿童先天性心脏病患者就可以获得上海专家及时的诊治了，有时候想，哪怕一个儿童可以因此获益，那么再苦再累，对于我们来说又算得了什么呢？

　　不管是义诊还是公益项目，都给患者带去了最实际的帮助，但是仅仅如此，我觉得还是不够的。习主席说，科研创新与科学普及是科技的两翼，如何让更多人从我们的专业受益？经过缜密的思考与酝酿，联盟推出了金牌科普项目：杏林健康大讲堂——健康上海系列医药科普大型公益活动，项目启动以来已经成功举办了 100 多期活动，通过上海交通广播《无病一身轻》节目，联盟医师的声音传到了千家万户。通过线下活动，走遍上海的角角落落，到过上海最边远的城区金山石化，到过还不通桥的崇明横沙岛。进过学校，下过社区，到过园区……这中间遇到过烈日骄阳，遇到过

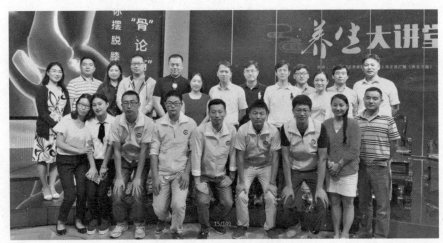

图15 杏林健康大讲堂启动

狂风暴雨，在去崇明的大桥上有大雾弥漫，到金山去的高速上遇到暴雨堵车……我印象很深的是有一次，是个周六早上，上海大雨，按照计划联盟与金山当地社区联合发起健康讲座与义诊，联盟首席医疗专家、市第一人民医院消化内科赵航教授早上7点不到就自驾车往金山出发，车过莘庄就开始堵了，赵航教授一边电话与联盟工作人员沟通，一边继续往金山前行，虽然他抵达金山时候已经中午将近1点了，义诊和讲座也结束了，赵教授略带自责地说，下次我应该再早点出发。话语很朴实，却实实在在温暖了在场每一个人的内心。

这种故事在联盟不断上演，每个人在自己的工作之余都尽可能地安排时间来参与医疗公益活动，这当中有许许多多感人的故事时时刻刻在触动着我的内心，他们忘我地付出，不图回报，默默地奉献着自己的光和热。联盟中有很多年轻医生，比如上海中冶医院的王思成和李广峰，都是第一批加入上海医师志愿者联盟的，他们非常热心健康咨询活动，王医生经常说，健康咨询活动跟科室看诊不一样，健康咨询活动可以有时间和患者好好聊聊，不仅聊身体上的疾病，也可开解患者的心病。李广峰医生每年也会参加十几次联盟的活动，周末还经常会去联盟总部接听电话回答患者提问，他说很高兴能利用自己的专业为大家服务。

除了义诊，除了咨询，除了科普，还有不少联盟医生都是见义勇为的实践者。新华医院的王旭辉是联盟的首席医疗专家，2017 年 11 月 25 日早上，他刚值完 24 小时夜班，回家途经灵石路原平路口，看到马路中间躺了一个人，倒下的电瓶车还压在她身上，头躺在血泊中，王医生第一时间和大家一起搬开了压在伤者身上的电动车。当时，王医生手边什么都没有，他一路飞奔到附近药房，买了无菌手套、绷带和纱布后折返。眼见 120 还未到，他戴上手套给伤者做了简单的检查，并在头皮裂伤处加压包扎止血，用手按住伤口外部局部加压止血。直到 120 到了之后，他才离开。"其实，好心人真的很多，大家都在帮忙打电话，帮忙维持车辆秩序，只是没有学过医，也不知道如何动手，只能帮她搬掉身上的重物，帮着她用自己的手机联系家人。眼看她每次挣扎坐起来时鲜血滴了满地，大家都是一阵阵惊呼。"王旭辉直言，虽然很多时候大家会想不要多事要自保，但该出手时还是要出手。因为这种头皮严重裂伤引起的大出血，一味观望下去很容易发生失血性休克，有生命危险。救治过程中，伤者反复喊冷已经是失血性休克的前兆。"还要谢谢药房的老板。当时我太急，自己拿了急救用品，来不及一一扫码付费，摸出来十元钱往柜台上一扔就走了。"王旭辉笑言，虽然当时自己说有救急一会儿会回来补，但谁也不知道他是不是真的会回去。以至于送伤者上 120 后再回到药房，老板还调侃说以为他不会回来了。

联盟中这样的故事有很多，每个人都在潜移默化中沿着一条不求索取和回报的公益之路坚守前行。

四、首创空中医疗专家

2016 年 5 月 4 日，我到虹桥高铁站准备乘坐高铁去北京参加全军先进

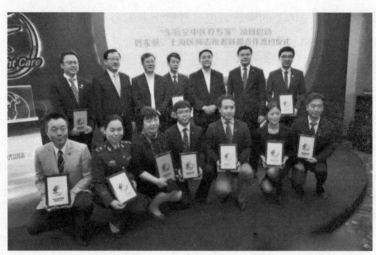

图 16 空中医疗专家队成立

青年代表座谈会，当天一过安检立马就听到了大厅广播里不断在呼叫医生，作为一名创伤急救专家我第一时间就过去了。救治过程中乘警和服务人员都很紧张，反复跟我说要等120人员来了再施救。但是时间就是生命，我自报家门说是长海医院的专家，120未必有我专业，希望大家配合我尽快抢救。最终凭借专业判断和技术成功地把那位晕倒的老爷爷救活了，后来因为着急赶火车我就离开了。没想到事后引起了很大的反响，朋友圈都在寻找虹桥火车站救老人的好医生，很多朋友都认出了我，澎湃新闻的记者也专门过来采访。当时我说，我既是医生，也是上海医师志愿者联盟的成员，这些都是我应该做的。

虹桥高铁站救人事件让我思索了许久：有多少人会在异地他乡的旅途中发生疾病而难以就诊？有多少人因怕担责而不敢施救？有多少在现场的专业人士因不知道情况而无法施救……

于是，鼓励医务人员旅行途中积极参与突发疾病或受伤者施救的想法在我脑海里诞生了。2017年4月18日，一个值得铭记的日子，联盟与东

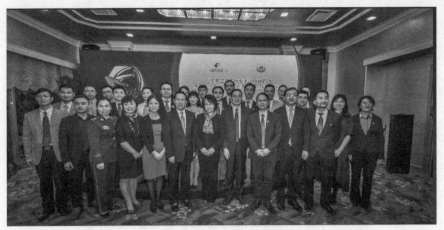

图 17　时任上海市副市长翁铁慧女士出席成立大会

方航空公司合作，共同发起成立了"空中医疗专家"项目，旨在第一时间帮助万米高空突发疾病的乘客。很多人都会想，那么多航空公司为什么偏偏要找东航呢？这当中有我与东航分不开的一些情感在里面。2015 年 9 月，团中央组织走基层分享团到全国各地巡讲，我是成员之一，在上海有一站是走入东航做个人事迹分享，因此我认识了许许多多有爱心的东航人，也为东航扎根上海服务全球的理念深深感动。东航与上海医师志愿者联盟，两个发端上海、服务上海的团队，共同发起了空中医疗专家这个项目。

联盟筛选了 120 名医生成为中国东方航空班机上的守护者——首批空中医疗专家，他们抛开顾忌，承诺在自己乘坐航班时对突发急病的患者给予救助。东航乘务人员在执行航班之前，在旅客办理登机手续的时候就能够识别航班上的医疗专家，当发生旅客突发疾病等紧急情况，空乘人员第一时间即可联络专家开展专业的医疗救护工作，而无需通过机上广播寻找医务人员，这无疑是一大进步。

空中医疗专家项目刚刚启动，立即发挥了巨大作用。上海医师志愿者联盟医生、第六人民医院骨科副主任医师彭晓春就在喀什飞往西安的航班

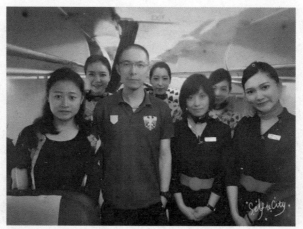

图 18 上海第六人民医院彭晓春空中
救援后与乘务人员合影

上救人了。飞机刚起飞，20 岁女乘客小丽（化名）突然出现翻白眼、抽
搐、手脚不听使唤等突发情况。乘务长王冬冬见事态不妙，赶紧把彭晓春
请了过去。"除了没有口吐白沫，其他症状都像是在发癫痫。"彭晓春立即
与小丽对话，判断她是否还具有自主意识，并向她了解既往病史。原来，
这是小丽第一次乘坐飞机，登机前，她先后丢了自己的钱夹和身份证等，
飞机起飞的噪声和颠簸造成她精神紧张、呼吸急促。彭晓春当场诊断认为，
她是较为严重的呼吸性碱中毒表现。他一方面安抚小丽情绪，揉搓她的手
脚，并抓紧交代空乘人员准备吸氧装置为她吸氧。一段时间后，小丽就缓
了过来。

2017 年 12 月某日，深圳飞往上海的航班即将关闭舱门起飞时，一位
乘客突发不适，上海医师志愿者联盟首席医疗专家、长海医院血管外科副
主任医师冯睿主动来到乘客身边，表明了自己的身份，询问情况。患者是
一名年轻男性，因为担心自己的身体状况，表现得十分焦急，自述甲状腺
功能不全，测量患者心率达每分钟 130 次。考虑是甲状腺功能问题引起的

心率过快，患者自身携带倍他乐克，冯睿医师让患者加服了一片倍他乐克并给予解释和安慰。在医生的陪伴下，患者的心率很快恢复了正常，冯睿医师表示患者的情况可以继续乘坐本次航班。随后航班准时起飞了，整个飞行过程中，患者也未出现任何不适，准点到达了目的地上海。

......

空中医疗专家项目启动后不到半年的时间里，医师们已经空中值班将近 4 000 次，实施紧急医疗救助 16 次，获得了旅客的高度赞扬，也得到了社会各界的普遍关注和赞誉。但是如何让专业差异巨大的医生能够面对空中医疗事件仍然能够做到心中有数呢？于是，编写全球第一部《空中医疗急救手册》在项目启动之时就开始策划了。该手册从选题、编写、统稿、审稿、编审到付印，经历了整整一年的时间，真的可以用时间紧、任务重

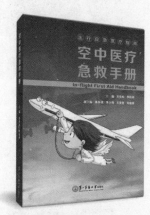

图 19

来形容，但是联盟的专家以高度的使命感与责任感保质保量地完成了手册的编写任务。手册的编写从酝酿之初，就瞄准精品，高标准严要求推进每项工作。这里我要感谢联盟的燕子医生，中山医院超声科的陈海燕。海燕是我参加上海卫计委与上海教育电视台"健康演说家"节目认识的，她是医学漫画高手，善于用幽默的笔触解剖复杂的医学问题，其个人公众号"燕子医生"也有许多粉丝。她热心医疗公益，经常参加联盟组织的各种活动，当我向她提出希望她帮这本书画全部插图的时候，她毫不犹豫愉快地答应了，其实此时正好也是她博士毕业前夕，忙着做课题写论文，却依然保质保量地完成了全手册的插图工作，而这也成了整本手册的亮点之一。

春节后，东航组织民航总医院的专家们对书稿进行了第二次审稿会，书稿也基本定稿了，选择出版社就进入了议事日程。当时国内有许多出版

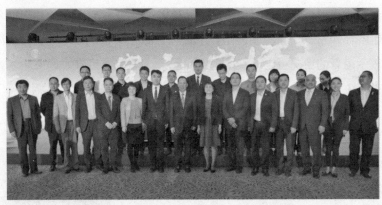

图20 《空中医疗急救手册》启动大会

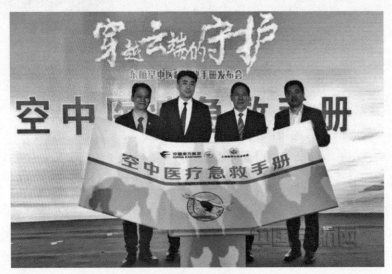

图21 《空中医疗急救手册》发布会

社表示了兴趣，有许多出版人也主动找上门来，但是都被我拒绝了，因为我想为手册找一个理想的团队来做出版。经过各方综合评定之后，选定了第二军医大学出版社，找到了余党会社长。我向余社长说出了我的难处，时间两个月，质量要求用最高标准。余社长一句话没讲就答应了，立马组织精兵强将张罗出版的各项工作。随着发布会日益趋近，手册的出版时间愈加紧张，副主编黄标通与出版社的同志们经常加班到半夜，方便面都吃掉了好几箱，大家都只有一个信念，希望这本手册能够为中国民航空中医疗急救尽一份力量。

空中医疗专家项目启动一周年之际，2018 年 4 月 18 日，《空中医疗急救手册》如期发布了。发布会当天，中央电视台、人民网、中新网等国内六十多家新闻媒体都进行了集中报道。这部急救手册是国内首部针对航空医疗的手册，开创了行业先河，为空中急救提供了详细的执行标准和操作规范，将有效提高空中医疗救助效率。

我很感谢联盟中许许多多可爱的医师志愿者们，他们主动把自己的业余时间贡献出来为社会服务，聚沙成塔，联盟从成立之初的 300 多人，发展到目前将近 1 000 人，这其中凝聚着无数人的心血。当然，我们借助东航，将医疗志愿服务延展到空中，在空中为更多出行的旅客值守。

作为一个创伤急救专家，我始终坚信，当他人处于危险境地需要紧急医疗救助时，要勇于伸出援手，因为没有比死亡更糟糕的结果了。

初稿：2018 - 08 - 11 周六 22:16
修改：2020 - 02 - 01 周六 19:00
校对：2020 - 02 - 26 周三 16:26

后 记

与心灵和生命平等对话

凡事皆有记忆，无论个体、家庭、社会或时代。

2003 年 4 月 5 日，我陪导师一行六人飞抵北京，夜宿中央电视台梅地亚中心。"非典"前医务人员处境已略显不堪，博士生二年级正值青春，激情无限又多愁善感，萌生记录点滴医疗实况想法，希冀民众更多了解医学、尊重医学，并将此作为退休后首要目标。

7 日早上 9 点，《健康之路》节目直播，关于"髋骨粉碎如何重建"大获成功，导师高兴之余决定在京逗留两天。下午，在 301 医院进修学习的好友来探望，相约游览天安门。广场上游客不多，没有人戴口罩，互为彼此留下许多珍贵的影像记忆。

8 日清晨 7 点，我尚躺在床上，无聊打开电视，获知两个爆炸性新闻：美军攻占了巴格达，萨达姆政权支撑不到 18 天即告完结；《时代周刊》在线发表《北京遭到 SARS 袭击》，采纳 301 医院退休医生蒋彦永信息。早上 10 点，考虑可能暴发 SARS 疫情，一行人临时决定离开北京并嘱咐我订机票，当天下午回到上海，未有隔离一说。

4 月 23 日，北京小汤山医院开工建设，7 天建成，于"五一"正式投入使用，院长即现任医师协会会长张雁灵，后曾任二军大校长。5 月 5 日，二军大赴小汤山医疗队出发，直至 6 月 23 日撤离。7 月 13 日，全球"非典"疫情宣告正式结束。

2017 年 7 月 1 日，有感于医患关系矛盾激化与各类医闹、伤医事件频发，与王彤先生共同主编的《医学不能承受之重》正式出版，努力揭示许多医学未解难题，期盼大众理解医学的诸多不完美。

2019 年 12 月 29 日，组织重大科技联合攻关团队十余个项目组在浙江大学杭州校区进行为期三天年度总结及工作布置会，包括两个武汉团队，回到上海已是跨年夜。当天张继先、李文亮等八人以不同方式预警武汉新冠肺炎。

2020 年 1 月 15 日，项目组专家再聚武汉，继续打磨新年工作计划，疫情尚未对外公布，谣传甚多。16 日专家先后离鄂，保持高度敏感性，主动居家隔离，与家人保持距离，武汉项目组日报健康情况。19 日，作为重点研发项目首席科学家，考虑武汉协和团队来沪风险，经紧急协商，取消原定 21 日由复旦大学主办的项目工作例会。

1 月 20 日，钟老不辞辛劳奔赴武汉，做出新冠肺炎人传人论断，各地纷纷调高响应等级。同日新闻报道，武汉百步亭举行万家宴，据说打破吉尼斯世界纪录；回忆 2003 年"非典"，静思后决定把在梅地亚中心萌生的想法提前，21 日立即着手制定写作提纲和计划，规定每天写一个篇章；22 日完成第一篇自序，傍晚接待北京来客，成为春节期间唯一一次接待。

23 日，武汉封城。24 日值班，学校医疗队除夕夜奔赴武汉，此时方知平时无所不能的外科医生百无一用，终于向重症、传染、呼吸等专家俯首称臣，之后各类外科专家均以"少动、不动就是做贡献"为基本原则，居家助防控。武汉启动火神山医院建设，一周后交付使用，开始收治患者，复制小汤山奇迹。

28 日，疫情之下、思考之余，越来越觉得诸多民众对医学仍存许多误读，启动《医学起源与发展简史》编写工作，响应者甚众，约定 2 月底交稿，希望能够展示医学艰难发展历程给大众。雷神山医院开工建设，一周后建成交付使用。

2 月 1 日，考虑到骨科病患疫情期间不便到医院就诊，遂开通网上免费义诊，为疫情防控尽一份力所能及之力。4日，武汉启动方舱医院建设，先后投入十六个方舱医院。

11日，本书初稿正式完成，与文汇出版社沟通良好，遂决定交付出版。紧接着需痛苦修改，内心很拒绝，二十天码了二十多万字，回头再看每一个字都想吐；启动第二部《刀尖舞春秋·人间》写作计划，暂时且做一只鸵鸟，不去想初稿修改之事。

13日晚11点30分，与武汉协和骨科兄弟通话后，一致认为新冠肺炎老年患者众多，髋部骨折发生率高，决定联合国内三十位专家连夜启动《新冠肺炎疫情期间老年髋部骨折专家共识》（以下简称"《共识》"）编写，经过一周高效工作，20日《中华创伤杂志》发表并由中华医学网正式全网发布，之后同步开始线上、线下解读；29日《中华创伤杂志》全文发表《共识解读》并经中华医学网正式发布，其间不断得到专家正面反馈，因为有"共识"指引，成功救治多例老年髋部骨折患者，其善也哉，幸甚至哉。

14日，我历时一周开始对本初稿进行逐字逐句通读与修改，25万字精简到22万字，克服内心抵触；我带领一帮爱心志愿者，经历一周有余的加班加点，推出疫情期间一线社区人员自我防护科普，鼓励大家，越困难越要坚持。一经推出，两天内点击量迅速突破了十万＋，堪称情人节最佳礼物，受益者甚众。

22日—24日，完成《医学起源与发展简史》总论初稿撰写和修改，希望与疫情同时进步的，还有大众的健康理念与医学素养；29日，经两次修改，4万字缩减至3万字，顺利交稿。

写作过程是与心灵和生命平等对话的过程，无疑是痛苦和纠结的，亦有无法坚持时刻，努力杜绝懈怠，认真回忆、记录每一个细节！感谢幕后无名英雄指点、激励、鞭策、校对等，才有书稿正式付印。感谢好兄弟浦卫平先生热心相助，邀请王金海先生题写书名；感谢好兄弟印章后起之秀张赫挺先生百忙之中刻制"刀尖舞春秋·伤痕刻江湖"印章。每天看着疫情播报，内心时刻为疫情中和疾病中的人们担忧、焦虑！执刀舞春秋，伤愈却留痕，医生可以救治有形的肉体与疾病的创伤，终究无法抹去遗留的痕迹！

疫情带给普罗大众的伤痛、裂痕与启示是多方位、多层次的，无论任何时候，我们都不应把他人之炼狱当作吾辈之欢场，歌颂和赞美都是不合时宜的。疫情终会过去，相信春暖花开时节，我们当可尽情"春播桃李三千园"，而后满心憧憬"秋末硕果满神州"。

知心友人发来柏拉图写于《理想国》中的话语：人苟不幸而为疾病痛苦所侵，则苟能使其痛苦消灭，即视为无上之快乐；实则不痛苦不疾病，不过为中立之境，而无快乐在也！

感同身受，引为后记！

初稿：2020 - 02 - 29　周六　11:55
修改：2020 - 02 - 29　周六　17:26
校对：2020 - 03 - 01　周日　10:58

图书在版编目(CIP)数据

刀尖舞春秋·伤痕 / 苏佳灿著. —上海：文汇出版社,2020.7
ISBN 978 - 7 - 5496 - 3215 - 2

Ⅰ. ①刀… Ⅱ. ①苏… Ⅲ. ①医药卫生人员—人际关系学 Ⅳ. ①R192

中国版本图书馆 CIP 数据核字(2020)第 092624 号

刀尖舞春秋·伤痕

——一名创伤骨科医生讲述的故事

苏佳灿 ◎ 著

责任编辑 / 竺振榕
封面装帧 / 薛　冰

出版发行 / 文汇出版社
　　　　　上海市威海路 755 号
　　　　　(邮政编码 200041)
经　　销 / 全国新华书店
排　　版 / 南京展望文化发展有限公司
印刷装订 / 启东市人民印刷有限公司
版　　次 / 2020 年 7 月第 1 版
印　　次 / 2020 年 7 月第 1 次印刷
开　　本 / 720×960　1/16
字　　数 / 263 千字
印　　张 / 19.25

ISBN 978 - 7 - 5496 - 3215 - 2
定　　价 / 39.00 元